Is(s) gut jetzt!

Hinweise

Aus Gründen der besseren Lesbarkeit wird bei Personenbezeichnungen die männliche Sprachform verwendet. Gemeint ist sowohl die männliche als auch die weibliche und die diverse Form.

Das vorliegende Buch wurde sorgfältig erarbeitet. Dennoch erfolgen alle Angaben ohne Gewähr. Weder die Autorin noch der Verlag können für eventuelle Nachteile oder Schäden, die aus den im Buch vorgestellten Informationen resultieren, Haftung übernehmen.

Sollte diese Publikation Links auf Webseiten Dritter enthalten, so übernehmen wir für deren Inhalte keine Haftung, da wir uns diese nicht zu eigen machen, sondern lediglich auf deren Stand zum Zeitpunkt der Erstveröffentlichung verweisen.

ANITA HORN

IS(S) GUT JETZT!

MIT NEUEN ERNÄHRUNGSGEWOHNHEITEN ZU MEHR LEISTUNGSFÄHIGKEIT

MIT TOLLEN REZEPTEN UND RABATT AUFS ONLINE-COACHING

MIT EXKLUSIVEN EXPERTENINTERVIEWS,
18 REZEPTEN UND
12 AUFGABEN,
DIE DEIN LEBEN VERÄNDERN WERDEN

MEYER & MEYER VERLAG

Is(s) gut jetzt!

Bibliografische Information der Deutschen Nationalbibliothek

Die Deutsche Nationalbibliothek verzeichnet diese Publikation in der Deutschen Nationalbibliografie; detaillierte bibliografische Details sind im Internet über www.dnb.de abrufbar.

Alle Rechte, insbesondere das Recht der Vervielfältigung und Verbreitung sowie das Recht der Übersetzung, vorbehalten. Kein Teil des Werkes darf in irgendeiner Form – durch Fotokopie, Mikrofilm oder ein anderes Verfahren – ohne schriftliche Genehmigung des Verlages reproduziert oder unter Verwendung elektronischer Systeme verarbeitet, gespeichert, vervielfältigt oder verbreitet werden.

© 2024 by Meyer & Meyer Verlag, Aachen
Auckland, Beirut, Dubai, Hägendorf, Hongkong, Indianapolis, Kairo, Kapstadt, Manila, Maidenhead, Neu-Delhi, Singapur, Sydney, Teheran, Wien
  Member of the World Sport Publishers' Association (WSPA)
Gesamtherstellung: Print Consult GmbH, München

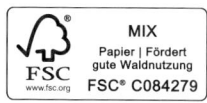

978-3-8403-7847-8
E-Mail: verlag@m-m-sports.com
www.dersportverlag.de

INHALT

VORWORT 10

DIE AUTORIN 14

REZENSIONEN 16

MEINE ERFAHRUNGEN 18

KAPITEL 1 – SCHNELL WAS ESSEN! KENNST DU DAS? 20

    1.1 Wann hast du das letzte Mal …? 22

    1.2 Blick über den Tellerrand 24

    1.3 Die Entstehung der Supermärkte 25

        1.3.1 Vom Markthandel zum Supermarkt 25

        1.3.2 Hoch verarbeitete Lebensmittel in der heutigen Zeit 30

    1.4 Unsere Lebensmittel 32

        1.4.1 Lebensmittelsicherheit 32

            1.4.1.1 Vertrauen ist gut, Kontrolle ist besser 33

            1.4.1.2 Beispiel Glyphosat 34

            1.4.1.3 Beispiel Titandioxid E171 36

            1.4.1.4 Beispiel Siliziumdioxid E551 37

            1.4.1.5 Beispiel Aspartam E951 38

            1.4.1.6 Beispiel Zitronensäure E330 39

            1.4.1.7 Äpfel „gespritzt" nur 2,99 Euro 43

            1.4.1.8 Referenzwert für Zucker 43

            1.4.1.9 Vertrauensgüter 47

        1.4.2 Lebensmittelskandale und -rückrufe 48

IS(S) GUT JETZT!

      1.4.2.1 Rückstände und Belastungen 48

      1.4.2.2 Lebensmittelrückrufe 50

   1.4.3 Bedenkliche Belastungen in Nahrungsmitteln 52

   1.4.4 Lebensmittelbetrug 53

   1.4.5 Marketing und Verpackung 54

1.5 Die Folgen unserer Ernährung **59**

KAPITEL 2 – DIE RICHTIGE ERNÄHRUNG! GIBT ES DIE? 60

2.1 Profisportler weltweit und ihre Ernährung **62**

2.2 Gesund mit 100 Jahren? **64**

   2.2.1 Pflanzenbasiert, vegetarisch, vegan? 65

   2.2.2 Paleo, Keto, Clean oder Raw? 67

   2.2.3 Ernährungsempfehlungen bei uns und weltweit 69

      2.2.3.1 Die Deutsche Gesellschaft für Ernährung 69

      2.3.3.2 Balanced Food Choice Index 71

2.3 Planetary Health Diet – Essen für die Umwelt **73**

   2.3.1 Und alle so: Satt? 75

   2.3.2 Future Food – die Lösung für alle Probleme? 76

      2.3.2.1 Grünzeug aus dem Meer 79

2.4 Deine Ernährung **81**

   2.4.1 Rote Beete statt Rote-Beete-Pulver 82

   2.4.2 Lebensmittel versus Nahrungsmittel 83

   2.4.3 Essen versus Ernährung 85

   2.4.4 Gesundheit – was ist das eigentlich? 85

2.5 Viele Verordnungen, wenig Ordnung 86

    2.5.1 Novel Food 86

    2.5.2 Deutsches Lebensmittelbuch... 90

        2.5.2.1 Leitsätze für Brot und Kleingebäck 90

        2.5.2.2 Leitsätze für Feinkostsalate 91

        2.5.2.3 Produktinnovationen und volle Regale 91

Exkurs: Obst und Gemüse...92

    2.5.3 Zutaten und Zusatzstoffe... 94

        2.5.3.1 Die Zutatenliste 94

        2.5.3.2 Zusatzstoffe – Aromen, Farbstoffe, E-Nummern 95

    2.5.4 Werbung und ihre Tricks 103

    2.5.5 Versprechen von gesund bis grün 105

        2.5.5.1 Vorne hui, hinten pfui... 105

2.6 Nutri-Score – gut gemeinte Hilfestellungen 108

    2.6.1 Sonderfälle Käse und Öle 110

    2.6.2 Einige Vorteile, aber auch viele Nachteile..110

    2.6.3 Gesunde Pizza und Trinkmahlzeiten? 111

KAPITEL 3 – UNSER ESSEN: ENERGIELIEFERANT UND GEMEINSCHAFTSGUT 114

3.1 Kohlenhydrate – die Qual der Wahl 120

    3.1.1 Kohlenhydrate und ihre Rollen 120

        3.1.1.1 Wirkung auf unseren Blutzuckerspiegel..................................... 122

        3.1.1.2 Kurze Zucker, lange Zucker 122

3.1.2 Kohlenhydrate – wie viele am Tag? 123

    3.1.2.1 Vollwertnahrung/Empfehlung der DGE 124

    3.1.2.2 Paleonahrung weltweit 124

    3.1.2.3 Iss, was du bist 125

3.1.3 Zucker – vom Wurzelgemüse zur süßen Sünde 127

    3.1.3.1 Zuckerrohr und Zuckerrüben 127

    3.1.3.2 Zucker in Nahrungsmitteln – natürlich oder zugesetzt? 129

    3.1.3.3 Zucker und seine 70 Namen 130

    3.1.3.4 Wie viel Zucker ist okay? 131

    3.1.3.5 Neue Empfehlungen für Zucker gefällig? 133

    3.1.3.6 Süßungsmittel der anderen Art 133

    3.1.3.7 Unsichtbare Gefahren? 136

3.2 Proteine – unverzichtbare Kraftpakete **137**

    3.2.1 Unser Proteinbedarf 137

    3.2.2 Mythen rund um Proteine 138

    3.2.3 High Protein – der trügerische Trend 139

Exkurs Gluten **143**

Exkurs Milch und Pflanzendrinks **144**

Exkurs Fischkonsum **146**

3.3 Fette und Öle **149**

    3.3.1 Backen und braten 149

    3.3.2 Fetthaltige Lebensmittel 150

    3.3.3 Der Omega-3-Hype 151

3.4 Mikronährstoffe 152

    3.4.1 Vitamine 153

    3.4.2 Mineralstoffe 153

    3.4.3 Sekundäre Pflanzenstoffe 154

    3.4.4 Nahrungsergänzungsmittel kurz NEMs 154

KAPITEL 4 – MIT NEUEN ESSGEWOHNHEITEN ZU MEHR LEISTUNGSFÄHIGKEIT 158

4.1 Deine Gewohnheiten, deine Umstellung, dein Coaching 160

4.2 Dein Reset 161

4.3 Gewohnheiten erkennen, durchbrechen und ersetzen 161

4.4 Wie funktioniert ein Reset? 162

4.5 Deine Vorbereitung 164

4.6 Deine 12 Aufgaben 174

4.7 Dein Online-Coaching 203

KAPITEL 5 – REZEPTE 204

Is(s) das früh! Rezepte für dein Frühstück 208

Is(s) mal Mittag! Rezepte für deine Pause 217

Is(s) Abend jetzt! Rezepte für deinen Feierabend 228

AUSBLICK 240

ANHANG 242

1 Danksagungen 242

2 Quellenverzeichnis 244

3 Bildnachweis 272

IS(S) GUT JETZT!

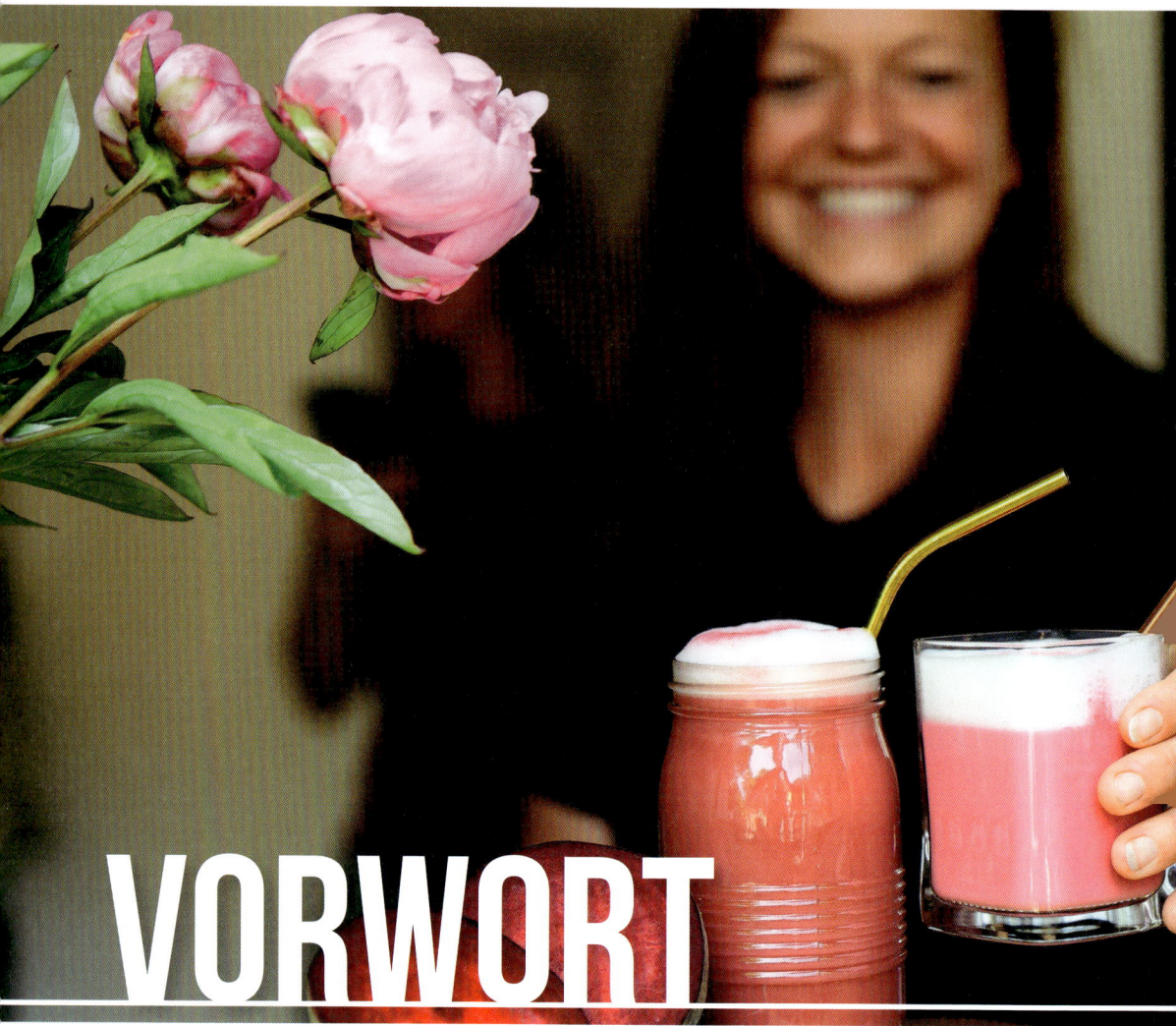

VORWORT

Essen ist unser Kraftstoff und elementar für uns. Aber oft essen wir nicht das, was unser Körper braucht, um gesund und leistungsfähig zu sein, sondern das, was schnell zubereitet ist, satt macht und nicht zu teuer ist. Teuer ist häufig höchstens die Werbung – die lässt sich die Industrie einiges kosten, damit die Produkte auch entsprechend angepriesen werden. Oft wissen wir aber gar nicht, was genau drin steckt. Und wir haben verlernt, die Zutatenlisten richtig zu lesen, die Verpackungen kritisch zu betrachten und bewusst mit Essen umzugehen.

Ich möchte mit dem Buch drei Dinge erreichen:

Erstens: Wissen vermitteln, um besser einschätzen zu können, welches Essen gesund für uns ist. Du lernst, die Zutatenliste richtig zu lesen und zu verstehen, welche Informationen auf der Verpackung für dich wichtig sind. So kannst du entscheiden, welche Lebensmittel besser

VORWORT

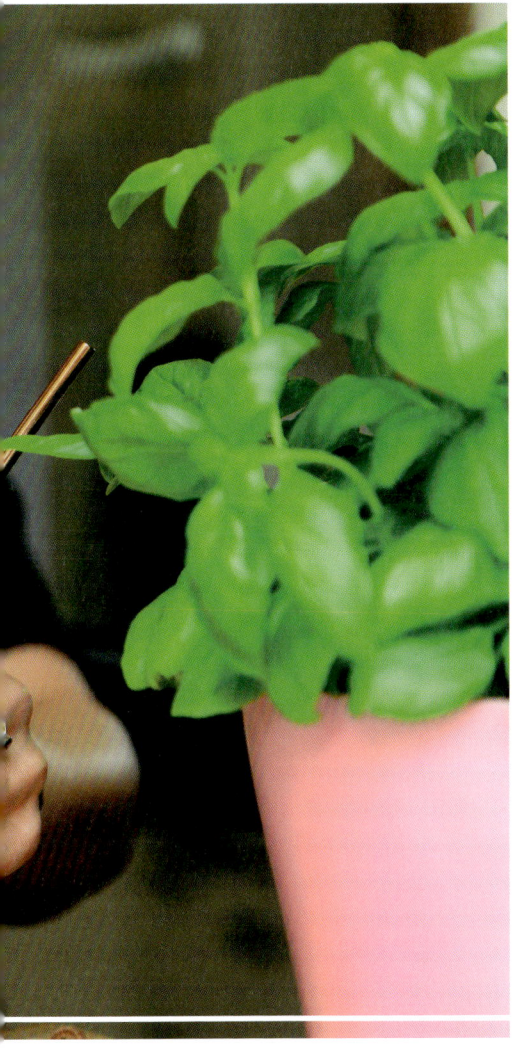

im Supermarktregal liegen bleiben. Ich möchte niemandem den Appetit verderben. Ich möchte erreichen, dass wir uns wieder mehr mit dem, was wir essen, beschäftigen.

Zweitens: Wieder einen guten Umgang mit unserem Essen zu bekommen – von der Zubereitung bis zum genussvollen Verzehr mit allen Sinnen. Vielleicht ist hier nur eine Neuorganisation deiner Zeit nötig, vielleicht werden wir aber auch deine Gewohnheiten auf den Kopf stellen und durch neue Gewohnheiten ersetzen. Schaue, wie es für dich am besten passt.

Drittens: Eine Basis schaffen, um Zusammenhänge zu verstehen: zwischen Politik und unserem Essen und zwischen unserem Essen und der Umwelt. Denn alles, was wir kaufen, steht aufgrund politischer Entscheidungen, aber auch aus politischem Nichthandeln in den Supermarktregalen. Und alles, was wir kaufen und nicht kaufen, was wir essen und wegwerfen, hat Auswirkungen auf die Landwirtschaft, Produktion und damit auf die Umwelt. Je mehr wir uns darüber im Klaren sind, wie die Dinge ins Regal kommen und was ihre Herstellung bewirkt, desto eher können wir zukünftig wichtige Verbesserungen erzielen.

Dafür müssen wir aber zunächst einiges klären:

- » Was ist Essen überhaupt?
- » Was sind Lebensmittel und was ist der Unterschied zu Nahrungsmitteln?
- » Welche Bedeutung hat Essen für uns, im Alltag, in unserem Leben?
- » Warum und wie essen wir – weil wir Hunger haben und auf die Schnelle?
- » Aus Stress?
- » Langeweile?
- » Um gesellig zu sein oder unsere Kalorienzufuhr zu garantieren?
- » Wie viel Zeit nehmen Einkauf, Zubereitung und Verzehr ein und welchen Stellenwert hat Essen für uns?
- » Wie sehen unsere Einkaufs- und Essgewohnheiten aus und wie können wir sie neu überdenken?

IS(S) GUT JETZT!

Essen ist ein Privileg und wir haben eine riesige Auswahl – aber nicht alles ist gut – weder für uns, noch für die Umwelt. Doch statt einzelne Lebensmittel zu verteufeln und auf eine Art Verbotsliste zu setzen, setze ich darauf, durch das nötige Wissen mehr Lust auf die guten Sachen zu machen. Denn wenn wir wieder lernen, was in Fertigprodukten, industriell hergestellten Lebensmitteln und Getränken drin steckt, vergeht uns oft automatisch die Lust darauf.

Ausnahmen bestätigen natürlich die Regel und jeder Schlemmertag hat seine Berechtigung – solange wir eine gesunde Basis schaffen und unser Soll in Sachen Vitamine und Co. erreichen. Mit dem Essen ist es wie mit einem großen Puzzle – so wie auf dem Titelbild: Wenn die einzelnen Elemente stimmen, sind kleine und auch größere Ausnahmen gar kein Problem.

Das ständige Gefühl von Verzicht, schlechtem Gewissen und selbst auferlegten Regeln kann uns ziemlich den Spaß verderben – aber Essen soll Spaß machen. Das Gute ist: Um uns gesund zu ernähren, brauchen wir alle weder einen eigenen Gemüsegarten noch täglich stundenlang Zeit, um zu kochen. Gesund und leistungsfähig zu sein, geht auch in einem arbeitsintensiven Alltag und einem vollen Kalender mit Familie, Sport und Freizeit.

Wenn du nach diesem Buch noch mehr lernen und Neues ausprobieren möchtest, kannst du mit einem Online-Coaching weitermachen. Hier führe ich dich mit zahlreichen Videos, Aufgaben und verschiedenen Workshops durch mein erprobtes Ernährungstraining. Es besteht aus drei Schritten. Mehr dazu in Kapitel 4.

Statt uns über zu wenig Zeit, zu viel zu tun, zu wenig Energie und zu viele Pfunde zu beschweren, lasst uns einfach direkt heute anfangen, es besser zu machen.

Denn wenn wir es nicht selbst tun, wer tut es dann?

Bist du bereit?

Dann: Is(s) gut jetzt!

Eure

Anita Horn

VORWORT

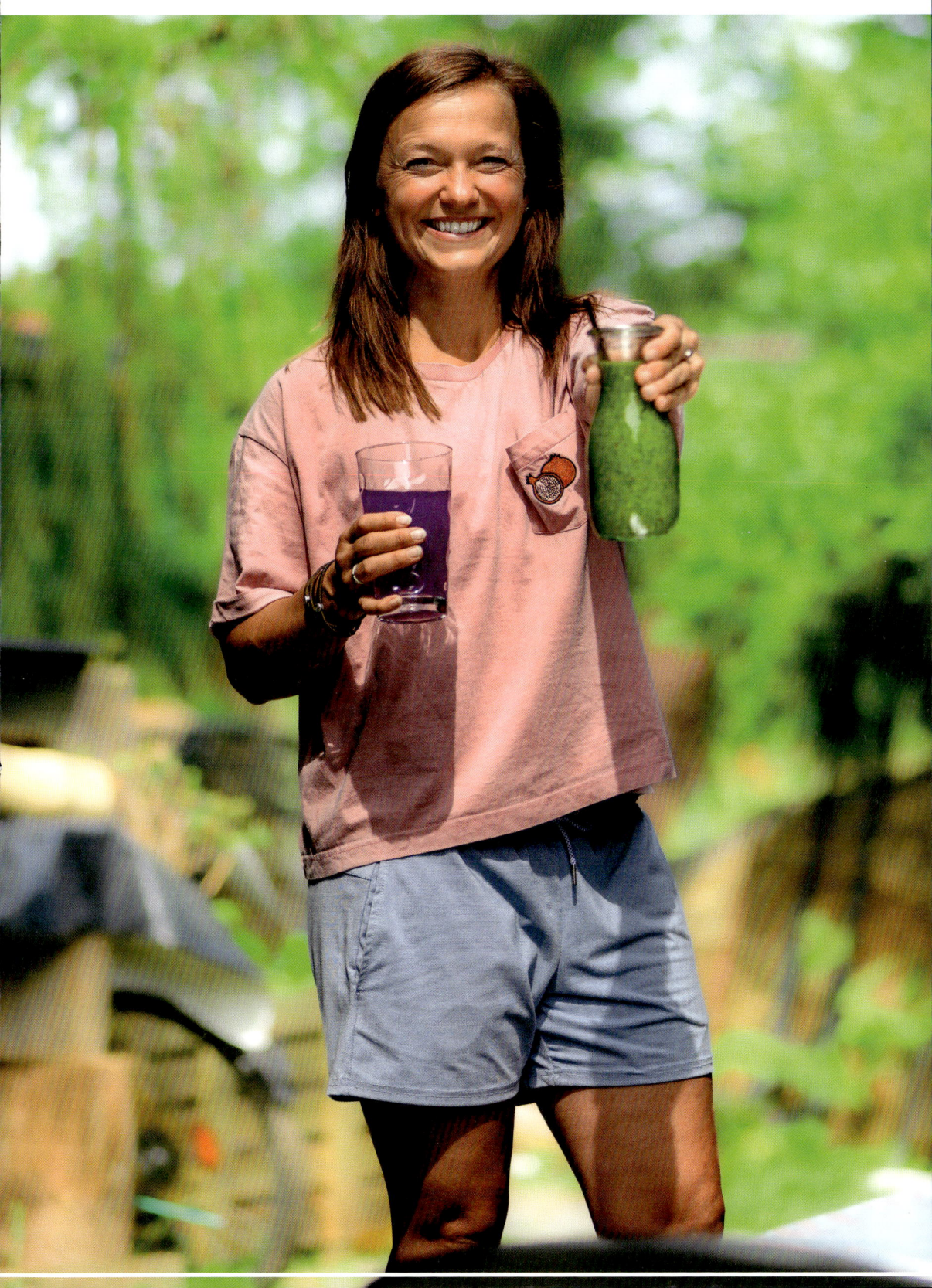

IS(S) GUT JETZT!

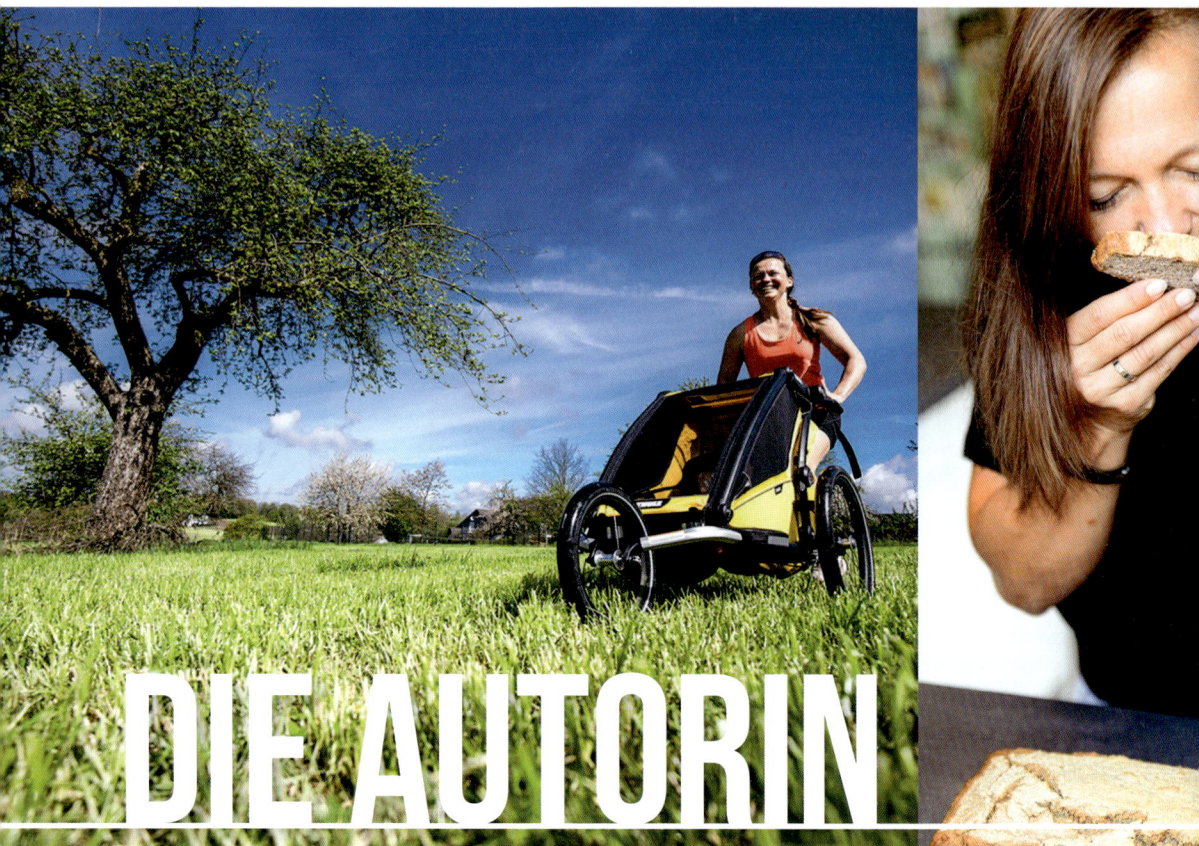

DIE AUTORIN

Ich bin Anita Horn, Jahrgang 1982, geboren in Hannover, aufgewachsen im Ruhrgebiet. Studiert habe ich Sozialpsychologie und Geografie in Bochum und Spanien, danach habe ich 14 Jahre in Köln gelebt und bin 2021 ins Oberbergische gezogen. Ich arbeite als Journalistin und Autorin, begleite Menschen seit über 20 Jahren als Bewegungs- und Ernährungstrainerin auf dem Weg zu einem gesünderen Lebensstil und bin Fachkraft für betriebliches Gesundheitsmanagement. Ich bin verheiratet, habe einen kleinen Sohn und zwei bewegungsfreudige Hündinnen.

Ich liebe Sport. Seit 2013 mache ich Triathlon, habe 2018 meinen ersten Ironman® in Frankfurt gefinisht, gehe für mein Leben gerne laufen, kitesurfen und trainiere viel im Kraft-Ausdauer-Bereich, von Crossfit über Hyrox bis hin zur regelmäßigen Athletik. Seit 2021 bin ich bekennende Eisschwimmerin.

Die viele Bewegung erlaubt es mir, hier und da etwas mehr zu essen. Und das ist gut so, denn ich liebe Essen. Ich koche für mein Leben gerne und habe das schon als Schülerin gerne getan – meist für meine Familie.

Vor dem Abitur hatte ich das Wahlfach Ernährungslehre und konnte mich da schon für Biochemie, Molekularbiologie und Ernährungspsychologie begeistern. Deshalb wollte ich auch

DIE AUTORIN

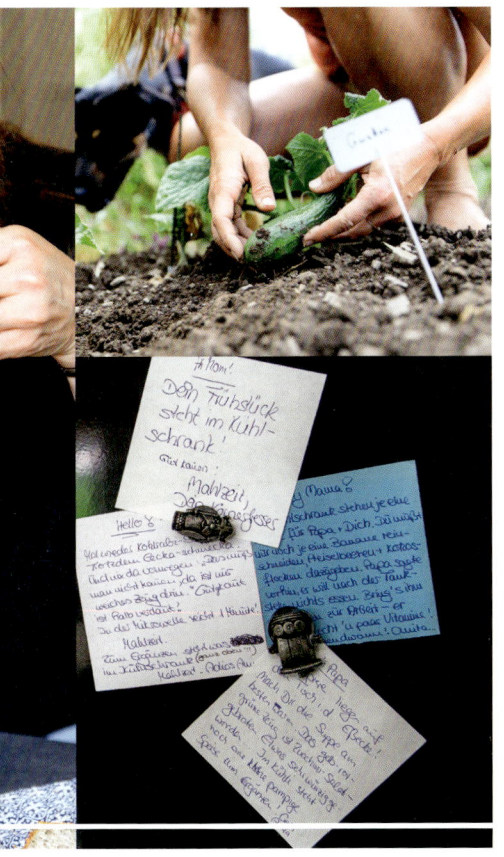

Ökotrophologie studieren. Ein Sportstudium stand auch auf meiner Liste, aber am Ende habe ich mich für einen Bachelor in Sozialpsychologie und Geografie entschieden. Schon vor dem Studium und währenddessen habe ich beim Radio gearbeitet und beschäftige mich seit 2004 als hauptberufliche Journalistin intensiv mit Sport und Ernährung.

Seit mehr als 20 Jahren lese ich alle Bücher über Ernährung und Gesundheit, die ich bekommen kann und vermittle anderen das bunte Spektrum des Ernährungswissens sehr gerne in Radio, Print und Online. Auf *WDR 2*, *WDR 4* und *WDR 5* berichte ich immer wieder über Ernährungs- und Gesundheitsthemen.

2018 kam ich so zu einer Nachhaltigkeitsserie, in der ich mich unter anderem mit den Themen Veganismus, Industrielügen und Verpackungsmüll beschäftigt habe. Ich habe vieles selbst ausprobiert, Fachmessen besucht, unendlich viel recherchiert, gelernt und mit vielen Experten, Produzenten und Konsumenten gesprochen.

Ebenfalls 2018 habe ich meine Lizenz als Food Coach gemacht und betreue seitdem Verbände, Unternehmen, private Gruppen und Sportler in Sachen gesunder Ernährung. Auch seit 2018 habe ich zusammen mit meinem Mann und einigen Freunden einen eigenen Gemüseacker und lerne so jedes Jahr in Sachen Landwirtschaft sehr viel Spannendes auf kleinstem Raum dazu.

Unter anderem, welche Auswirkungen das Klima auf die Pflanzen hat und wie sich von Jahr zu Jahr Schädlingsaufkommen und Ernteerfolge verändern können. Ich lerne, wie wichtig es ist, präzise und sparsam zu bewässern – vor allem bei immer wiederkehrender Trockenheit und weil wir kein fließendes Wasser auf dem Acker haben. Wir tragen also Gießkanne für Gießkanne gesammeltes Regenwasser dort hin.

Da ergibt es sich wie von selbst, dass man sich um jedes Kohlblatt kümmert und keine einzige Tomate verkommen lässt – auch nicht, wenn sie noch grün ist. Damit kann man wunderbar kochen.

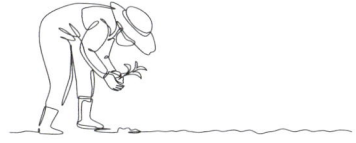

IS(S) GUT JETZT!

REZENSIONEN
DAS SAGEN MEINE KUNDEN ÜBER DAS FOOD COACHING

George Tulbure – Euskirchen

„Wir lernen lauter unnützes Zeug in der Schule, aber niemand bringt uns bei, gesund mit unserem Körper umzugehen. Das Ernährungscoaching mit Anita hat mir aufgezeigt, was gut für meinen Körper ist, welche Ernährung er braucht und was zwar leider sehr lecker schmeckt, aber müde, fett und auf Dauer krank macht. Das Food Coaching sollte eigentlich ein Pflichtfach in der Schule werden, damit wir bei diesem wichtigen Thema schon von Kindesbeinen an wissen, was wir zu uns nehmen sollten."

Alice Chaves – Hannover

„Ich bin Mitte 50 und meine Diagnose mit 40 Jahren war: Sie haben einen nervösen Darm. Nichtssagend, niederschmetternd und vollkommen allein gelassen von den Ärzten. Damit habe ich jahrelang gelebt und die Lebensqualität schwand von Monat zu Monat, von Jahr zu Jahr dermaßen, dass ich mich nicht mehr getraut habe, zu verreisen oder an spontanen Unternehmungen teilzunehmen.

Der Weg zur Arbeit war schon eine Herausforderung, der nervöse Darm könnte ja jederzeit zuschlagen. Aus Verzweiflung bin ich sehr offen mit dem umgegangen und auch mit Anita ins Gespräch gekommen. Sie war die Erste, die sich der Sache ernsthaft angenommen und mich darauf hingewiesen hat, dass ich etwas an meinem Essen ändern muss.

Es wurde also über ein paar Tage aufgeschrieben, was ich esse, wann ich esse und wie oft ich esse. Wir haben meine Ernährungsgewohnheiten unter die Lupe genommen, den Speiseplan an den nötigen Stellen verändert und für mich fing ein ganz neuer Weg an, mich mit Lebensmitteln auseinanderzusetzen und zu verstehen, was sie mit meinem Körper machen.

Anita hat mir geholfen, achtsam zu werden und ich habe verstanden, dass ich mit einer Ernährungsumstellung viel erreichen kann. Ein langer Weg, der sich gelohnt hat."

REZENSIONEN

Gudrun Federwisch – Hürth

„Ich habe Anita bei einem Food Workshop kennengelernt. Bereits die ersten Abende haben mich so neugierig gemacht, dass ich ein Eins-zu-eins-Food-Coaching mit Anita vereinbarte. Mein Fokus lag hierbei auf der Kombination Ernährung und Training.

Aber dafür bedurfte es natürlich erst einmal der Vermittlung von Basiswissen rund um das Thema Ernährung. Nährstoffe, Grundumsatz, Zusatzstoffe, aber auch der Blick auf meine Gewohnheiten. All das war super lehrreich, immer spannend und anschaulich erklärt. Und vor allem nachhaltig. Auch heute noch bereite ich, basierend auf diesem Wissen, einen Großteil meiner Mahlzeiten zu."

Lukas Schneider – Darmstadt

„Anita gelingt es, einem das Thema gesunde Ernährung mit Witz und Verstand nahezubringen. Es wird nicht nur das theoretische Wissen vermittelt, sondern es wird auch die konkrete Einbindung von neuen gesunden Gewohnheiten in den Alltag festgelegt. Anitas Food Coaching gibt jedem das nötige Handwerkszeug, um sich mit der eigenen Ernährung zu beschäftigen, sie den eigenen Bedürfnissen und Zielen anzupassen und sich mit den entsprechenden Ernährungswissenschaften auseinanderzusetzen. Dank Anita habe ich über 25 Kilo abnehmen können und halte das Gewicht problemlos."

IS(S) GUT JETZT!

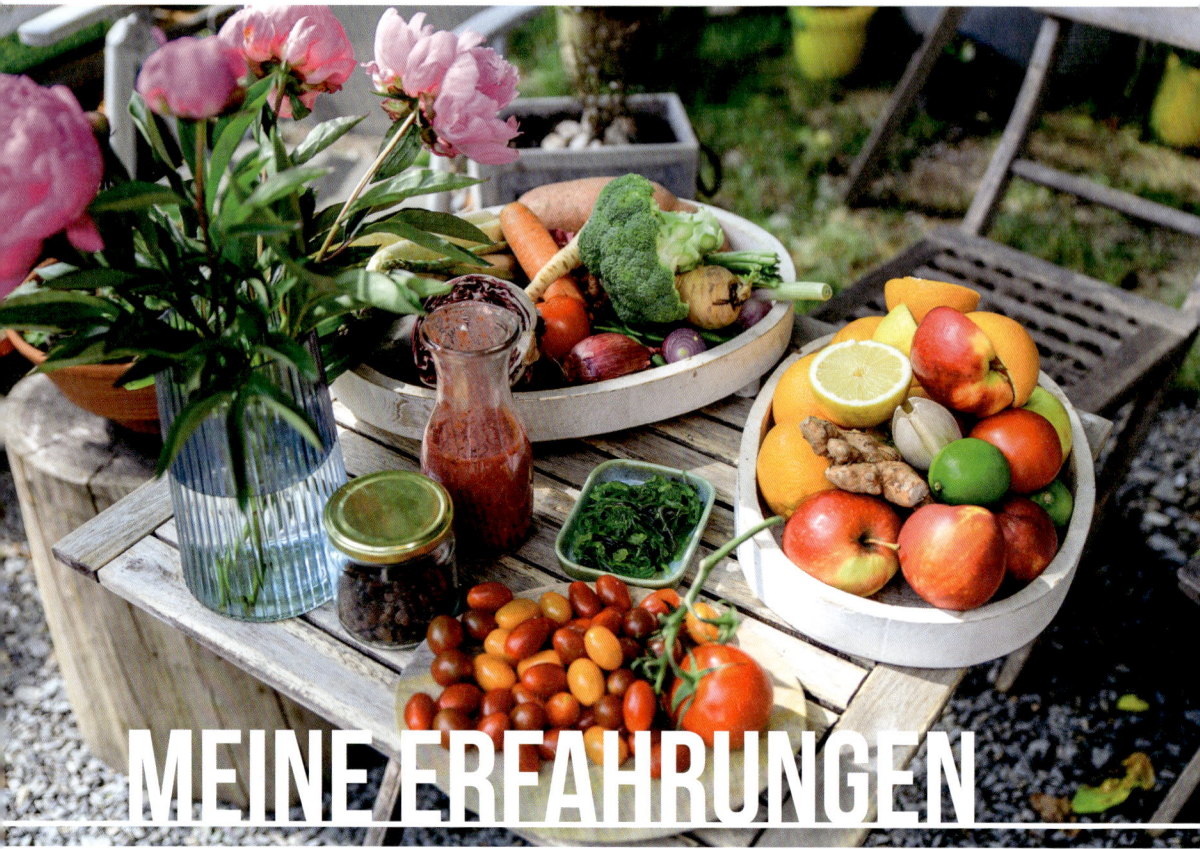

MEINE ERFAHRUNGEN

In nahezu 100 Prozent aller Ernährungscoachings sehe ich zwei Dinge:

1. Die meisten wissen gar nicht genau, wann, warum und was sie essen. Wenn ich jemanden bitte, ein Ernährungstagebuch zu führen, stehen verschiedenste Lebensmittel darin, zum Beispiel Müsli zum Frühstück. Aber von welcher Marke das Müsli ist, was genau drin steckt und ob es wirklich das ist, was der Körper für den Start in den Tag braucht, darauf achten viele nicht.
2. Die meisten Mahlzeiten basieren auf verarbeiteten Kohlenhydraten in Form von Brot, Brötchen, Nudeln, Pizza und Süßigkeiten. Leider verbrauchen viele Menschen diese Kohlenhydrate aber nicht ansatzweise. Sportlern können schnelle Zucker bei einem intensiven Training oder einem Wettkampf durchaus helfen. Aber der Otto-Normal-Verbraucher sammelt so meist leider einen Energieüberschuss in Form von Hüftspeck an, den er nur mühselig wieder loswird.

Ob du nun deinen Hüftspeck wieder loswerden möchtest, mehr Leistung im Sport, im Job oder im Alltag abrufen willst oder dich einfach so ernähren möchtest, dass dein Körper und die Umwelt es dir danken werden, läuft alles auf dasselbe hinaus: auf neue Ernährungsgewohnheiten und die für dich passende Ernährung. Wir sollten nicht einfach nur essen, um satt zu werden, sondern um unserem Körper das zu geben, was er wirklich braucht. Dafür sind weder Diäten oder extreme Ernährungsformen noch Verzicht nötig. Es geht auch einfacher. Wie genau, das möchte ich mit diesem Buch zeigen.

> *„Iss nicht, um satt zu werden, sondern um deinem Körper das zu geben, was er braucht. Is(s) gut jetzt!"*
>
> — *Anita Horn*

Lesen ist ein guter Anfang. Noch besser ist, du wirst selbst aktiv – am besten direkt heute. Um direkt loslegen zu können, findest du in Kapitel 4 Vorlagen für dein Ernährungstagebuch sowie Einkaufs- und Checklisten, um deinen eigenen Gewohnheiten auf die Schliche zu kommen.

Das erste Kapitel ist „hartes Brot" – es geht um Gesetze, Fakten und Hintergrundwissen. Wenn dir dieser Teil zu trocken ist, kannst du ihn häppchenweise lesen und erst einmal überspringen, um direkt mit Kapitel 2 durchzustarten. Aber lies Kapitel 1 trotzdem irgendwann, denn das Wissen darin bildet die Basis für dein Ernährungswissen und ist die Grundlage für das Coaching.

Und wenn du mehr willst, kannst du mit dem Online-Coaching weitermachen. Hier bekommst du einen persönlichen Zugang zu Videos und eine Vertiefung in meine zwölf Aufgaben, die du in deinem Tempo erledigen kannst. Ich gebe dir hilfreiche Tipps für deinen Ernährungsalltag, verschiedene Workshops und Downloads. Zum Abschluss gibt es eine wohlverdiente Urkunde.

Hier geht es zum Online-Coaching:

IS(S) GUT JETZT!

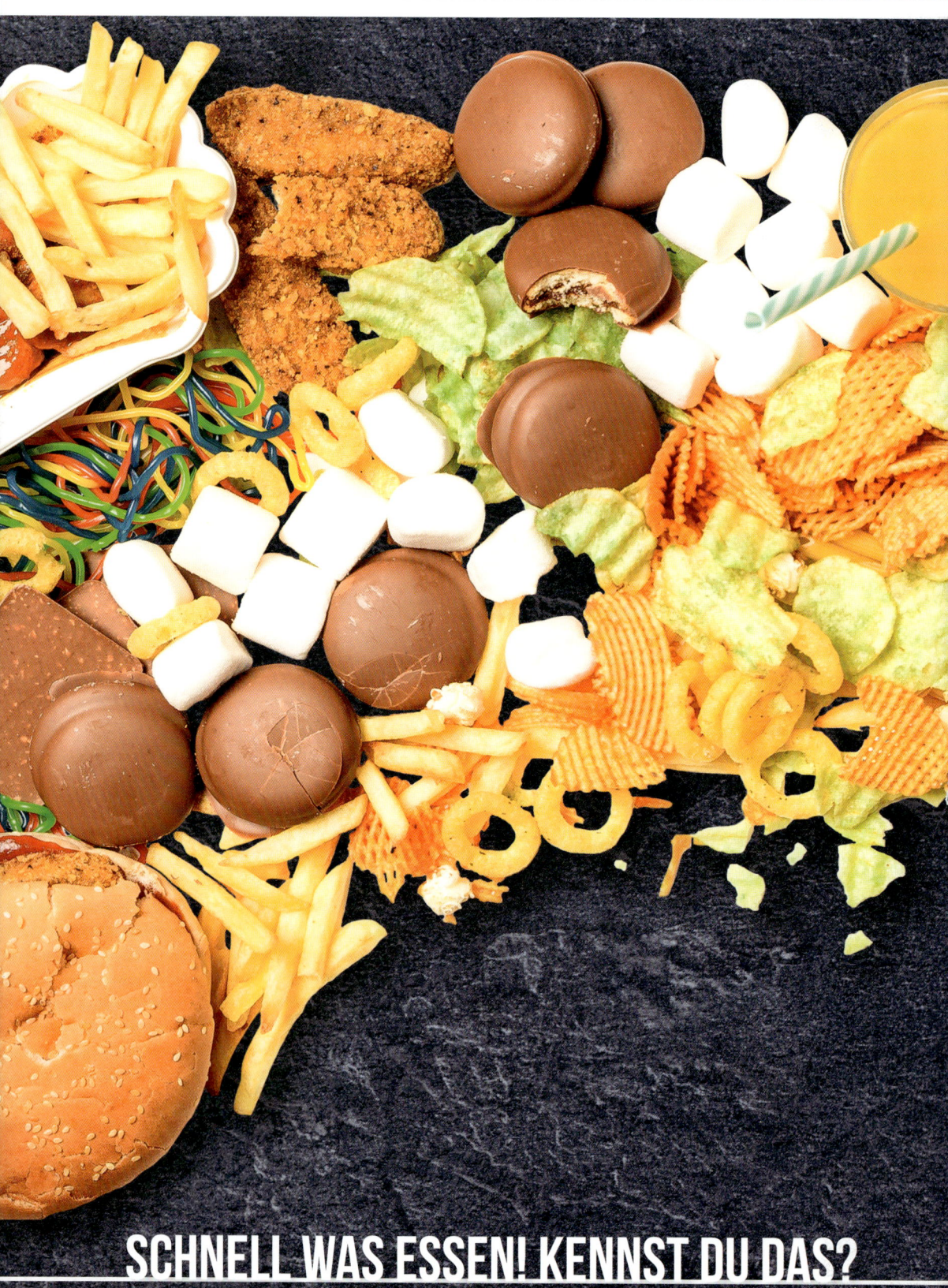

SCHNELL WAS ESSEN! KENNST DU DAS?

SCHNELL WAS ESSEN! KENNST DU DAS?

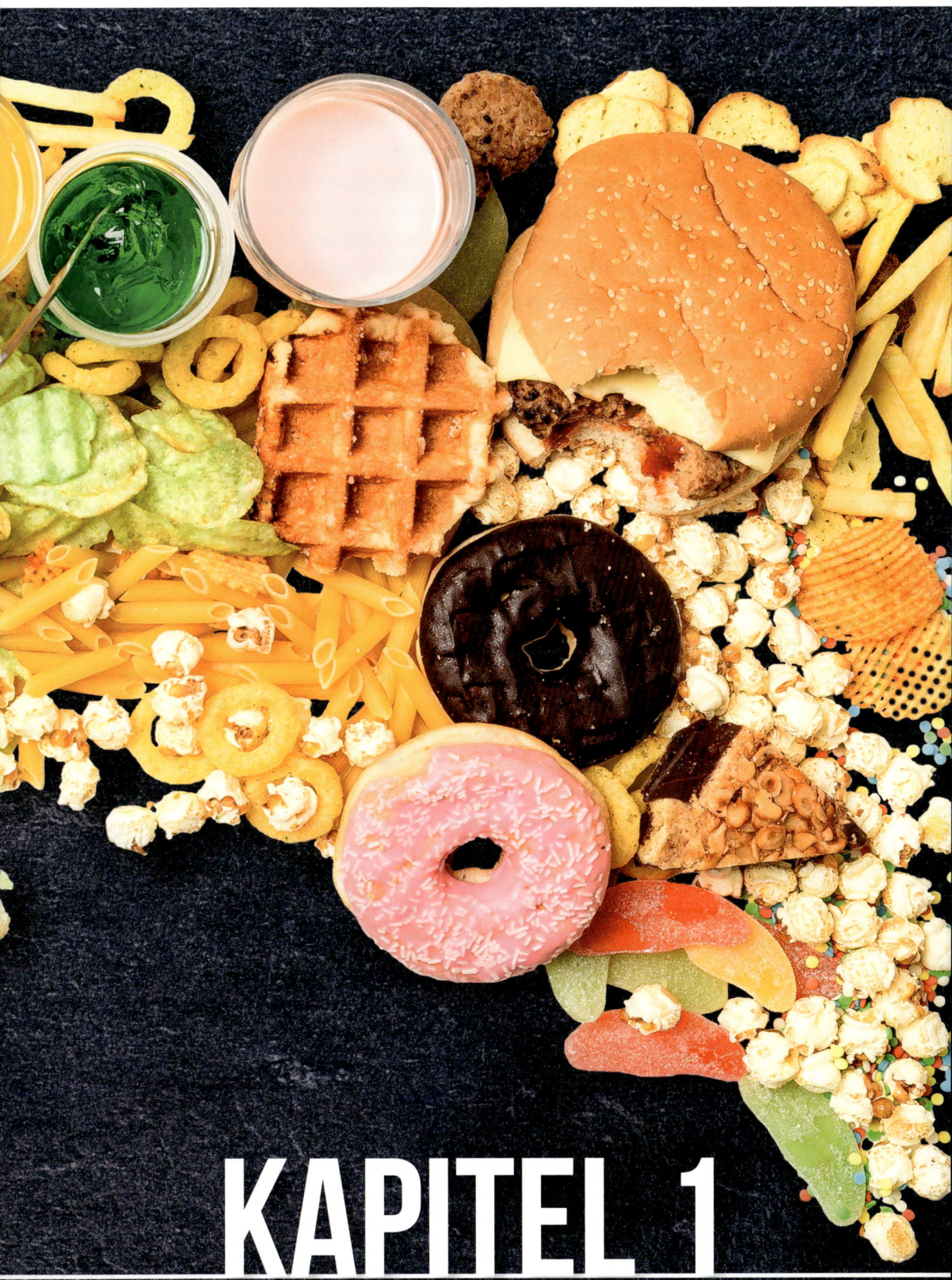

KAPITEL 1

IS(S) GUT JETZT!

1.1 WANN HAST DU DAS LETZTE MAL ...?

Lehne dich kurz zurück und überlege, wann du dir das letzte Mal so richtig viel Zeit für dein Essen genommen hast.

Wann hast du das letzte Mal in Ruhe eingekauft und die Zutatenlisten gelesen, bevor die Packung im Einkaufswagen gelandet ist?

Hast du in letzter Zeit vielleicht sogar mal Begriffe im Internet recherchiert, die dir nicht ganz klar waren?

Oder weißt du aus dem Stegreif, was Dikaliumphosphat[01], modifizierte Stärke[02], mikrobielles Lab[03] und Inulin[04] sind?

Konntest du in den letzten Tagen ausgiebig kochen und mit ganz viel Zeit und Freude deine Mahlzeiten genießen?

Die Realität sieht leider oft so aus: vor der Arbeit schnell einen Kaffee. Spätestens mittags die erste Mahlzeit in der Kantine oder irgendwo draußen auf die Hand. Wahlweise knabbern wir was halbwegs Gesundes vor dem Rechner, weil die Zeit drängt. Gegen das kleine Tief am Nachmittag gibt es einen Snack zwischendurch und nach der Arbeit gehen wir flott etwas einkaufen.

Meist ziehen wir in ein oder zwei Stammsupermärkten oder Discountern durch immer dieselben Regale und greifen fast vollautomatisch immer wieder zu den gleichen Produkten. So wissen wir zumindest, was wir essen. Aber tun wir das wirklich?

Wir schauen weder großartig nach links und rechts, noch auf das, was alles auf der Verpackung steht. Die Vorderseite sollte hübsch aussehen und vermitteln, dass der Inhalt uns guttut. Die Rückseite wird am liebsten vollständig ignoriert. Vielleicht schaffen wir es abends noch zum Sport und spätestens danach werfen wir unsere Einkäufe flott in den Topf, die Pfanne oder den Ofen.

Wir sitzen am Tisch, atmen flach und schaufeln mehr oder weniger schnell das Essen in uns hinein. Ansehen, riechen, ordentlich kauen und genießen? Meist Fehlanzeige. Eher gucken wir nebenbei ein wenig Fernsehen oder sind mit dem Handy online. Im Anschluss an das Abendessen gibt es noch was zu knabbern und dann fallen wir müde und erschöpft ins Bett.

Wir verbringen unzählige Stunden in unserem Leben mit unserer Arbeit, haben oft stressige Jobs, Schichtarbeit, einen zehrenden Familienalltag, sind häufig an unserem Handy, chillen auf der Couch, gucken Serien, treffen Freunde, machen Sport und gehen sonstigen Hobbys nach. Aber wenn es um das Thema Essen geht, heißt es oft: Ich habe keine Zeit.

Keine Zeit, in Ruhe einzukaufen, geschweige denn, sich mit den Inhalten der Produkte zu beschäftigen, mit Bedacht zu kochen und bewusst zu essen. Eher ernähren wir uns nebenbei. Es soll keinen Aufwand bereiten, schnell gehen und uns satt durch den Tag bringen.

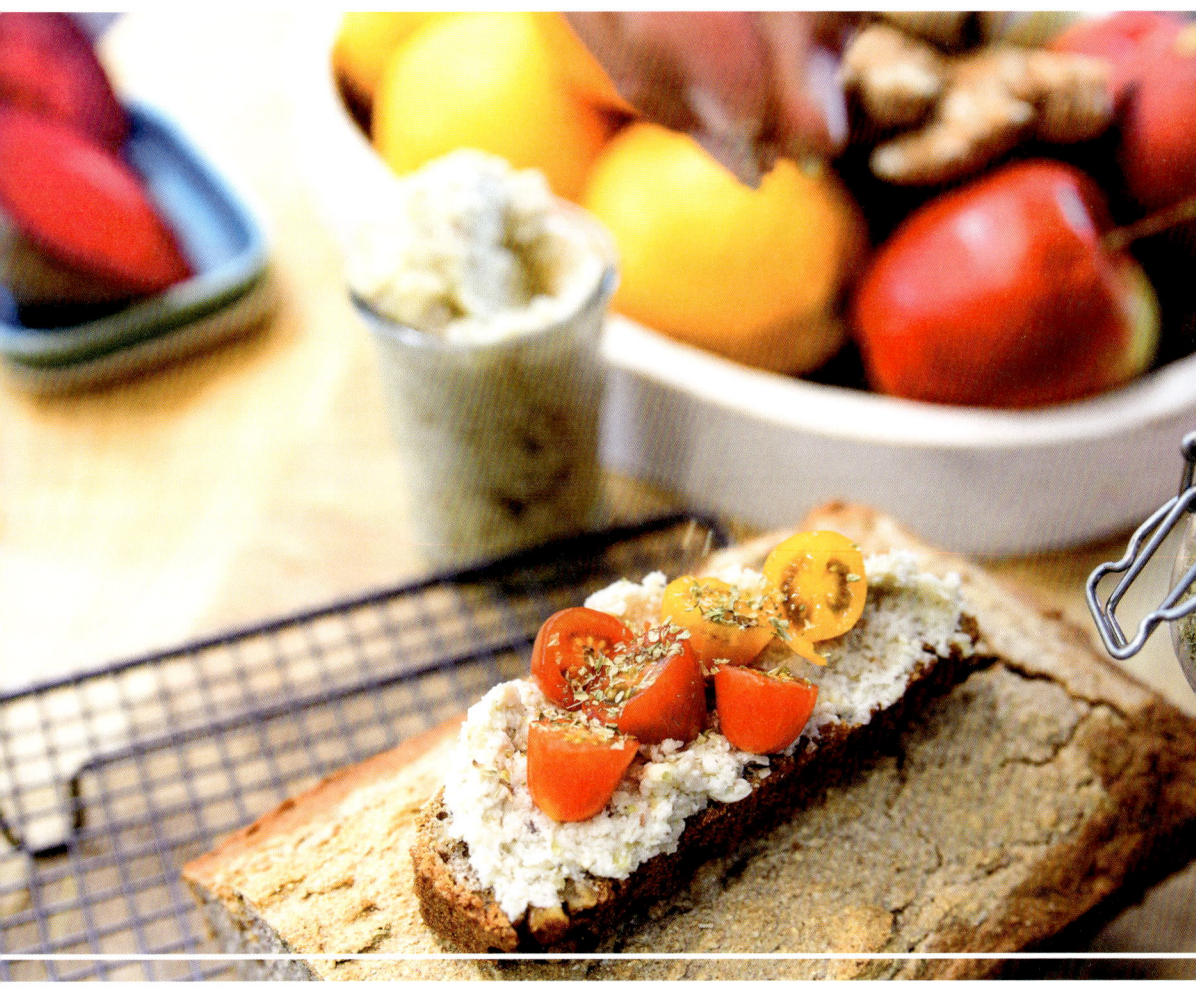

Gleichzeitig möchten wir gesund, fit und leistungsfähig sein und auch so aussehen, keine überflüssigen Pfunde mit uns herumtragen und eine gesunde Haut haben. Leider passen diese Ernährungsweise und unsere Vorstellungen von Körper und Fitness selten zusammen. Statt etwas an unserem Essverhalten und unseren ungesunden Gewohnheiten zu ändern, beschweren wir uns lieber über den Zeitmangel, unseren Gesundheitszustand, das Fitnesslevel und unser Aussehen, aber dass wir selbst dafür verantwortlich sind, ignorieren wir gerne gekonnt.

Die Schuld abzuschieben, ist leicht: auf den Stress im Job, die Nahrungsmittelindustrie, die Politik. Aber am Ende gilt: Wenn wir uns nicht selbst um uns und unsere Ernährung kümmern, wird es auch niemand sonst tun. Keiner wird sich darum scheren, ob wir hoch verarbeitete Industrieprodukte kaufen und uns damit langfristig vielleicht schaden. Niemanden wird es interessieren, ob wir echte Vitamine, scheinbar vitaminreiche Produkte oder Nahrungsergänzungsmittel essen – Hauptsache, wir funktionieren.

IS(S) GUT JETZT!

Wir können Essen als schnellen Energielieferanten sehen oder wir können uns Zeit dafür nehmen. Wir können Ernährung einfach passieren lassen oder uns kleine Inseln dafür schaffen, uns Raum und Zeit freischaufeln und sie genau wie Sport als Training sehen. Denn unsere Ernährung ist die Grundlage für alles, was wir tun: für Bewegung, Job, mentale Stärke – und letztlich für unser ganzes Leben.

Und was möchten wir in unserem Leben? Klar: lange fit und gesund sein, Krankheiten vorbeugen, leistungsfähig sein und vielleicht sogar besser werden. Im Job 110 Prozent geben können. Im Sport schneller laufen, kräftiger oder mobiler werden. Jedes Kind weiß: Was oben reinkommt, kommt unten wieder raus.

Unser Körper ist einzigartig, ein Wunderwerk, so komplex und großartig, dass er jede Mühe, Pflege und jede noch so knappe Minute verdient. Wenn wir wieder mehr Zeit in unsere Gesundheit investieren, unseren Körper und unser Essen nicht für allzu selbstverständlich nehmen, sondern als unser höchstes Gut ansehen, können wir gut zusammen funktionieren und noch viele Jahre viel zusammen erreichen. Deshalb noch einmal: Iss nicht, um satt zu werden, sondern um deinem Körper das zu geben, was er braucht.

1.2 BLICK ÜBER DEN TELLERRAND

Allerdings geht es beim Thema Ernährung nicht nur um uns selbst und was wir brauchen, sondern um sehr viel mehr – nämlich auch um uns alle. Bis 2050 wird sich die Weltbevölkerung laut der Vereinten Nationen auf bis zu 10 Milliarden Menschen erhöhen[05] und das bedeutet für jeden Einzelnen von uns, dass wir auch einen Blick über den Tellerrand werfen und überlegen sollten, welche Auswirkungen unser Essen auf unsere Umwelt hat. Wie können wir bewusste Entscheidungen treffen, die dazu beitragen, Massenproduktion, Wegwerfmentalität und Umweltzerstörung einzudämmen?

Ich helfe dir in diesem Buch auf dem Weg dorthin.

Die Welt ist ein wahres Paradies. Es gibt eine unendlich bunte Palette an Obst und Gemüse – von der Aroniabeere bis zur Zuckererbse. Zahlreiche exotische Früchte finden sich auch bei uns in den Supermärkten wieder. Allerdings dürfen sie gerne etwas Besonderes bleiben, denn auch die Auswahl aus unseren Breitengraden, dazu diverse Getreidesorten und Hülsenfrüchte, die wir hier vor unserer Nase bekommen können, reichen aus, um fit, gesund und leistungsfähig zu sein.

Doch selbst diese Auswahl wird nur bruchstückhaft ausgekostet. Stattdessen greifen viele lieber zu industriell hergestellter Massenware, hoch verarbeiteten Waren und tierischen Produkten wie Fleisch und Fisch sowie exotischen Überseelebensmitteln wie Kaffee, Kakao und Tee – die allesamt eher wertgeschätzte Ausnahmen und Luxusgüter sein sollten, statt Ernährungsalltag[06].

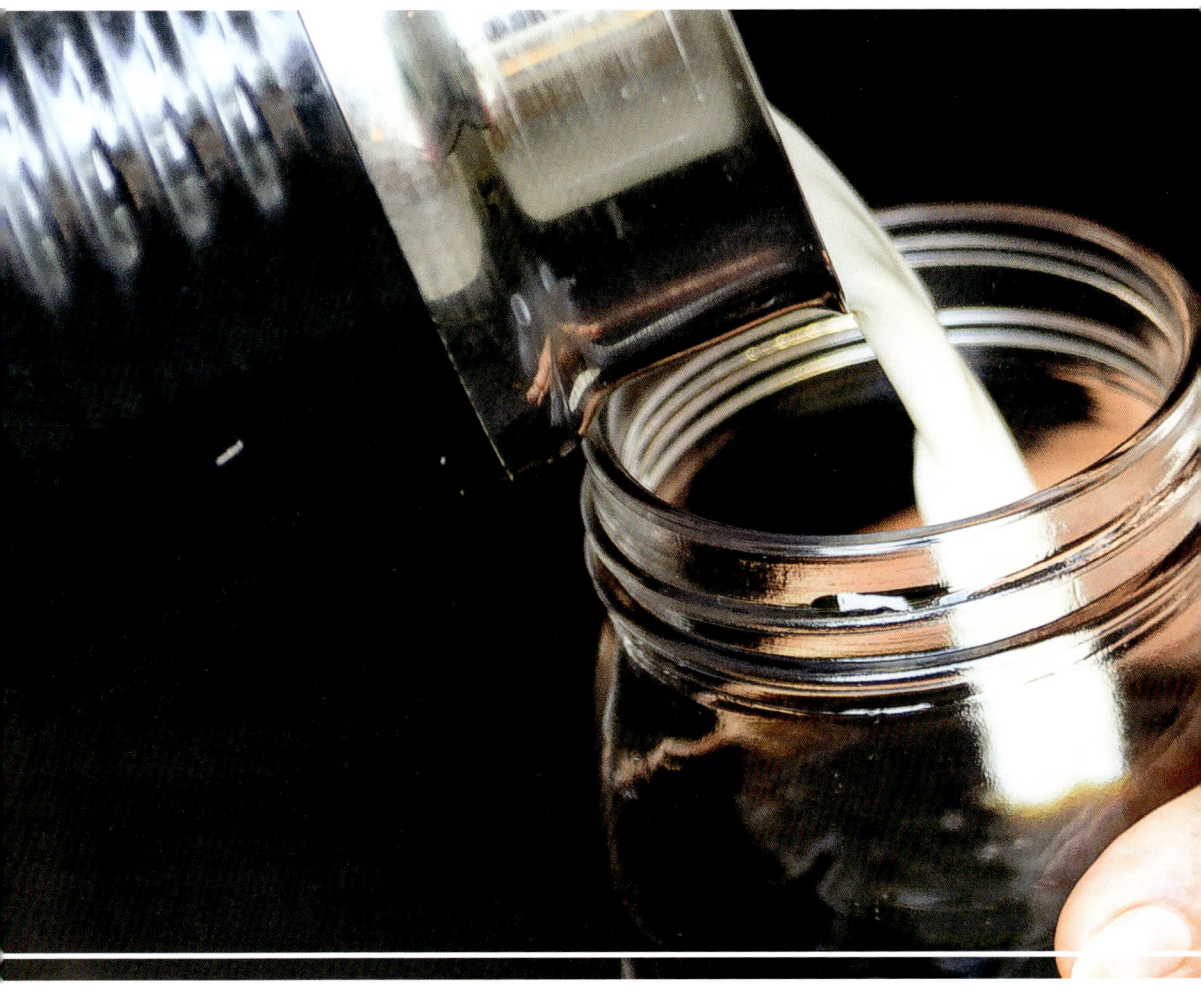

1.3 DIE ENTSTEHUNG DER SUPERMÄRKTE

1.3.1 VOM MARKTHANDEL ZUM SUPERMARKT

Im 18. bis weit ins 19. Jahrhundert hinein lebte die große Mehrzahl der Menschen auf dem Land, in Dörfern und kleinen Städten. Die Nahrung stammte aus eigener Wirtschaft, ergänzt durch Einkäufe auf Wochen- und Jahrmärkten, in den Städten bei Krämern und Kolonialwarenhändlern. Mit zunehmender Industrialisierung und steigenden Löhnen nahm die Zahl der abseits der Landwirtschaft arbeitenden Menschen zu, Kaufkraft und Nachfrage wuchsen entsprechend. Immer mehr Menschen zogen in Ballungszentren, wo sie keinen eigenen Acker mehr hatten. So wurden Lebensmittel und andere Produkte zunehmend in größeren Mengen produziert und in kleinen Läden verkauft.

IS(S) GUT JETZT!

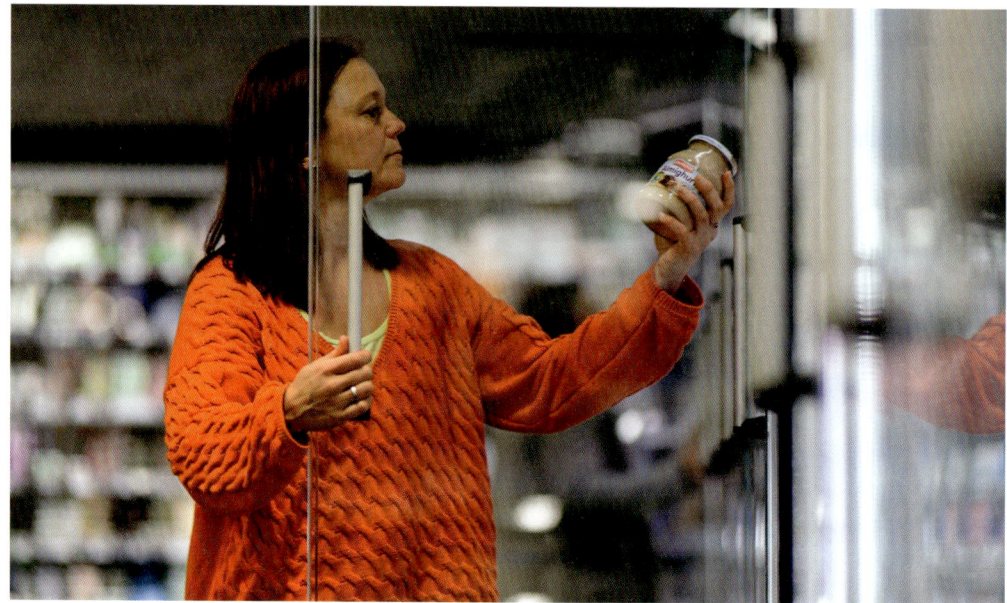

Neben den Läden mit einem breiten Sortiment sind in den Städten immer mehr kleine Fach- und Einzelhändler entstanden. Die Menschen konnten ihr Fleisch beim Metzger und ihr Brot beim Bäcker kaufen. Alles wurde persönlich geholt, gewogen, verpackt und freundlich über die Theke gereicht. Das hat etwas Nostalgisches, kostete aber viel Zeit.

Gleichzeitig wurde – aus Gründen zeitweiliger Nahrungsmittelknappheit, aus wirtschaftlichen und sozialen Gründen – immer mehr getestet, geforscht und entwickelt und das Wissen rund um unsere Ernährung änderte sich grundlegend. „Aus einer Ganzheit von Lebensmittel und Speise wurde eine Mixtur von Stoffen[07]", schreibt Historiker Uwe Spiekermann auf seiner Homepage. „Bis Ende 1919 wurden mehr als 12.000 Ersatzmittel genehmigt, mehr als die Hälfte Getränkeimitate, doch auch über 800 Wurstersatzmittel[08]", so Spiekermann.

Die Ersatzmittel während des Ersten Weltkriegs substituierten meist fehlendes Fett, fehlendes Eiweiß und fehlenden Geschmack mit preiswerteren Inhaltsstoffen und auch synthetischen Produkten. Kurze Zeit später etablierte sich auch der Begriff der Zusatzstoffe mit allen Vor- und Nachteilen: „Die Zeit zwischen dem Ersten und Zweiten Weltkrieg war durch beträchtliche Fortschritte im Wissen um die stoffliche Struktur der Lebensmittel und durch eine wachsende Verfügbarkeit künstlicher Kost gekennzeichnet."[09]

Auch der Pionier der Ernährungswissenschaften, Max Rubner, beschäftigte sich zu dieser Zeit mit dem Thema. Auf der Homepage des Max-Rubner-Instituts heißt es: „Für ihn sind gestreckte Lebensmittel, je nach Umstand, eine Fälschung oder eine Möglichkeit, wenig Nahrung zu vervielfachen. So nutzt er beispielsweise im Ersten Weltkrieg – Nahrung ist rar und Ersatzlebensmittel sind verbreitet – die ihm bekannten Fälschungsstrategien für Brot und untersucht, wie dieses Grundnahrungsmittel zum Zwecke der Ernährungssicherung der Bevölkerung mit Holzmehlen, Stroh und Haselnussschalen möglichst verträglich gestreckt werden kann[10]." Spiekermann ergänzt dazu, „dass sich Rubner zeitlebens immer wieder gegen die in den 1890er-Jahren zunehmend entstehenden Schrot- und Vollkornbrote gewandt hat."

Auch die Werbung wurde als Hilfsmittel erkannt. 1855 hat man die erste Litfasssäule in Berlin aufgestellt, um auf wenig Raum zunächst Spezialitäten und Saisonangebote anzupreisen. Gegen 1890 wurden dann auch verstärkt haltbare und gewerblich hergestellte Markenartikel wie Sekt, Kaffee, Spirituosen, Gewürze und Suppenpräparate beworben.

In den USA fand das Konzept der Selbstbedienung im Geschäft Anklang. Die Mitarbeiter halfen nur noch bei der Bezahlung. „Pioniere waren seit 1916 die Piggly-Wiggly-Läden in den USA", so Spiekermann. In Deutschland wurde die Selbstbedienung erst angesichts des Arbeitskräftemangels im Krieg und in der Nachkriegszeit eingesetzt.

„Der eigentliche Siegeszug der Selbstbedienung begann in der Bundesrepublik jedoch erst Ende der 1950er-Jahre[11]." Eine Ausnahme bildete 1938 Herbert Eklöh, als er in Osnabrück den ersten kleineren Selbstbedienungsladen mit rund 250 Quadratmetern Verkaufsfläche eröffnete. Ebenso wurden einige unserer bis heute bekannten Lebensmittelunternehmen, wie etwa Lidl, Edeka und Rewe, gegründet.

Nach dem Zweiten Weltkrieg eröffneten die Albrecht-Brüder den ersten „Albrecht Discount" und Herbert Eklöh eröffnete 1957 einen großen Supermarkt in Köln. Auf einer Fläche von 2.000 Quadratmetern samt Parkplätzen vor der Tür gab es hier von Brot und Dosengemüse bis hin zu frischem Obst und Gemüse so ziemlich alles[12].

In den 1970er-Jahren verlagerten sich die ersten Supermärkte in die Vororte der Städte – mit nun deutlich mehr Platz für riesige Verkaufsflächen und Parkplätze. Auch in Sachen Einkaufspsychologie tat sich einiges: So kamen Musik, Farben und Düfte zum Einsatz, um den Verkauf anzukurbeln. Mit Erfolg. Es wurde viel produziert, verpackt und gekauft.

Im gleichen Zuge wuchs eine Gegenbewegung zum Massenkonsum. Nun ist Öko gefragt und die ersten Bioläden eröffneten. Gleichzeitig gibt es immer mehr Convenience Food, also vorgegarte, verpackte und nahezu verzehrfertige Gerichte, die man kurz aufwärmen muss oder ganz bequem direkt essen kann.

Los ging dieser Trend mit Tütensuppen und Konservendosen und präsentiert sich heute mit geschnittener Currywurst, Sushi, Bulgursalaten oder gelochten Ananasscheiben aus dem Kühlregal. Mit dem Internet für alle Ende der 1990er-Jahre bekommt der Konsum dann eine weitere, gänzlich neue Dimension.

Heute sind Onlinekäufe auch für Lebensmittel, Bring- und Lieferdienste für Nahrungsmittel und Fertigessen Standard. Wir zahlen mit Handy, kassieren unsere Produkte selbst oder können ganz ohne Kassenstopp den Laden wieder verlassen, weil das Scannen der Preise ganz automatisch funktioniert. Was kommt wohl als Nächstes?

IS(S) GUT JETZT!

In Heilbronn gab es 1858 eine „Specerei- und Südfrüchte-Handlung", geführt von A. Lidl & Cie. Im Jahr 1930 trat Josef Schwarz als haftender Gesellschafter ein und das Unternehmen wurde in Lidl & Schwarz KG umbenannt. Als Josef Schwarz' Sohn Dieter Schwarz 1973 in das Unternehmen einstieg, eröffnete er seinen ersten Discountermarkt in Ludwigshafen.

Edeka – die „Einkaufsgenossenschaft der Kolonialwarenhändler", damals noch mit E.d.K. abgekürzt – wurde 1907 gegründet[13]. 1911 wurde aus der Abkürzung der bis heute gültige Firmen- und Markenname Edeka[14].

Rewe stand für „Rheinisch-Westfälisch (genauer: Rewe Vereinigung der Lebensmittel-Groß-handels-Genossenschaften von Rhein und Westfalen) und wurde 1927 als Genossenschaft in Köln gegründet. Die Rewe-Zentrale war ein genossenschaftlich organisiertes Großhandelsunternehmen, das dann die Mitglieder belieferte, die peu à peu eine einheitliche Werbung betrieben.

Aldi steht für „Albrecht Discount" und ist eine Familiengeschichte. 1913 eröffneten die Eltern der Discount-Gründer ein Backwarengeschäft und kurz darauf ihren ersten Tante-Emma-Laden in der Stadt Essen. Nach dem Zweiten Weltkrieg übernahmen die Söhne Karl und Theo Albrecht das mütterliche Unternehmen und veränderten das Konzept in Richtung Filialbetrieb mit großen Einkaufsmengen, Eigenmarken, kaum Werbung und geringen Ladenkosten. 1950 gab es zunächst 13 Aldi-Läden, 1958 waren es 170. Dann erst ging man zur Selbstbedienung über. 1960 waren es dann schon 300 Geschäfte.

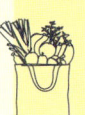

KOMMENTAR

Kommentar von Historiker Uwe Spiekermann, 22. Mai 2023

„Die Veränderungen des Lebensmittelangebots im 21. Jahrhundert sind beträchtlich, wenngleich geringer, als dies die immer wieder Neues anpreisende Werbung suggeriert. Schon Ende 1950er-Jahre waren hierzulande drei Viertel aller Lebensmittel gewerblich verarbeitet. Schrittmacher war die Selbstbedienung, die Sichtverpackungen erforderte, attraktiv aufbereitete und haltbare Waren, bei der Käufer Verkäufer überflüssig machten.

Die gewerbliche Verarbeitung und die Vermarktung der Waren wurden zunehmend verwissenschaftlicht, Kennzeichnungspflichten erlaubten zuvor unbekannte Einblicke auf Zutaten und Zusätze. Die zunehmend virtuose Kombination von Erhitzung, Trocknung, Kühlung, Fermentierung und Konservierungsmitteln schuf sichere und lang haltbare Angebote, geschützt durch Glas und Papier, Blech und Kunststoffe.

Die Alltagsversorgung wurde technisiert, ist abhängig von Strom und Öl, von Schiffen, Flugzeugen, Lastkraft- und Elektrohubwagen, von Kühlaggregaten und Kühlschränken, von Mikrowellen und Müllentsorgung. Wichtiger für die Käufer wurde die Ästhetik der Lebensmittel. Sie sollen nicht mehr vorrangig nähren, sind eher gesund und frisch, bequem und schmackhaft.

Die Sortimente sind von wenigen hundert Lebensmitteln in den 1950er-Jahren auf circa 15.000 in einem heutigen Vollsortimenter angewachsen. Früher getrennte Sortimente von Bäckern, Metzgern, Feinkost- und Kolonialwarenhändlern sind nun gekoppelt. Frischwaren und Bedientheken überdecken die Ökonomisierung des Betriebs, die präzise Planung der Warenarrangements. Grün, Blau und Weiß dominieren die Läden, symbolisieren Natur, Gesundheit und Reinheit.

Die Frischeinseln sind ausgeleuchtet, das Obst poliert und ebenmäßig, Verdorbenes wird rasch getilgt. Die Fleischtheken kennzeichnet ein eigenes Licht, das blutige Stück wird selten, der Happen ist in Form gebracht, mariniert und bratfertig. Vorgeputzt ist vieles, ehedem häusliche Tätigkeiten des Schälens und Verkleinerns sind längst erledigt, Halbfertigwaren treten neben Fertiggerichte, werden als modern und hipp vermarktet.

Der Einkauf zeigt, wer man ist oder sein möchte, mehr als 100.000 Waren tragen das Biosiegel. Dennoch kauft die Mehrzahl gezielt ein, 50 bis 60 Artikel bilden das Kernsortiment, die Sortimentsfülle zielt auf Lebenswelten unterschiedlicher Käufer und auf die Hoffnung, eine der wenigen langfristig erfolgreichen Innovationen landen zu können.

IS(S) GUT JETZT!

KOMMENTAR

Doch auch im ‚ästhetischen Kapitalismus' dominiert zumeist der Preis – denn nicht nur Inflation und Marktmacht zehren die Einkommen auf. Die Warensprache suggeriert beruhigend Gleichartigkeit, entsprechend kann man Bio kaufen, ohne demeter-Qualität zu zahlen, oder Eier in „Kleingruppenqualität".

Die Angebote im Supermarkt machen die Menschen frei, geben ihnen Zeit für Dinge abseits der Fron der Hausarbeit, den Zwängen der Selbstversorgung. Auf sie kommt man eher spielerisch zurück, beim Sammeln, Kochen und Verschenken von Bärlauchpesto und Marmelade, beim gemeinsamen Weinabend oder Abhängen. Gewürzmischungen und zahllose ‚natürliche' Aromastoffe erlauben nuancierte Speisen, besser, als man selbst es hinbekäme. Light-Produkte mit weniger Fett und weniger Kohlendraten, fortifiziert mit mehr gesunden Fetten und mehr Faserstoffen, erlauben Körpermanagement ohne Geschmackseinbußen.

Der heutige Lebensmittelhandel hat so insbesondere den Lebenszuschnitt der Frauen verändert, hat sie emanzipiert, ihre Fertigkeiten denen der Männern angeglichen. Marktwissen ist an die Stelle der Warenkunde getreten, die Küche nutzt die Virtuosität des schnell Möglichen. Diese Gesamtstruktur ist flexibel bei den einzelnen Angeboten, doch als solche nur schwer zu ändern. Das wird Jahrzehnte dauern, will man es denn."

1.3.2 HOCH VERARBEITETE LEBENSMITTEL IN DER HEUTIGEN ZEIT

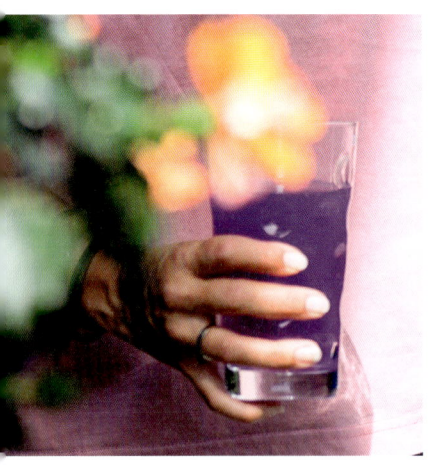

Besondere Aufmerksamkeit sollten wir hier den hoch verarbeiteten Lebensmitteln schenken. Denn neben durchaus gesunden, leicht verarbeiteten Lebensmitteln wie vorgeschnittenen Salaten oder Smoothies in Flaschen, gibt es auch Produkte, die nicht nur zerkleinert oder gemischt und abgefüllt sind, sondern einen langen Weg der Verarbeitung hinter sich haben. Sie werden *Ultra Processed Foods*, kurz UPFs[15], genannt und machen in einigen Ländern wie auch in Deutschland teilweise bis zur Hälfte der gesamten Energiezufuhr aus. Demnach bleiben nur gut 50 Prozent für den Verzehr natürlicher Lebensmittel und frisch zubereiteter Speisen übrig.

Ein anderer Name für solche Produkte ist Mock Food, schreibt der Historiker Uwe Spiekermann auf seiner Homepage: „So bezeichnet man in den USA Lebensmittel und Speisen, die ihre eigentliche Beschaffenheit verdecken, die den Konsumenten augenzwinkernd täuschen." Zur Entstehung schreibt er: „Gesellschaftlich und auch ökonomisch wesentlich wichtiger war (...) ‚Mock Food' aus sozialen Gründen. (...) Rübenzucker ersetzte Rohrzucker, (...) Malzkaffee erlaubte(n) billigen Kaffeegenuss[16]." Heute werden solche Produkte nicht hergestellt, um allen die gleiche Chance zu geben, ursprünglich teure Produkte zu konsumieren, sondern weil diese Produkte durch ihre billigen Zutaten hoch profitabel für die Hersteller sind[17].

Denn häufig werden die UPFs aus Stärke, Fetten und Proteinisolaten herstellt und mit Aromen, Farbstoffen und anderen – sagen – wir „kosmetischen Hilfsmitteln" gespickt. Dazu gesellen sich gerne Salz oder Zucker[18] und fertig sind die verschiedensten Produkte – leuchtend bunt, günstig und ewig haltbar.

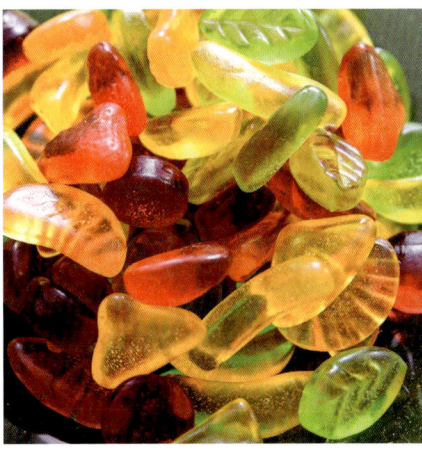

Doktor Angela Bechthold, promovierte Ernährungswissenschaftlerin und Fachjournalistin aus Köln, sagte mir im Interview[19]: „Die Produkte werden mit einem hohen technischen Aufwand industriell hergestellt und verpackt, sie sind überall verfügbar und quasi verzehrfertig. Wir müssen sie nur noch in die Mikrowelle oder direkt in den Mund schieben. Sie sind vor allem in den Industrienationen beliebt, breiten sich aber auch in Schwellenländern immer mehr aus."

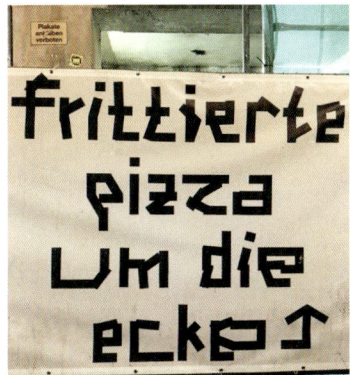

Problematisch ist, dass diese Produkte durch ihre verschiedenen Zusammensetzungen und Eigenschaften nicht besonders gesund sind[20]. Sie können laut Bundeszentrum für Ernährung unter anderem Übergewicht fördern und viele chronische Erkrankungen wie Typ-2-Diabetes, Demenz und Herz-Kreislauf-Leiden begünstigen und sind vor allem für Kinder und Jugendliche nicht zu empfehlen[21] – besonders hier jedoch hoch im Kurs. „Weil sie attraktiv verpackt und beworben sind, meist preiswert und so schmackhaft sind, dass man gerne mehr davon isst. Allerdings enthalten sie oft viele Kalorien und wenig wertvolle Inhaltsstoffe wie Ballaststoffe, Vitamine und Mineralstoffe", so Bechthold.

Durch ihre starke Verarbeitung und viele stark zerkleinerte Bestandteile muss man sie nicht einmal richtig kauen. Durch kostengünstige Zutaten und massenhafte Herstellung können Hersteller damit hohe Gewinne erzielen. Die Ernährungs- und Landwirtschaftsorganisation der Vereinten Nationen, FAO, empfiehlt, den Verzehr von hoch verarbeiteten Lebensmitteln zu begrenzen. „Je weniger verarbeitet, frischer und natürlicher ein Lebensmittel ist, desto besser für den Körper[22]."

Nun sollten wir nicht vergessen, dass auch viele vegetarische und vegane Produkte – schon seit jeher, wenn wir uns zum Beispiel die Entwicklung von Margarine ansehen – industriell hergestellt, damit häufig hoch verarbeitet[23] und nicht automatisch gesund[24] sind. „Der deutsche Markt für pflanzliche Alternativprodukte ist 2022 um 11 Prozent (...) gewachsen." Seit 2020 spricht das Good Food Institute Europe von einem Wachstum um 42 Prozent[25]. Und laut Ernährungsreport haben auch 2023 immer mehr Deutsche zu pflanzenbasierten Alternativprodukten gegriffen – jeder Zehnte sogar täglich[26].

IS(S) GUT JETZT!

SCHLÜSSELFIGUREN IM LEBENSMITTELMARKT

Dazu sollte man wissen, dass nur wenige Unternehmen den gesamten Lebensmittelmarkt beherrschen. Immer wieder greifen sie sich gegenseitig die ersten Ränge ab, aber im Großen und Ganzen dominieren und dirigieren sie unseren Lebensmittelmarkt[27] – nicht immer zugunsten der Verbraucher. Im Konzernatlas der Heinrich-Böll-Stiftung aus dem Jahr 2017 gibt es spannende Zusammenhänge, die einem durchaus den Appetit verderben können. Zu den Schlüsselfiguren im Lebensmittelbereich gehören folgende Konzerne:

- Nestlé (unter anderem Nescafé, Maggi, Kitkat, Herta)
- Coca-Cola (unter anderem Cola, Fanta, Sprite, innocent, Vio, Appolinaris, Lift, fuze tea)
- PepsiCo (unter anderem Pepsi, 7Up, NicNacs)
- Mondelez (unter anderem Milka, Jacobs Kaffee)
- Kellogg´s (unter anderem mit seinen Cornflakes, Froot Loops, Frosties und Co)
- Danone (Fruchtzwerge, Actimel, Volvic, Evian)
- Mars (unter anderem M&M´s, Wrigley´s Extra, Snickers, Milky Way, Miracoli, Uncle Ben´s und diverse Tiernahrung)
- Kraft Heinz (unter anderem Philadelphia, Capri-Sonne, Heinz Ketchup)
- Unilever (unter anderem Lagnese, Magnum, Knorr, Pfanni, Lipton)

Neue Produkte von kleinen Unternehmen und Start-Ups haben es also denkbar schwer, hier Fuß zu fassen und sich dauerhaft zu halten. Die Coronapandemie hat diesen Trend noch verstärkt[28].

Zu unserer Supermarktlandschaft sei gesagt, dass auch hier einige wenige große Unternehmen unseren Alltag bestimmen: Aldi (Nord und Süd), Lidl (plus Kaufland unter dem Dach der Schwarz-Gruppe), Rewe (samt Penny und Nahkauf) und Edeka (unter anderem auch Netto und Plus) machen die größten Umsätze und haben die meisten Standorte. Kleine Einzelgeschäfte und das Lebensmittelhandwerk einschließlich vieler Bäcker haben es dadurch äußerst schwer[29].

Laut Redaktionsnetzwerk und Lebensmittelzeitung will zukünftig auch die US-Supermarkt-Kette 7-Eleven in Deutschland Fuß fassen. Und auf dem Land könnte es bald Filialen von Tante Enso geben[30]. Wie erfolgreich das sein wird, muss sich erst zeigen. Walmart hatte so einen Versuch auch schon gestartet und sich nach einigen Jahren aber wieder verzogen[31].

1.4 UNSERE LEBENSMITTEL

1.4.1 LEBENSMITTELSICHERHEIT

Es gibt international, bundesweit und auf lokaler Ebene Kontrollinstanzen, die für unsere Ernährung sorgen. Wir leben in der Europäischen Union und damit in einer Region, in der Lebensmittelsicherung und -sicherheit großgeschrieben werden. Es gibt zahlreiche Gesetze, Regeln und Vorgaben im Lebensmittelsektor. Damit soll sichergestellt werden, dass wir Zugang zu sicheren und nahrhaften Lebensmitteln haben[32].

Lebensmittel gelten als sicher, wenn deren Verzehr unsere Gesundheit nicht beeinträchtigt. Und in der Broschüre *Gesunde Ernährung, sichere Produkte – Politik für Verbraucherinnen und Verbraucher* des Bundesministeriums für Ernährung und Landwirtschaft heißt es: „… wir alle sind auf sichere, gesunde und hochwertige Lebensmittel angewiesen. (…) Ernährung und gesundheitlicher Verbraucherschutz gehören zu den Grundlagen unseres Lebens."

Dieses Vorwort stammte von Christian Schmidt, der von 2014 bis 2018 Bundesminister für Ernährung und Landwirtschaft war. „So wollen wir Verbraucherinnen und Verbraucher weiter stärken, damit sie selbstbestimmt Verantwortung für ihre gesunde Ernährung übernehmen." 2017 stimmte er entgegen der Weisungslage der Bundesregierung einer Verlängerung der EU-Zulassung des umstrittenen Pflanzenschutzmittels Glyphosat zu[33].

Für Schadstoffe und Keime gibt es gesetzliche Höchstmengen, so steht es in der Broschüre Essen – aber sicher des Bundeszentrums für Ernährung (BZfE)[34], herausgegeben 2021 von der Bundesanstalt für Landwirtschaft und Ernährung (BLE).

Und das Bundesministerium für Ernährung und Landwirtschaft schreibt dazu in einer Broschüre mit dem Titel Lebensmittelsicherheit verstehen aus dem Jahr 2021[35]: „Dabei erwarten wir zurecht, dass die angebotenen Produkte sicher und gesundheitlich unbedenklich sind. Verantwortlich dafür sind die Hersteller und der Handel. Sie werden durch die amtliche Lebensmittelüberwachung streng kontrolliert. Der Schutz vor gesundheitlichen Risiken steht bei Lebensmitteln an erster Stelle. (…) Dafür nehmen Landwirtschaft, Verarbeitung, Handel, Kontrollstellen, Wissenschaft und Politik jeweils spezifische Verantwortlichkeiten und Aufgaben wahr."

Die Lebensmittelsicherheit in Deutschland und der EU fußt auf zwei Säulen: auf einer Basisverordnung aus dem Jahr 2002 und einer Kontrollverordnung von 2004[36]. Die Basisverordnung legt den Rechtsrahmen für die gesamte Lebensmittelkette fest und formuliert die zentralen Grundsätze für das Inverkehrbringen von Lebensmitteln und Futtermitteln. Das sind Gesundheitsschutz, Schutz vor Irreführung und Täuschung, Vorsorgeprinzip, Rückverfolgbarkeit, unternehmerische Eigenverantwortung"[37].

Für die gesamte Lebensmittelkette gelten sieben Grundprinzipien – Prinzipien sind, kurz angemerkt, aber keine Gesetze – in Sachen Sicherheit[38]. An erster Stelle ist der Unternehmer selbst verantwortlich und unterliegt einer Sorgfaltspflicht.

1.4.1.1 VERTRAUEN IST GUT, KONTROLLE IST BESSER

Die Kontrollverordnung formuliert die Vorgaben für die amtlichen Kontrollen von Lebensmitteln sowie von Futtermitteln, Tierschutz und Tiergesundheit. Allerdings steht in der oben genannten Broschüre *Essen – aber sicher* auch, dass die Ergebnisse der amtlichen Kontrolle Jahr für Jahr zeigen: „Rund ein Viertel der Lebensmittelbetriebe nimmt es mit der Hygiene nicht so genau, wie es wünschenswert wäre[39]." Nun ist Hygiene die eine Sache. Hinzu kommen aber noch mögliche und äußerst unerwünschte Belastungen durch Pflanzenschutzmittel, Mineralöl oder zum Beispiel Schwermetalle.

Dazu gibt es das sogenannte *Vorsorgeprinzip* (mehr dazu im Infokasten ab Seite 40), das in der Broschüre so erklärt wird: „Risiken lassen sich wissenschaftlich nicht immer abschließend klären, zum Beispiel wenn bisher unbekannte Schadstoffe entdeckt werden. Dann gilt (...), dass die zuständigen Behörden vorsorglich Maßnahmen ergreifen können, um Risiken so gering wie möglich zu halten. Die Maßnahmen müssen angemessen sein und überprüft werden, sobald neue wissenschaftliche Daten vorliegen."

Ziel ist also eine „Risikovermeidung" und dass eine „Maßnahme nicht durchgeführt werden darf, wenn sie der Allgemeinheit oder der Umwelt Schaden zufügen kann und weiterhin kein wissenschaftlicher Konsens zu diesem Thema besteht[40]." Verbraucherorganisationen sind dazu der Meinung, dass die EU diesem Vorsorgeprinzip nicht gerecht wird[41] und zum Beispiel „die Grenzwerte für Zusatzstoffe und Pestizide entgegen wissenschaftlicher Bedenken zu locker sind oder gesundheitlich Bedenken bestünden[42]", so das Mediennetzwerk *Euractiv* in einem Artikel aus dem Jahr 2018.

Weiter steht dort: „Wir fordern eine Veröffentlichungspflicht für Behörden im Fall von Täuschung. Das Lebensmittelrecht darf nicht das Interesse von Unternehmen schützen, indem diese gegen die Rechte der Konsumenten abgewogen und bei Täuschung geschützt werden."

Weiter: „Wenn die verantwortliche Ministerin keine substanzielle Reform des Lebensmittelrechts angeht, macht sie ihren Job nicht. Indem sie es unterlässt, die offenkundigen Lücken und Schwachstellen in der Gesetzgebung zu beseitigen (...)", arbeite das Ministerium an den Lebensmittelskandalen mit.

Man könnte also meinen, das Vorsorgeprinzip bewahre uns vor Stoffen, die nicht ausreichend intensiv und lange erforscht sind oder entsprechend als gesundheitsgefährdend gelten können. Aber das ist nicht immer der Fall. Fünf spannende Beispiele:

1.4.1.2 BEISPIEL GLYPHOSAT

Glyphosat – das am häufigsten eingesetzte Pflanzengift der Welt[43] – ist ein Breitbandherbizid, das jede Pflanze abtötet, die nicht gentechnisch so verändert wurde, dass sie den Herbizideinsatz überlebt. In der EU ist es weiterhin erlaubt, laut zahlreichen Studien und Erkenntnissen der Weltgesundheitsorganisation seit 2015 allerdings „wahrscheinlich krebserregend[44]". Insgesamt gibt es über 200 zugelassene Wirkstoffe in Pflanzenschutzmitteln[45], wobei der Name **Pflanzenschutzmittel** überaus irreführend ist.

Das EU-Umweltbüro schreibt, dass 2016 die European Food Safety Authority, EFSA, zu Deutsch die Europäische Behörde für Lebensmittelsicherheit (EFSA, siehe Infokasten ab S. 42) „das Unkrautvernichtungsmittel als unbedenklich für den Menschen bewertet". Nur ein Jahr vorher hatte die Internationale Agentur für Krebsforschung (International Agency for Research on Cancer, IARC) das Mittel allerdings als „wahrscheinlich krebserregend" eingestuft[46]. Die Studien, auf denen die Einschätzung der EFSA beruht, wurden allerdings nicht veröffentlicht, da sie von der Industrie erstellt wurden und daher als Geschäftsgeheimnisse behandelt werden[47]."

In einem Hintergrundpapier[48] des Bundes für Umwelt- und Naturschutz BUND heißt es: „Glyphosat lässt sich nicht abwaschen und wird weder durch Erhitzen noch durch Einfrieren abgebaut. Glyphosatrückstände halten sich etwa ein Jahr lang in Lebens- und Futtermitteln. (...) Weniger Wildpflanzen auf und neben den Ackerflächen bieten weniger Lebensraum für weniger Insekten. Und diese sind die Hauptnahrung für andere Tiere, wie etwa Vögel, die biologische Vielfalt nimmt mit dem vermehrten Einsatz von Glyphosat ab."

Außerdem gelangt Glyphosat ins Wasser und beeinträchtigt und beendet dort das Leben vieler weiterer Lebewesen[49]. Rückstände sind in Lebensmitteln und im menschlichen Urin[50] nachweisbar und zum Teil auch in Tierfutter zu finden[51].

Die Europäische Kommission will den Einsatz von Pestiziden bis 2030 um 50 Prozent verringern. In Frankreich und in Dänemark werden bereits seit einigen Jahren Pestizidsteuern erhoben. In Frankreich werden sie in drei Kategorien unterteilt:

1. Pestizide auf mineralischer Basis, die mit 0,90 €/kg aktiver Substanz (AS) belastet werden,
2. Pestizide, die als gefährlich für die Umwelt betrachtet werden (2 €/kg AS) sowie
3. erbgutverändernde, krebserregende und fortpflanzungsgefährdende Pestizide (5,10€/kg AS).

In Dänemark werden sie anhand des Risikowerts des Pestizids berechnet[52].

Thilo Bode hält die Pestizidabgabe in Dänemark für nicht sehr effektiv und sagt[53]: „In Österreich gibt es 25 Prozent Ökolandwirtschaft, aber der Pestizidverbrauch ist null zurückgegangen. Wie lässt sich also Unkraut bekämpfen? Das können Sie mit der Hand. Zupfen. Oder mit Robotern automatisiert entfernen. Da sollten wir anfangen."

Das Wissen, wie eine Umstellung effektiv funktionieren würde, ist da. Aber: „Wissen hat noch nie die Welt verändert. Nur Zustände verändern die Welt", so Bode. „Wenn die Zustände aber nicht so sind, dass die Politik reagieren muss, dann wird sich auch nichts ändern."

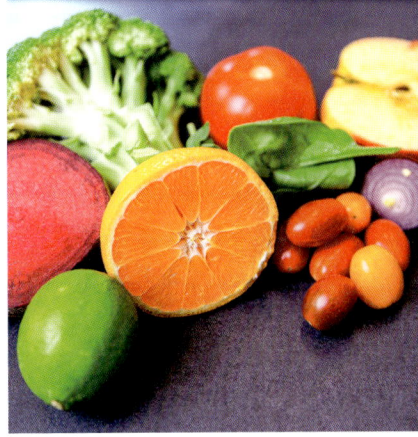

Nun stand eine neue Entscheidung vor der Tür: Die EU-Zulassung für Glyphosat sollte Ende 2023 auslaufen[54]. Bei der nötigen Abstimmung im Oktober 2023 fehlte allerdings die entscheidende Mehrheit der EU-Länder gegen das Unkrautvernichtungsmittel, sodass am Ende die EU-Kommission alleine die Entscheidung fällen konnte. Das Ergebnis: Eine verlängerte Zulassung des Mittels für weitere zehn Jahre bis 2033[55]. Es soll zwar gewisse Bedingungen für die Nutzung geben, zum Beispiel sollen Landwirte mindestens fünf Meter breite Pufferstreifen einhalten und die Menge und Häufigkeit des Einsatzes sollen begrenzt werden. Außerdem soll es laut Landwirtschaftsministerium nationale Schritte zur Eingrenzung geben. Für den Hersteller von Glyphosat und viele

Landwirtschaftsbetriebe sicher eine gute Nachricht, für Verbraucher und die Umwelt genau das Gegenteil.

Laut *Ökotest* sollten Verbraucher deshalb auf Bioprodukte zurückgreifen: „Beim Anbau biologischer Lebensmittel werden keine chemisch-synthetischen Pestizide verwendet – und damit auch kein Glyphosat." Besonders Erdbeeren, Spinat, Kohl, Nektarinen, Äpfel, Trauben, Pfirsiche, Kirschen, Birnen, Tomaten, Sellerie und Kartoffeln sollten mit Bio-Siegel gekauft werden. „Diese Nahrungsmittel sind laut der US-amerikanischen Non-Profit-Organisation *Environmental Working Group*[56] am stärksten mit Pestiziden belastet[57]."

Glyphosat kann auch durch benachbarte konventionelle Ackerflächen auf Bioflächen übergehen. Ökotest hat Glyphosat „bereits in Linsen, Kinderkeksen, Schokomüsli, Mehl und Brot nachgewiesen. Und jetzt auch in Bier."

1.4.1.3 BEISPIEL TITANDIOXID E171

Der Lebensmittelzusatzstoff Titandioxid mit der Kennzeichnung E171 wurde 2021 von der Europäischen Behörde für Lebensmittelsicherheit (EFSA) neu bewertet[58] mit dem Ergebnis, dass die Verwendung als Lebensmittelzusatzstoff „nicht mehr länger als sicher angesehen werden könne. Eine erbgutschädigende Wirkung (Genotoxizität) konnte nicht ausgeschlossen werden[59]."

Das Bundesamt für Verbraucherschutz und Lebensmittelsicherheit teilte daraufhin mit, dass ab August 2022 Lebensmittel mit diesem Stoff also nicht mehr in den Verkehr gebracht werden dürfen. Bis dahin wurde Titandioxid allerdings massenhaft verwendet, um Lebensmitteln wie Backwaren, Brotaufstrichen, Suppen, Dressings, Süßigkeiten, Kaugummis und Nahrungsergänzungsmitteln eine weiße Farbe zu geben[60] und es galt lange als unbedenklich[61]. Erfreulich, dass es zu dieser Entscheidung kam. Allerdings war der Stoff schon Jahre vorher umstritten[62].

Titandioxid ist übrigens auch sehr gefragt bei Arzneimitteln, zum Beispiel als weißer Überzug von Antibiotika und Schmerztabletten – und hier weiterhin erlaubt[63], zumindest erst einmal bis 2025[64]. Ebenfalls noch erlaubt ist der Stoff in Zahncreme für Erwachsene und Kinder[65]. Nach Angaben des Bundesinstituts für Arzneimittel und Medizinprodukte (BfArM) steckt es in Deutschland in mehr als 16.000 Produkten[66].

Dadurch, dass auch Kontrollinstanzen wie die Europäische Behörde für Lebensmittelsicherheit, EFSA, sich nur auf bestehende Studien und Forschungsergebnisse berufen können oder selbst Studien beauftragen, die ihre Zeit brauchen, kommen durchaus Fragen auf:

- » Sind die Daten ausreichend?
- » Wie zuverlässig, aussagekräftig und aktuell sind solche Studien?
- » Unter welchen Bedingungen wurden sie gemacht?
- » Wer hat sie finanziert?

Auch hier müssen Verbraucher sich auf die Bewertungen und Ergebnisse erst einmal schlichtweg verlassen.

1.4.1.4 BEISPIEL SILIZIUMDIOXID E551

Lebensmittel wie Instantsuppen, Salz und Kaffeeweißer können als Rieselhilfe synthetisches Siliziumdioxid enthalten und sollen durch dessen Zugabe nicht verklumpen. Gekennzeichnet wird es als E551 in der Zutatenliste[67]. Dabei können die Partikel des Siliziumdioxids größer sein oder in Nanogröße vorkommen.

Die Schwierigkeit dabei ist laut Bundesinstitut für Risikobewertung: „Verschiedene zugelassene Lebensmittelzusatzstoffe weisen allerdings eine sehr breite Partikelgrößenverteilung auf, und man hat in diesen bereits Partikel kleiner als 100 Nanometer (nm) nachgewiesen. Der Anteil an Nanopartikeln variiert und kann durchaus bei 10 bis 30 Prozent der gesamten Partikelanzahl liegen. Da allerdings die enthaltenen Partikel mit einem oder mehreren Außenmaßen im Bereich von 1 bis 100 nm weniger als 50 Prozent der Anzahlgrößenverteilung ausmachen, fallen diese nicht unter die Definition von Nanomaterialien[68]."

Der BUND fasst es unkompliziert zusammen: „Aus Sicht der Lebensmittelindustrie gibt es (...) noch Unklarheiten, ab wann und auf Basis welcher Definition eine Zutat als Nanomaterial einzustufen ist. Demzufolge gibt es derzeit kaum gekennzeichnete Produkte." Die Bio-Anbauverbände Bioland, demeter und Naturland schließen Nanomaterialien in Lebensmitteln, Verpackungen und Landwirtschaft aus.

Auf der Seite *lebensmittelklarheit.de* der Verbraucherzentrale steht: „Teilchen dieser geringen Größe können ganz neue Eigenschaften oder eine weitaus größere Reaktionsfähigkeit als die eigentliche Ausgangssubstanz entwickeln. Die Auswirkungen auf die menschliche Gesundheit sind für viele Nanomaterialien noch nicht ausreichend erforscht[69]." Und fordert: „Aus Sicht der Verbraucherzentrale besteht im Bereich der Nanotechnologie noch dringender Forschungsbedarf. Die Auswirkungen der Nanomaterialien auf Mensch und Umwelt sind vielfach noch unklar."

Auch der *Bund für Umwelt und Naturschutz Deutschland e.V., BUND*, schreibt dazu: „Für Nano-Siliziumdioxid bestehen (...) noch große Wissenslücken darüber, wie es sich im Körper verhält. So ist noch völlig unklar, ob Nano-Siliziumdioxid im Magen-Darm-Trakt aufgelöst und ausgeschieden oder vom Körper aufgenommen wird[70]. Bei Versuchstieren wurden Siliziumdioxidpartikel zum Beispiel in der Leber gefunden, die dann dort Entzündungsreaktionen auslösen konnten. Auch über den Verbleib in der Umwelt ist wenig bekannt. Es liegen hierzu kaum Studien vor.[71]"

Die Universität Duisburg-Essen forscht am Zentrum für Medizinische Biotechnologie zu diesem Thema und kommt zu dem Schluss, dass diese Form von „Designer Food" verschiedene Auswirkungen haben kann. In der „Grundlagenforschung, einschließlich Nahrungsmittelallergien, liegt ein riesiges Potenzial[72]", heißt es. Aber es gibt auch Nachteile: „So scheint die körpereigene Immunabwehr bedeckte Bakterien weniger gut zu erkennen, was vermehrt zu Entzündungen führen kann" – so fasst es der *Informationsdienst Wissenschaft* in einem Artikel zusammen[73].

Die Europäische Kommission hat im Jahr 2011 eine Definitionsempfehlung für Nanomaterialien veröffentlicht. Im Juni 2022 wurde die Empfehlung angepasst[74]. Der Vorschlag diente allerdings nur als Basis, um den Begriff in verschiedenen europäischen Verordnungen zu definieren[75]. Seit Dezember 2014 müssen zwar alle Zutaten in Nanogröße in Lebensmitteln mit dem Hinweis „Nano" gekennzeichnet werden – das gilt aber nur für technisch hergestellte Nanomaterialien[76] und nicht für Lebensmittel, die von Natur aus Nanopartikel enthalten können, wie zum Beispiel Milch, in der nanoskalige Caseinmicellen vorkommen[77] oder in Bier[78].

1.4.1.5   BEISPIEL ASPARTAM E951

Der oft verwendete Süßstoff ist kein natürliches Süßungsmittel, sondern wird künstlich hergestellt. Er ist ein Süßstoff aus den zwei synthetisch erzeugten Aminosäuren Phenylalanin und Asparaginsäure[79] und 200-fach süßer als Haushaltszucker. Seit 1994 ist Aspartam in der EU zugelassen und wird es vorerst auch bleiben.

Ein Verzehr von bis zu 40 Milligramm pro Kilogramm Körpergewicht und Tag sollte dabei nicht überschritten werden[80], denn die Krebsforschungsagentur der WHO stufte Aspartam Mitte 2023 als „möglicherweise krebserregend" ein und bekräftigte die maximale Tagesdosis noch einmal. In darunter liegenden Mengen ist der Verzehr aber laut EFSA unbedenklich[81], wie in einem wissenschaftlichen Gutachten der EFSA – allerdings aus dem Jahr 2014 – nachzulesen ist:

„Die Sachverständigen der EFSA konnten ein mögliches Risiko der Erbgutschädigung und Krebserzeugung durch Aspartam ausschließen. (…) Und auch vorliegende, groß angelegte Bevölkerungsstudien erbrachten keinerlei Hinweise auf eine krebserregende Wirkung beim Menschen. (…) Die wissenschaftlichen Sachverständigen der EFSA gelangten außerdem zu dem Schluss, dass Aspartam nicht zu Gehirnschädigungen oder Verhaltensstörungen, wie Hyperaktivität, führt[82]." Auch der Süßstoffverband schreibt: „Aspartam ist sicher" und „durch Süße ohne Kalorien kann Aspartam einen wertvollen Beitrag zur Gewichtskontrolle leisten."

Laut WHO seien weitere Studien nötig[83]. Laut Zusatzstoffverordnung sind sogar 600 Milligramm pro Liter zugelassen. Aspartam kann auf Dauer zu Veränderungen des Mikrobioms im Darm führen[84], wie unter anderem eine erste große Studie an Menschen aus dem Jahr 2021 aufzeigt. Auch ein Forschungsteam aus Paris rund um Ernährungsepidemiologin Mathilde Touvier hat 2022 Informationen zu negativen Gesundheitsauswirkungen veröffentlicht[85]. Zu Recht gibt es von vielen Seiten deshalb Bedenken zu diesem Zusatzstoff und den zugelassenen Mengen[86].

Der Lebensmittelchemiker Udo Pollmer – Gründer des *Deutschen Zusatzstoffmuseums* mit Sitz in Hamburg und Autor des Buchs *Zusatzstoffe von A bis Z, was Etiketten verschweigen* – schreibt: „Aspartam wird als Ursache von Fettleber und Diabetes diskutiert. Im Tierversuch löste Aspartam Krebs aus (Gehirn, Lymphdrüsen und Harnleiter). (…) bewirkte im Tierversuch eine schnellere Gewichtszunahme als Zucker. Der Wissenschaftliche Lebensmittelausschuss der EU teilt diese Bedenken jedoch nicht, da auch gegenteilige Forschungsergebnisse vorliegen. (…) Die toxikologischen und pharmakologischen Wirkungen dieses Süßstoffes sind offenbar recht vielfältig und wesentlich von der individuellen Empfindlichkeit abhängig. Bis zur Klärung der zahlreichen offenen Fragen sollte die Zulassung ruhen[87]."

1.4.1.6   BEISPIEL ZITRONENSÄURE E330

Zitronensäure ist eine natürliche Fruchtsäure und kommt in Lebensmitteln wie Zitronen, Himbeeren, Kiwis, aber auch in Kartoffeln, Tomaten und Kuhmilch vor. Sie wurde ursprünglich durch Extraktion aus dem Saft von Zitronen gewonnen. Ihr Einsatz in der Lebensmittelindustrie ist mittlerweile aber so weit verbreitet – in süßen Getränken, Fruchtsäften und Sportgetränken, Konfitüren, Konserven, Eiscreme, Fleisch- und Bäckerwaren sowie in Säuglings- und Kleinkindergetränken[88] – dass sie nicht mehr aus Früchten gewonnen, sondern kostengünstig im Labor hergestellt wird[89].

Das passiert meist mithilfe von Gärungsprozessen, bei denen als Ausgangsmaterial Traubenzucker oder Zuckerrübenmelasse und als Gärorganismus der Schimmelpilz Aspergillus niger verwendet werden. Bei der Fermentation entsteht flüssige Zitronensäure, die anschließend gereinigt, konzentriert und kristallisiert wird[90].

Das Bundesinstitut für Risikobewertung schreibt in einer Stellungnahme aus dem Jahr 2005: „Zitronensäure (...) darf ‚quantum satis' eingesetzt werden, das heißt, in Mengen, wie sie bei guter Herstellungspraxis zu technologischen Zwecken nötig sind." Eine Beschränkung der verwendeten Zitronensäuremenge gibt es nicht. Und obwohl das BfR weiß: „Bei häufigem Verzehr in Kombination mit Zuckerkonsum kann der Zahnschmelz angegriffen werden[91], gibt es auch keinen Warnhinweis auf der Verpackung[92] – im Gegensatz zu anderen Produkten.

Denn Zitronensäure „(...) darf auch für Wasch- und Reinigungsmittel, Arzneimittel und Kosmetika sowie für industrietechnische und andere Zwecke verwendet werden[93]", so das BfR. Ist sie als Entkalker für Kaffeemaschinen und als WC-Reiniger im Einsatz, sind je nach Konzentration Kennzeichnungen vorgeschrieben, die auf Haut- und Augenreizungen hinweisen[94].

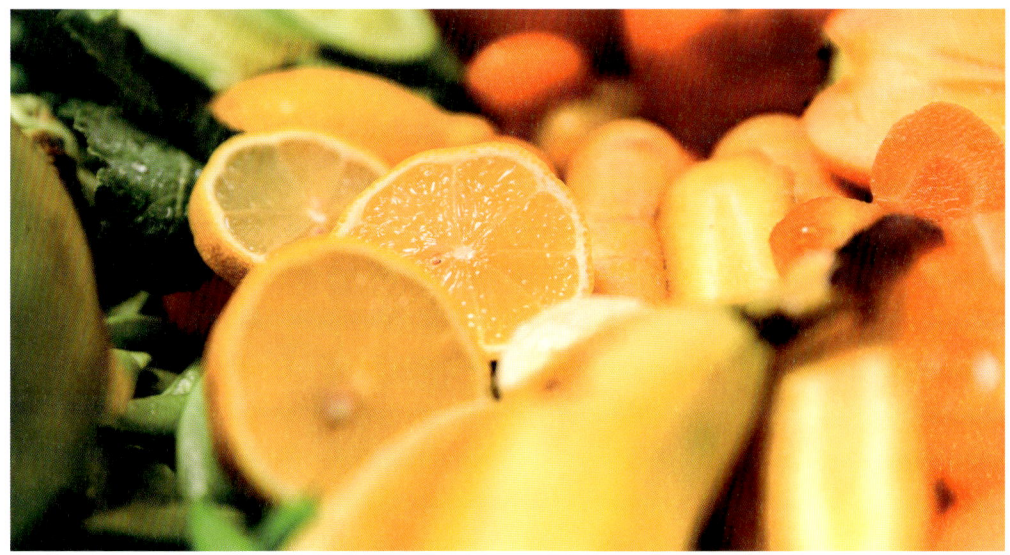

Verordnungen und Gesetze zur Lebensmittelsicherheit

Um eine Grundlage für die Sicherheit unserer Lebensmittel zu schaffen, wurde 2002 – als die Tierseuche BSE gerade auch in Deutschland kursierte[95] – die Lebensmittelbasisverordnung (Verordnung (EG) Nr.178/2002[96]) verabschiedet, um Anforderungen des Lebensmittelrechts festzulegen.

Zu den allgemeinen Grundsätzen und Erfordernissen für das Inverkehrbringen von Lebensmitteln und Futtermitteln in der Basisverordnung zählen insbesondere der Schutz der Gesundheit der Verbraucherinnen und Verbraucher, der Schutz vor Irreführung und Täuschung und das Vorsorgeprinzip[97].

In diesem Zuge wurde auch die EFSA gegründet. Direkt zu Anfang der 24 Seiten werden einige Gründe für diese Verordnung genannt:

> **(1)** Der freie Verkehr mit sicheren und bekömmlichen Lebensmitteln ist ein wichtiger Aspekt des Binnenmarktes und trägt wesentlich zur Gesundheit und zum Wohlergehen der Bürger und zu ihren sozialen und wirtschaftlichen Interessen bei.

> **(9)** Es muss dafür gesorgt werden, dass Verbraucher, andere Akteure und Handelspartner dem dem Lebensmittelrecht zugrunde liegenden Entscheidungsfindungsprozess, seiner wissenschaftlichen Grundlage und den Strukturen und der Unabhängigkeit der Institutionen, die für den Schutz der Gesundheit und anderer Belange zuständig sind, Vertrauen entgegenbringen.

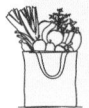

> **(20)** Zur Gewährleistung des Gesundheitsschutzniveaus in der Gemeinschaft wurde das Vorsorgeprinzip herangezogen.

Kapitel I Artikel 2 – die Definition von Lebensmitteln[98]:

Im Sinne dieser Verordnung sind „Lebensmittel" alle Stoffe oder Erzeugnisse, die dazu bestimmt sind oder von denen nach vernünftigem Ermessen erwartet werden kann, dass sie in verarbeitetem, teilweiseverarbeitetem oder unverarbeitetem Zustand von Menschen aufgenommen werden. Zu „Lebensmitteln" zählen auch Getränke, Kaugummi sowie alle Stoffe – einschließlich Wasser, die dem Lebensmittel bei seiner Herstellung oder Ver- oder Bearbeitung absichtlich zugesetzt werden. Wasser zählt hierzu unbeschadet der Anforderungen der Richtlinien 80/778/EWG und 98/83/EG ab der Stelle der Einhaltung im Sinne des Artikels 6 der Richtlinie 98/83/EG. Nicht zu den Lebensmitteln gehören demnach u.a. Rückstände und Kontaminanten.

Kapitel II Artikel 5 – Allgemeine Ziele

(1) Das Lebensmittelrecht verfolgt eines oder mehrere der allgemeinen Ziele eines hohen Maßes an Schutz für das Leben und die Gesundheit der Menschen, des Schutzes der Verbraucherinteressen, einschließlich lauterer Handelsgepflogenheiten im Lebensmittelhandel, gegebenenfalls unter Berücksichtigung des Schutzes der Tiergesundheit, des Tierschutzes, des Pflanzenschutzes und der Umwelt.

Kapitel II Artikel 7 - Vorsorgeprinzip

(1) In bestimmten Fällen, in denen nach einer Auswertung der verfügbaren Informationen die Möglichkeit gesundheitsschädlicher Auswirkungen festgestellt wird, wissenschaftlich aber noch Unsicherheit besteht, können vorläufige Risikomanagementmaßnahmen zur Sicherstellung des in der Gemeinschaft gewählten hohen Gesundheitsschutzniveaus getroffen werden, bis weitere wissenschaftliche Informationen für eine umfassendere Risikobewertung vorliegen.

Kapitel II Artikel 8 – Schutz der Verbraucherinteressen

(1) Das Lebensmittelrecht hat den Schutz der Verbraucherinteressen zum Ziel und muss den Verbrauchern die Möglichkeit bieten, in Bezug auf die Lebensmittel, die sie verzehren, eine sachkundige Wahl zu treffen. Dabei müssen verhindert werden: a) Praktiken des Betrugs oder der Täuschung, b) die Verfälschung von Lebensmitteln und c) alle sonstigen Praktiken, die den Verbraucher irreführen können.

Kapitel II Artikel 14 - Anforderungen an die Lebensmittelsicherheit

(1) Lebensmittel, die nicht sicher sind, dürfen nicht in Verkehr gebracht werden.

(2) Lebensmittel gelten als nicht sicher, wenn davon auszugehen ist, dass sie a) gesundheitsschädlich sind, b) für den Verzehr durch den Menschen ungeeignet sind.

Im Lebensmittelgesetzbuch (LFGB) heißt es: „Es ist verboten, Lebensmittel für andere derart herzustellen oder zu behandeln, dass ihr Verzehr gesundheitsschädlich (...) ist[99]".

IS(S) GUT JETZT!

European Food Safety Authority EFSA

Die Europäische Behörde für Lebensmittelsicherheit (EFSA) wurde 2002 gegründet. Im Jahr 2003 übernahm sie in Parma die Aufgaben des Wissenschaftlichen Lebensmittelausschusses (engl. Scientific Committee on Food – SCF), der 1974 von der Europäischen Gemeinschaft eingerichtet und später eine Einrichtung der EU wurde[100]. Dieser wurde zum Schutz der Gesundheit sowie zur Sicherheit von Personen gegründet, um bei allen Problemen, die sich aus dem Verzehr von Lebensmitteln, insbesondere in Bezug auf Ernährung, Hygiene und toxikologische Fragen, zu beraten[101].

Die Ergebnisse der EFSA-Bewertungen sind öffentlich[102]. In der EG-Verordnung 178/2002 steht: „Das Vertrauen der Gemeinschaftsorgane, der Öffentlichkeit und der Beteiligten in die Behörde ist von entscheidender Bedeutung. Deshalb muss ihre Unabhängigkeit, ihre hohe wissenschaftliche Qualität, Transparenz und Effizienz unbedingt gewährleistet sein. Auch die Zusammenarbeit mit den Mitgliedstaaten ist unverzichtbar[103]."

Die EFSA ist unter anderem zuständig für die Risikobewertung von Zulassungsanträgen für Pflanzenschutzmittel, Lebens- und Futtermittelzusatzstoffe, gentechnisch veränderte Organismen (GVOs) und zum Beispiel Aromen[104]." Sie gibt Referenzwerte für die Nährstoffaufnahme, einschließlich zulässiger Höchstaufnahmemengen für Vitamine und Mineralstoffe heraus, sorgt für die Sicherheit neuartiger Lebensmittel, wie zum Beispiel Insekten, schätzt Lebensmittel auf mögliche Unverträglichkeiten und Allergene ein und befasst sich mit Nahrungsergänzungsmitteln, deren empfohlenen Aufnahme- und Höchstmengen, Wirksamkeit und Bioverfügbarkeit. Ihre Ratschläge sind nicht bindend, aber häufig Grundlage von Entscheidungen[105].

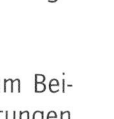

Allerdings steht die EFSA seit ihrer Gründung immer wieder in der Kritik, zum Beispiel wegen mancher Vorgänge in Zulassungsverfahren, unzureichender Bewertungen von Stoffen und möglichen personellen Verbindungen zur Lebensmittelindustrie und Lobby[106].

1.4.1.7 ÄPFEL „GESPRITZT" NUR 2,99 EURO

Im Lebensmittelbereich sind fehlende Informationen zu Produktionsbedingungen und zu manchen Inhaltsstoffen in der Kombination mit irreführenden Informationen, beschönigenden Formulierungen[107] und Werbemaßnahmen – getarnt als Kundeninformationen[108] – und teilweise unterschiedlichsten Labels und Siegeln ein Problem. Denn den Kunden fehlt so häufig die Basis für eine transparente Kaufentscheidung und die Verbraucher werden in ihrer wirtschaftlichen Selbstbestimmung eingeschränkt.

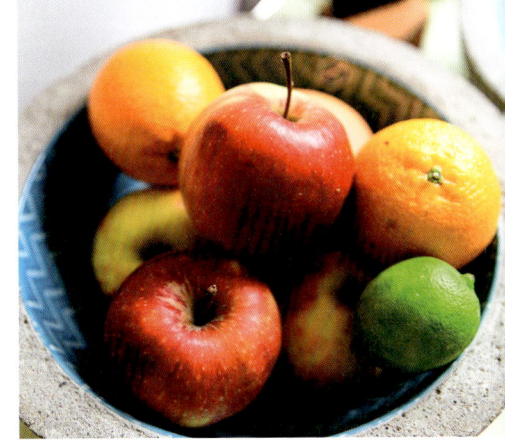

„Dann liegt Informationsasymmetrie vor. Führt diese Asymmetrie zu Kaufzurückhaltung oder zu Fehlkäufen, handelt es sich um Marktversagen[109]", so die Verbraucherzentrale Baden-Württemberg. Nur wenn die Vollständigkeit aller für die Entscheidungsfindung erforderlichen Informationen gegeben sei, können Kunden über die angebotenen Produkte urteilen.

Würde am Preisschild für lose Äpfel „gespritzt" stehen, würden einige die Äpfel vielleicht nicht mehr kaufen. Bisher sind aber nur Angaben über dasErnteland, die Sorte, die Klasse, einen Hinweis zur möglichen Konservierung mit Wachs und die Preisangabe verpflichtend[110]. Und würde auf dem Heidelbeerjoghurt „mit 13 Gramm Zucker und fünf Heidelbeeren" stehen, statt nur „Heidelbeere" mit einer Abbildung zahlreicher frischer Früchte, dann würde man das Produkt vielleicht als Süßigkeit wahrnehmen können und nicht als vermeintlich gesunde Zwischenmahlzeit.

1.4.1.8 REFERENZWERT FÜR ZUCKER

Hinzu kommen Angaben, die es den Verbrauchern angeblich leichter machen, sie allerdings nur in einer trügerischen Sicherheit wiegen oder wahlweise zusätzlich Verwirrung stiften. Dazu gehören unter anderem die Angaben zu den sogenannten *Referenzmengen* (RM oder Dietary Reference Values, kurz DRVs, mehr dazu im Infokasten S. 46).

Grundlage dafür ist die EU-Verordnung Nr. 1169/2011[111] – der Name verrät, dass diese Verordnung aus dem Jahr 2011 stammt. Hier heißt es, dass bei einer Kalorienaufnahme von 2.000 Kilokalorien am Tag eine Menge von 90 Gramm Zucker als Referenzwert dient. Referenzwert heißt dabei nicht empfohlene Tagesdosis, sondern maximal empfohlene Obergrenze.

Auf meine Anfrage beim Bundesministerium für Ernährung und Landwirtschaft, warum die Referenzmenge für Zucker so hoch liegt, wo doch DGE und WHO deutlich niedrigere Zuckermengen empfehlen, heißt es: „Die Referenzmenge für Zucker (...) berücksichtigt maximal zehn Prozent der Gesamtenergiezufuhr aus „zugesetztem Zucker" (50 Gramm Zucker) plus Zucker aus 400 Gramm Obst und Gemüse (28 Gramm Zucker) sowie drei Portionen Milch und Milchprodukten (17 Gramm Zucker). Daraus ergibt sich die abgerundete Gesamtzufuhr von 90 Gramm."

RFERENZMENGEN FÜR DIE ZUFUHR VON ENERGIE UND AUSGEWÄHLTEN NÄHRSTOFFEN, DIE KEINE VITAMINE ODER MINERALSTOFFE SIND

ENERGIE ODER NÄHRSTOFF	REFERENZMENGE
Energie	8.400 kJ/2.000 kcal
Gesamtfett	70 g
Gesättigte Fettsäuren	20 g
Kohlenhydrate	260 g
Zucker	**90 g**
Eiweiß	50 g
Salz	6 g

Modifiziert nach: https://eur-lex.europa.eu/legal-content/DE/TXT/PDF/?uri=CELEX:32011R1169, S.61

Nun macht sich die Industrie diesen hohen Referenzwert gerne zunutze. So gibt es Joghurts, die laut Nährwerttabelle 13 Gramm Zucker pro 100 Gramm enthalten. Beim Verzehr des 150-Gramm-Bechers macht das 19,5 Gramm Zucker – zugesetzt, wohlgemerkt. Ein Hersteller hatte dazu bis Dezember 2023 in der Online-Nährwerttabelle zum entsprechenden Joghurt stehen, dass dies 22 Prozent der Referenzmenge für Zucker seien. Das stimmt auch. Allerdings hat man sich hier auf 90 Gramm Zucker bezogen, ohne zwischen natürlichem und zugesetztem Zucker zu unterscheiden – eine klare Verbrauchertäuschung. Nach meiner Bitte um Stellungnahme per E-Mail dazu wurde die Angaben zur Referenzmenge pro Portion von der Homepage entfernt.

Würden wir den Richtwert von 50 Gramm Zucker der DGE[112] als Referenzmenge nutzen, hätten wir mit einem Becher des Joghurts schon knapp 40 Prozent unserer Zuckerzufuhr verspeist. Mit der WHO-Empfehlung für Zucker von maximal 25 Gramm pro Tag[113] lägen wir mit einem solchen Becher Joghurt schon bei 78 Prozent der maximal empfohlenen Tagesdosis an Zucker.

Erschwerend für eine transparente und selbstbestimmte Kaufentscheidung kommt noch hinzu, dass neben den Referenzmengen weitere Bezeichnungen erlaubt sind – so zum Beispiel die Richtlinie für die tägliche Aufnahme von Energie und Inhaltsstoffen (Guideline Daily Amount, kurz GDAs[114]). Diese dürfen die Referenzmengen der EU-Verordnung zwar nicht ersetzen, aber zusätzlich abgedruckt werden[115].

Die Richtgrößen dafür hat der Verband der Europäischen Lebensmittelindustrie FoodDrink Europe, FDE, festgesetzt. Die Richtwerte werden – um noch mehr Verwirrung zu stiften – auch CIAA-Richtwerte genannt, denn vor 2011 hieß der FDE-Verband Confédération des Industries Agro-Alimentaires de l'Union Européenne, kurz CIAA.

NÄHRWERTANGABEN:

DURCHSCHNITTLICHE NÄHRWERTE	PRO 100 G	PRO PROTION (150G)
Energie	399 kj/95 kcal	610 kj/145 kcal
Fett	3,1 g	4,7 g
- davon gesättigte Fettsäuren	2,1 g	3,2 g
Kohlenhydrate	13 g	20 g
- davon Zucker	13 g	20 g (8 % RM)
Eiweiß	3,5 g	5,3 g (11 % RM)
Salz	0,13 g	0,20 g (3 % RM)

* Referenzmenge für einen durchschnittlichen Erwachsenen (8400 kJ / 2000 kcal)

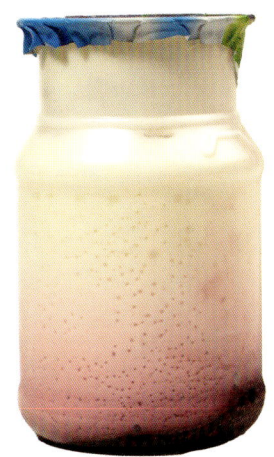

Modifiziert nach https://www.landliebe.de/die-landliebe-produkte/ fruchtjoghurt/joghurt-auf-heidelbeeren-38-fett-150g-becher/Stand: Dezember 2023

Was den Zucker betrifft, wird hier für Frauen ein Wert von täglich 90 Gramm Zucker zugrunde gelegt, für Männer 110 Gramm – weil die tägliche Gesamtenergiezufuhr als Basis dient. Für Frauen gelten 2.000 Kilokalorien als durchschnittlicher Richtwert, bei Männern 2.500 Kilokalorien pro Tag.

Und nun kommt etwas hinzu, das wirklich verwirrend ist. Das Bundesministerium für Ernährung und Landwirtschaft schrieb mir nämlich auch, die „Referenzmenge für Zucker (…) basiert auf den Richtwerten für die tägliche Aufnahme (Guideline Daily Amount, GDA) von Energie und bestimmten Inhaltsstoffen über Lebensmittel, welche durch den Verband der Europäischen Lebensmittelindustrie FoodDrinkEurope (…) erarbeitet wurden."

Und weiter: „Die Empfehlung der DGE und der WHO aus dem Jahr 2015 sprechen sich ebenfalls für eine maximale Zufuhr freier Zucker von weniger als 10 Prozent der Gesamtenergiezufuhr (50 Gramm) aus. Zu freien Zuckern zählen Monosaccharide und Disaccharide, die Lebensmitteln zugesetzt werden sowie in Honig, Sirups, Fruchtsäften und Fruchtsaftkonzentraten natürlich vorkommende Zucker. Die Aufnahme von ‚natürlichem' Zucker aus Obst, Gemüse, Milch und Milchprodukten bleibt hier unberücksichtigt. Aus diesem Grund sieht das Bundesministerium für Ernährung und Landwirtschaft (BMEL) keinen Widerspruch zwischen der Referenzmenge für Zucker in der LMIV und der DGE-Empfehlung."

Wie soll man da noch durchblicken?

EFSA zu Referenzmengen[117]:

Nährstoffaufnahme-Referenzwerte (Dietary Reference Values, DRVs) ist ein Oberbegriff für eine Reihe von Anhaltswerten für die Aufnahme von Nährstoffen, die den Durchschnittsbedarf, die Referenzaufnahmemenge für die Bevölkerung, die angemessene Aufnahmemenge und den Referenzaufnahmebereich für Makronährstoffe umfassen. Fachleute orientieren sich an diesen Werten bezüglich der Menge eines Nährstoffs, die zur Erhaltung der Gesundheit eines ansonsten gesunden Menschen oder einer Gruppe von Menschen erforderlich ist.

Zu den DRVs gehört auch die tolerierbare Obergrenze für die tägliche Gesamtaufnahme (UL = Upper Intake Level), die die maximale Menge eines Nährstoffs darstellt, die über einen langen Zeitraum sicher verzehrt werden kann.

DRVs sind keine Nährstoffziele und keine Empfehlungen für Einzelpersonen. Sie werden von den politischen Entscheidungsträgern in der EU und ihren Mitgliedstaaten verwendet, um Empfehlungen zur Nährstoffaufnahme an die Verbraucher zu geben. DRVs werden auch als Grundlage für Informationen in der Lebensmittelkennzeichnung und zur Erstellung von Ernährungsleitlinien herangezogen. Solche Leitlinien können den Verbrauchern helfen, sich gesund zu ernähren.

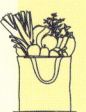

Nicht zu vergessen sind weitere Angaben auf dem Etikett zur empfohlenen Tagesdosis essenzieller Nährstoffe (Recommended Daily Allowances, kurz RDAs) für Europa, die in der Richtlinie 90/496/EWG[118] für die Nährwertkennzeichnung festgelegt ist und für Vitamine und Mineralstoffe gilt. Die Richtlinie aus dem Jahr 1990 wurde 2008[119] angepasst. Darin steht unter anderem:

» Die Kenntnis von Ernährungsgrundsätzen und eine angemessene Nährwertkennzeichnung von Lebensmitteln würden weitgehend dazu beitragen, die Verbraucher bei ihrer Wahl zu unterstützen.
» Die Nährwertkennzeichnung soll weitere Maßnahmen auf dem Gebiet der Aufklärung der Öffentlichkeit über Ernährungsfragen fördern.
» Alle anderen Formen der Nährwertkennzeichnung sollten verboten sein (...).

Allerdings gibt es auch noch die D-A-CH-Referenzwerte für die Nährstoffzufuhr. Sie werden auch **DGE-Empfehlungen** genannt und sind Referenzwerte für die tägliche Zufuhr von Energie und Nährstoffen, herausgegeben von den Ernährungsfachgesellschaften Deutschlands (D), Österreichs (A) und der Schweiz (CH). Sie beinhalten Referenzwerte, Empfehlungen, Schätzwerte und Richtwerte[120].

1.4.1.9 VERTRAUENSGÜTER

Lebensmittel kommen eben besser an, wenn sie bunt und einladend verpackt sind, mit zig Informationen versehen sind und zig andere Informationen eben fehlen. Die Qualität lässt sich meist weder beim Ansehen noch beim Anfassen erkennen. Deshalb zählt unser Essen zu den sogenannten *Vertrauensgütern*, deren Herstellungsbedingungen sowie die exakten Inhaltsstoffe nur schwer zu erkennen sind. Wir müssen den Produzenten, den Siegeln, Prüfverfahren und Kontrollen vertrauen.

Müssen gewisse Informationen nicht mitgeteilt werden, verlockt das die Anbieter gegebenenfalls „unmoralisch zu handeln"[121], schreibt das Institut der Deutschen Wirtschaft in einem Artikel über die Ethik des Essens. „Mit einer einfachen Umdeklaration lässt sich der Gewinn etwa aus dem Verkauf von Eiern verdoppeln oder sogar verdreifachen. Ziel muss es daher sein, die Regeln so zu gestalten, dass der ökonomische Anreiz zu unmoralischem Verhalten klein ist."

Und der Verhaltensökonom Professor Doktor Hartmut Walz schreibt dazu auf seiner Homepage: „Unser Staat schützt Bürger bei Vertrauensgütern unzureichend[122]." Ein Informationsgefälle führe zu einem ungesunden Machtgefälle zulasten des Nachfragers.

Zwar gibt es eine Internetseite namens *lebensmitteltransparenz.nrw.de*, die damals als „Transparenzoffensive" zur „Stärkung der Verbraucherinnen und Verbraucher[123]" bezeichnet wurde. Allerdings werden hier nur Verstöße gegen zugelassene Höchstmengen und zum Beispiel gegen Vorschriften im Lebensmittelgesetzbuch aufgezeigt. Wenn allerdings Überschreitungen und Verstöße im Rahmen der gesetzlichen Regelungen stattfinden, sind sie ja durchaus erlaubt und scheinbar nicht der Rede wert. Das ist irreführend und eine klare Verbrauchertäuschung, sagt die Verbraucherorganisation *foodwatch*[124].

Ein paar dieser Täuschungsprodukte werden jedes Jahr durch Verbrauchermeldungen für die Auszeichnung mit dem „Goldenen Windbeutel"[125] nominiert. Damit ruft *foodwatch* uns Verbraucher auf, sich aktiv gegen die tagtägliche Täuschung zur Wehr zu setzen und gegen Etikettenschwindel zu protestieren. „Denn erst, wenn die Etiketten ehrlich werden, können Verbraucherinnen und Verbraucher informierte Kaufentscheidungen treffen."

Momentan dürfen gezuckerte Frühstücksflakes den Eindruck erwecken, durch ihren Verzehr fit in den Morgen zu starten, machen Tierkekse den Anschein, ein guter Snack für Kinder zu sein und Schokopuddings eine gesunde Proteinquelle. Mandelmus enthält übrigens von Natur aus etwa zwei- bis dreimal so viel Protein. Lebensmittelhersteller können viele Grauzonen auskosten und uns Dinge auftischen, die den Namen **Lebensmittel** teilweise kaum verdienen.

Und um die Situation zu verbessern, wird der Appell an die Hersteller an Freiwilligkeit oder Moral vermutlich in den meisten Fällen nicht genügen. Eher sind klarere Gesetze und Folgeverordnungen sowie festgelegte Verbindlichkeiten nötig, die nicht unzählige Ausnahmeregelungen haben, teilweise reine Auslegungssache sind und dann im Zweifel nicht einmal kontrolliert werden, weil es zum Beispiel an Personal mangelt[126].

So könnte man fast von Glück sprechen, dass es immer wieder zu Lebensmittelskandalen und Lebensmittelrückrufen kommt, denn in diesen Fällen fliegen Flunkereien und Verunreinigungen zumindest öffentlich auf.

1.4.2 LEBENSMITTELSKANDALE UND -RÜCKRUFE

Lebensmittel unterliegen vom Acker bis zum Teller vielen Wegen, Prozessen, Maschinen und Menschen. So kann es vorkommen, dass es zum Beispiel zu Verunreinigungen kommt oder dass Rückstände auf und in den Produkten zurückbleiben[127].

1.4.2.1 RÜCKSTÄNDE UND BELASTUNGEN

Das Bundesministerium für Gesundheit schreibt auf der Seite *gesund.bund.de*[128] dazu: „Auch bei bestimmungsgemäßer Anwendung ist mit Rückständen von Pflanzenschutzmitteln in Lebensmitteln zu rechnen – die aber kein Gesundheitsrisiko darstellen." Pflanzenschutzmittel können mehrere chemische Wirkstoffe und Mikroorganismen enthalten, die bestimmte Funktionen erfüllen sollen[129], zum Beispiel um „Getreide, Obst und Gemüse vor Krankheitserregern und Schädlingen zu schützen. „Diese Mittel sind nicht nur wichtig für das Wachstum, sondern auch bei der Lagerung und beim Transport der Lebensmittel. Beim Verkauf können dann noch Rückstände der Pflanzenschutzmittel in und auf den Lebensmitteln sein."[130]

Der Nachweis eines Pflanzenschutzmittelrückstandes in Obst oder Gemüse bedeutet laut Bundesministerium für Ernährung und Landwirtschaft „noch lange nicht, dass er ein gesundheitliches Problem darstellt, denn eine kritische Dosis wird sehr selten erreicht[131]."

Es gibt in der EU einen entsprechenden Rechtsrahmen, der die „Genehmigung von Wirkstoffen, den Einsatz von Pflanzenschutzmitteln und Pestizidrückstände in Lebensmitteln" regelt[132] und für einen unbedenklichen Verzehr sorgen soll[133]. Es gibt zugelassene Höchstmengen für EU-Waren.

Allerdings liegen in unseren Supermärkten auch häufig Obstimporte wie Bananen, Physalis, Kaki oder Weintrauben aus Brasilien, Kolumbien, Südafrika, der Türkei und anderen Ländern, die oft viel höhere Grenzwerte ansetzen[134] und unsere Grenzwerte damit deutlich überschreiten[135].

„Wenn Obst und Gemüse vor Verzehr gewaschen oder geschält wird, werden Rückstände teilweise entfernt", so heißt es auf der Seite des Bundesgesundheitsministeriums. Aber statt die Verantwortung auf den Verbraucher abzuwälzen, wäre es vielleicht verbraucherfreundlicher, die genutzten Pflanzenschutzmittel zumindest in Art und verwendeter Menge zu deklarieren – sowohl bei losem Obst und Gemüse, als auch bei verpackten Lebensmitteln – oder sie noch besser ganz aus der Lebensmittelproduktion zu verbannen.

Eine 100%ige Umstellung auf ökologische Landwirtschaft hätte allerdings Konsequenzen: „Die Deutschen müssten dann auf eine Reihe von heimischen, pflanzlichen Produkten verzichten und deutlich weniger Fleisch essen", so steht es in der Broschüre *Rückstände von Pflanzenschutzmitteln*[136].

Im Juli 2023 waren 281 Wirkstoffe in über 1026 Pflanzenschutzmitteln zugelassen. Letztere können allerdings unter mehreren Handelsnamen vertrieben werden, sodass die Mittel unter circa 1888 verschiedenen Handelsbezeichnungen auf dem Markt sind. So wird beispielsweise der Wirkstoff Glyphosat in unterschiedlich formulierten Pflanzenschutzmitteln unter 58 verschiedenen Handelsbezeichnungen vertrieben.[137]

Das Bundesamt für Verbraucherschutz und Lebensmittelsicherheit schreibt auf seiner Homepage: „Hersteller, Vertreiber und Importeure von Pflanzenschutzmitteln sind gemäß § 64 des Pflanzenschutzgesetzes verpflichtet, dem BVL jährlich die Mengen der Pflanzenschutzmittel und der darin enthaltenen Wirkstoffe zu melden, die im Inland abgegeben oder ausgeführt wurden[138]."

Viele davon werden präventiv eingesetzt[139] und nicht erst dann, wenn ein Schädlingsbefall vorliegt. Ein sehr greifbares Beispiel bildet eine interaktive Homepage des *Bayerischen Rundfunks*. Hier wird erklärt, dass beim konventionellen Apfelanbau teilweise bis zu neun verschiedene Pestizide und Pflanzenschutzmittel an einem einzigen Tag und insgesamt 38-mal in einer Saison eingesetzt wurden[140] – einige zur Blütezeit, andere am reifen Apfel, damit er nicht vorzeitig vom Baum fällt.

Dazu kommen Belastungen mit Pestiziden bis hin zu Erkrankungen und Vergiftungen derjenigen, die bei der Herstellung in der Landwirtschaft und in der Weiterverarbeitung mit diesen Mitteln in Kontakt kommen, sodass die Weltgesundheitsorganisation und die Welternährungsorganisation einen entsprechenden Verhaltenskodex erstellt haben. „Diese Empfehlungen wurden jedoch bislang kaum umgesetzt und nicht auf eine verbindliche Rechtsgrundlage gestellt", heißt es im Pestizid-Atlas[141] der Heinrich-Böll-Stiftung und im dazugehörigen Pestizid-Podcast[142]. Der neue Bodenatlas bestätigt: „Die industrielle Landwirtschaft trägt oft zum Verlust fruchtbaren Bodens bei. Monokulturen, einseitige Düngung und der Einsatz chemischer Pestizide schädigen das Bodenleben." Nicht zu vergessen die enormen schädlichen Auswirkungen auf die Ökosysteme, die Biodiversität und die Gewässer[143].

Neben zahlreichen Pflanzenschutzmitteln kann es auch zu Belastungen durch krankmachende Keime und kleinste Mikroorganismen wie Bakterien, Viren und Pilze in Lebensmitteln kommen – besonders an frischen Lebensmitteln wie Fleisch, Fisch, Eiern und Rohmilch-(Produkten), aber auch in Salaten und Sprossen[144]. In tierischen Produkten können außerdem Arzneimittelrückstände vorkommen[145]." Laut EFSA wurden 2018 in ganz Europa bei 0,3 Prozent aller Proben die Höchstwerte an erlaubten Arzneimittelrückständen überschritten. Ob das nun viel oder wenig ist, darf jeder selbst entscheiden.

„Auch über die Verpackung können Lebensmittel teilweise schädliche Stoffe aufnehmen, zum Beispiel (…) Weichmacher (…)[146]." Dazu gesellen sich immer wieder auch Acrylamide und Schwermetalle[147], die unter anderem beim industriellen Verarbeitungsprozess oder zu Hause beim Braten in der Küche entstehen können.

Zu Schwermetallen gehören unter anderem Blei, Kadmium und Quecksilber, die durch unsere Industrielandschaft und den täglichen Straßenverkehr in Wasser, Böden und so auch in unserem Essen und auf unseren Tellern landen können[148]. Ebenso können sie von Tieren aufgenommen werden und so auf unseren Tischen landen[149]. Sie gehören zu den Umweltkontaminanten, die den Lebensmitteln nicht absichtlich beigefügt werden[150]. Auch hier gibt es zum Teil zulässige Höchstwerte[151].

Für Blei wurde dieser im Jahr 2021 neu angepasst und betrifft zum Beispiel Säuglings- und Kindernahrung, aber auch Salz und Gewürze[152]. Nicht so bei Arsen. „Das liegt daran, dass es bisher keine Methode gab, anorganisches Arsen zu messen", heißt es beim Bundesamt für Verbraucherschutz und Lebensmittelsicherheit[153]. Das heißt, es kann nur dann gemessen werden, wenn es entsprechende Methoden gibt.

1.4.2.2 LEBENSMITTELRÜCKRUFE

Besteht der Verdacht, dass ein Lebensmittel in irgendeiner Form unsicher ist - also Risiken für unsere Gesundheit oder eine Täuschung vorliegen – muss das herstellende Unternehmen das Produkt sofort zurückrufen. Je nach Fall werden auch die Lebensmittelhändler aktiv.

Hat das betreffende Lebensmittel die Verbraucher noch nicht erreicht, erfolgt lediglich eine Rücknahme der Produkte[154]. Ist das Lebensmittel bereits im Umlauf, muss der Lebensmittelunternehmer einen öffentlichen Rückruf starten. Verbraucher müssen dann öffentlich informiert werden[155].

Bevor Behörden jedoch einschreiten dürfen, muss dem verantwortlichen Lebensmittelunternehmer eine Anhörung gewährt werden, erklärt die Verbraucherzentrale[156]. Wird eine Gefahrenlage bestätigt, gibt es eine offizielle Lebensmittelwarnung unter Nennung des Namens des Lebensmittels und des verantwortlichen Unternehmers.

2022 gab es 311 Rückrufe[157] auf dem Bundesportal *lebensmittelwarnung.de* – so viele wie nie zuvor. 2023 war die Anzahl der Rückrufe mit 308 Fällen vergleichbar hoch.[158] Bei knapp einem Drittel waren mikrobiologische Kontaminationen Grund der Warnung. Darunter waren 35 Meldungen zu Salmonellen, aber auch zu Schimmelpilzen und Viren. Weitere Warngründe sind unter anderem Grenzwertüberschreitungen, unzulässige Inhaltsstoffe, Allergene und Fremdkörper.

LEBENSMITTELWARNUNG.DE: **WARNUNG GESAMT (SEIT 2012)**

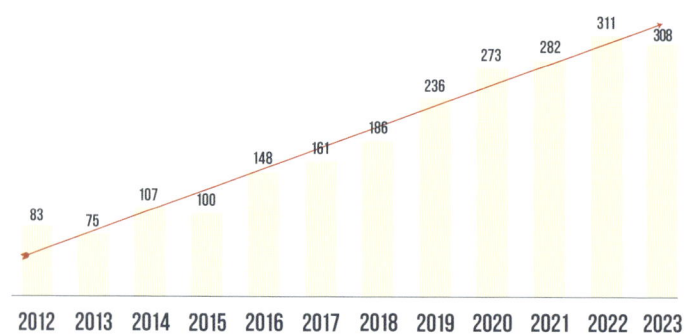

Das Bundesamt für Verbraucherschutz und Lebensmittelsicherheit schreibt dazu: „In den letzten Jahren ist ein deutlicher Anstieg der Meldungen erkennbar. Dies bedeutet aber nicht, dass Lebensmittel in Deutschland unsicherer geworden sind, sondern im Gegenteil."

LEBENSMITTELWARNUNG.DE: **TOP 10 PRODUKTKATEGORIEN 2023**

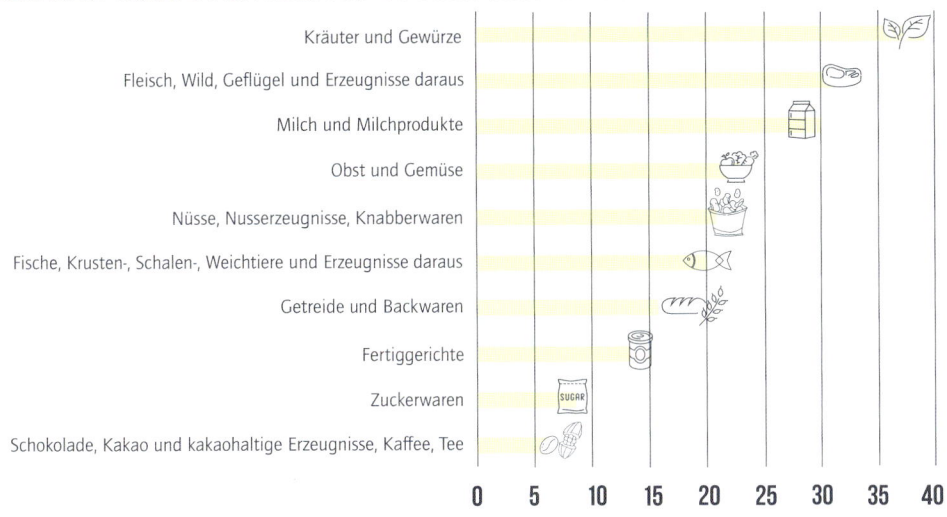

LEBENSMITTELWARNUNG.DE: **WARNUNGSGRÜNDE 2023**

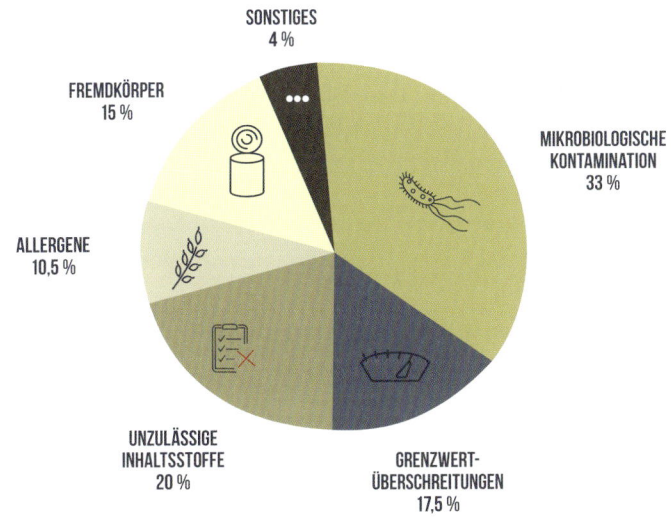

Alle drei Abbildungen modifiziert nach Lebensmittelwarnung.de

Die Gründe für die hohen Zahlen können folgende sein:

» Unternehmen stehen heutzutage Rückrufen weniger kritisch gegenüber.
» Öffentliche Rückrufe werden inzwischen vielfach als Bestandteil eines verantwortungsvollen Managements gesehen, mit dem auch Vertrauenswürdigkeit demonstriert werden kann.
» Bedingt durch den technischen Fortschritt haben sich die Analyse- und Testmethoden so weit entwickelt, dass heutzutage auch geringste Verunreinigungen detektiert werden, so dass mehr Meldungen abgesetzt werden.
» Absenkungen von zulässigen Höchstmengen können zu mehr Meldungen führen. [159]

Dennoch lesen sich einzelne Beispiele durchaus unappetitlich – aus welcher Produktkategorie auch immer sie stammen[160]. So wurden unter anderem Kinderkekse in Einhornform zurückgerufen[161], weil sie erhöhte Glyzidolwerte aufwiesen. Glyzidole sind Fettsäureester, die „bei Herstellung und Verarbeitung von Lebensmitteln – vor allem in pflanzlichen Ölen und Fetten wie Palmöl – aus natürlichen Inhaltsstoffen gebildet werden können". Glyzidol habe das Erbgut verändernde und krebserzeugende Eigenschaften, so heißt es auf der Seite des Bundesinstituts für Risikobewertung[162]. Deshalb solle die ernährungsbedingte Aufnahme so gering wie möglich gehalten werden[163].

Ein hochpreisiges amerikanisches Speiseeis wurde zum Teil vom Markt genommen, weil darin Chlorethanol vermutet wurde. Dieses Mittel findet Anwendung bei der Synthese von Farbstoffen, Insektiziden, Anästhetika und Weichmachern[164].

Diverse französische Ziegenkäsesorten[165] und abgepackte Waffeln[166] enthielten laut einer Überprüfung Metallfremdkörper. Und ein Matcha-Teepulver wurde wegen erhöhter Mengen an Benzoapyren zurückgerufen[167].

Die sogenannten *polyzyklischen aromatischen Kohlenwasserstoffe* – sogenannte PAKs – kommen vor allem in Lebensmitteln vor, die gegrillt, geräuchert, getrocknet oder geröstet wurden. „Bei Lebensmitteln oder kosmetischen Produkten geben weder Geruch noch Geschmack Hinweise auf eine mögliche Verunreinigung mit PAK[168]." Sie könnten, laut Umweltbundesamt, bereits, über die Atemluft aufgenommen, krebserregend wirken[169].

Auch auf europäischer und internationaler Ebene gibt es Warn- und Informationssysteme. Sie basieren auf einem großen Netzwerk für den gesundheitlichen Verbraucherschutz[170].

1.4.3 BEDENKLICHE BELASTUNGEN IN NAHRUNGSMITTELN

Auch Produkte, die nicht zurückgerufen werden, können bedenkliche Inhalte haben. Das Verbrauchermagazin *Ökotest* hat zum Beispiel mehrere Sorten Haferflocken[171] im Labor geprüft und in ihnen teilweise Schimmelpilzgifte, das Pestizid Glyphosat und Mineralölbestandteile entdeckt. Bei Untersuchungen einiger tiefgefrorener Kräuter[172] – zum Teil auch in Bioqualität – wurden gesundheitsgefährdende Pflanzengifte gefunden.

Die Bio-Paranüsse[173] eines Natursupermarkts wurden mit "ungenügend" bewertet und auch von anderen Marken schnitten die Nüsse zum Teil schlecht ab, weil gleich mehrere problematische Inhaltsstoffe gefunden wurden, darunter radioaktives Radium, Barium, Perchlorat und MOSH – ein Mineralölkohlenwasserstoff-Gemisch, das als gesundheitsgefährdend gilt[174].

Barium kann zu Bluthochdruck führen und den Magen-Darm-Trakt stören[175]. "Perchlorat kann entstehen, wenn Wasser zur Desinfektion gechlort wird. Da Paranüsse häufig mit Wasser behandelt werden, um ihre Schale besser zu knacken, ist es möglich, dass das Perchlorat so in die Nüsse gelangt ist. Im menschlichen Körper kann Perchlorat auf Dauer die Jodaufnahme hemmen und zeitweilig den Schilddrüsenhormonspiegel verändern[176]", so *Ökotest*. MOSH kann potenziell über mineralölhaltige Druckfarben auf der Verpackung oder durch in der Produktion eingesetzte Schmieröle die Organe, vor allem die Leber, schädigen.

Das Bundesinstitut für Risikobewertung[177] beschäftigt sich im Rahmen der sogenannten *MEAL-Ernährungsstudie* mit dem, was in unserem Essen enthalten ist. MEAL steht für "Mahlzeiten für die Expositionsschätzung und Analytik von Lebensmitteln" – also wie viel von welchen Stoffen in unseren zubereiteten Lebensmitteln steckt. Geprüft wurden 60.000 Produkte auf knapp 300 Stoffe, darunter Schwermetalle, Schimmelpilzgifte, Pflanzenschutzmittelrückstände und Nährstoffe.

Die Studie berücksichtigt über 90 Prozent der gesamten deutschen Lebensmittelpalette und analysiert die Produkte so, wie sie als fertige Mahlzeiten verzehrt werden – also gebraten, gekocht oder frisch. Und weil wissenschaftliche Erkenntnisse nicht hinter verschlossenen Türen bleiben sollten, gibt es seit einiger Zeit ein frei zugängliches Onlinedokument mit einigen ersten Ergebnissen[178].

Trotz unzähliger Lebensmittelrückrufe, zahlreicher Lebensmittelskandale und bedenklichen Ergebnissen ausgewählter Lebensmittelproben greifen Millionen von Menschen dennoch auf industriell hergestellte, lange langerfähige und verzehrfertige Produkte zurück. Irgendwie schon seltsam, oder?

1.4.4 LEBENSMITTELBETRUG

Neben zahlreichen unerwünschten Rückständen und Verunreinigungen kann es auch vorkommen, dass gar nicht die Inhalte in unserem gekauften Produkt sind, die angegeben werden. In dem Fall spricht man von Lebensmittelbetrug – dem sogenannten *Food Fraud*[179].

Unternehmen setzen bewusst andere Lebensmittel ein und fälschen ihre Produkte, um sich finanzielle Vorteile zu verschaffen. Im Restaurant bekommen wir so vielleicht statt der Seezunge billigeren Pangasius[180], der Feta wird möglicherweise mit Kuh- statt Schafskäse hergestellt, die Freilandeier stammen doch aus Bodenhaltung, das Omega-3-Öl ist unerlaubterweise gepantscht und der Honig mit Zuckerwasser gestreck[181].

IS(S) GUT JETZT!

Die Europäische Union schätzt den jährlichen Schaden durch Lebensmittelbetrug auf rund 30 Milliarden Euro. Diese Dimensionen sind laut Max-Rubner-Institut vergleichbar mit dem Schwarzmarkt im Heroinhandel[182] – nur dass sie uns leider alle betreffen.

Als Verbraucher hat man jedoch keine oder kaum eine Chance, die Arten von Betrug zu erkennen oder zu schmecken. Deshalb hat die Europäische Kommission 2013 das *Food-Fraud-Network* gegründet, über das sich die EU-Mitgliedsstaaten über Fälle von Lebensmittelbetrug und ihre Bekämpfung austauschen. Deutschland ist durch das Bundesamt für Verbraucherschutz und Lebensmittelsicherheit vertreten.

Das Bundesministerium für Ernährung und Landwirtschaft hat 2017 das Nationale Referenzzentrum für authentische Lebensmittel, kurz *NRZ Authent*, ins Leben gerufen[183]. Es ist angegliedert an das Max-Rubner-Institut. Hier werden Kontrollen und Analysen durchgeführt. Im Vereinigten Königreich gibt es eine National Food Crime Unit und auch sonst gibt es weltweit immer mehr Behörden und Projekte, die sich mit dem Thema befassen. Allerdings alle mit unterschiedlichen und nicht aufeinander abgestimmten Maßnahme[184].

Wir dürfen nicht vergessen, dass die Lebensmittelindustrie einen wirtschaftlichen Gedanken verfolgt. Hoch verarbeitetes Essen aus Massenproduktion ist günstig in der Herstellung, bringt aber im Verkauf einen hohen Gewinn. Produzenten entscheiden sich also gerne für gemachtes Essen, weil „die Rendite aus Haferflocken und Brunnenwasser nun mal bescheidener ist als aus probiotischen Joghurts und Fitnessdrinks[185]", schreibt Thilo Bode, Gründer von *foodwatch* und ehemaliger Geschäftsführer von Greenpeace in seinem Buch *Die Essensfälscher*. Das ist zwar schon über ein Jahrzehnt alt, aber die Aussage ist aktuell wie eh und je.

1.4.5 MARKETING UND VERPACKUNG

Damit der Verkauf gut funktioniert, kommt das passende Marketing obendrauf. Farbenfrohe Verpackungen, ein paar aufgedruckte Früchte auf Joghurts oder Süßigkeiten, grüne Versprechen oder Bezeichnungen wie „alla Mamma" für Fertiggewürzmischungen sind Lockmittel, die es in sich haben. Sie sollen uns viele Nahrungsmittel schmackhaft machen, sind unserer Gesundheit aber nicht unbedingt zuträglich. Doch sie treffen den Nerv der Zeit – von der wir alle leider meist zu wenig haben.

Hinzu kommt eine Menge teils unnötiger oder irreführender Informationen und schon sehen wir den Wald vor lauter Bäumen nicht mehr. Wir kaufen ein, was uns in die Hände fällt, hübsch aussieht und gesund scheint. Kommen dann noch Bilder von glücklichen Tieren, grünen Wiesen und üppigen Feldern dazu, ist es schnell um uns geschehen.

Die Bilder auf den Verpackungen der Lebensmittel lassen uns an Landwirtschaft, traditionelles Handwerk und an eine intakte Natur denken. Im Konzernatlas der *Heinrich-Böll-Stiftung* steht: „Dass diese Bilder häufig mit der heutigen Landwirtschaft und mit der industriellen Lebensmittelherstellung rein gar nichts zu tun haben, wissen viele Menschen, und dennoch: Unsere Lebensmittel sind emotional mit diesen Bildern geradezu untrennbar verbunden – und nicht mit der Realität und Praxis weltweit agierender Konzerne[186]". „Die Ernährungsindustrie hält das traditionelle Bild der Landwirtschaft aufrecht, weil es den Kundinnen und Kunden ein gutes Gefühl gibt und sie beruhigt."

Vor allem Werbung, die sich an Kinder richtet, ist heikel. Bunte Comicfiguren, abgebildete Tiere und gezielte Werbefilme wecken das Interesse der Miniverbraucher – im Supermarktregal, auf Plakaten, im Fernsehen und im Internet. In diesen Produkten steckt oft „zu viel Zucker, Fett oder Salz[187]", so das Bundesministerium für Ernährung und Landwirtschaft – und dann bewerben viele Hersteller diese Produkte auch noch als gesund[188].

Luise Molling von *foodwatch* sagt dazu: „Kinder und Jugendliche essen im Schnitt mehr als doppelt so viel Süßigkeiten und nicht mal halb so viel Obst und Gemüse, wie empfohlen. Daran trägt die Lebensmittelindustrie mit ihrem aggressiven Junkfood-Marketing eine Mitschuld." Zusammen mit rund 40 Verbänden und Organisationen[189] setzt die Verbraucherschutzorganisation sich für einen Werbestopp bei Junkfood ein[190]. „Die Werbung stellt die Ernährungspyramide auf den Kopf und bewirbt Produkte, die eigentlich wenig konsumiert werden sollten", so Molling.

2007 haben führende Industrieunternehmen unter dem Titel *EU Pledge* zur freiwilligen Selbstverpflichtung für verantwortungsvolles Marketing von Kinderlebensmitteln aufgerufen[191]. Danach sollten nur noch Lebensmittel, die die Nährwertanforderungen der Weltgesundheitsorganisation für eine ausgewogene Kinderernährung erfüllen, an unter 12-Jährige beworben werden. In einer Marktanalyse von *foodwatch* zeigte sich allerdings, dass auch acht Jahre später 252 von 281 Produkten im Test nicht den Kriterien entsprachen und nicht an Kinder vermarktet werden sollten – das sind rund 90 Prozent. Folgen hat das keine, denn Sanktionen bei Nichteinhaltung gibt es nicht[192].

Somit erklärt *foodwatch* die Selbstverpflichtung für wirkungslos und spricht von einer wohlklingenden Inszenierung der Lebensmittelbranche, die „gleichzeitig tonnenweise Süßigkeiten und Junkfood gezielt weiter an Kinder" vermarktet[193].

Laut einer Studie der Universität Hamburg sehen Kinder, die Fernsehen schauen, täglich knapp 12 Werbespots für Lebensmittel – davon ein Großteil für Fast Food[194]. Dazu kommen Werbeplakate auf der Straße, in der Nähe von Kitas, Schulen und Spielplätzen. Da „die Ernährungsgewohnheiten in Kindheit und Jugend geprägt und die Vorlieben zu einem hohen Grad im Erwachsenenalter beibehalten werden", und die Lebensmittelindustrie versuche, „Kinder frühzeitig als Kunden zu gewinnen und an Marken zu binden", fordert auch die *Deutsche Diabetes Gesellschaft* einen gesundheitlichen Verbraucherschutz von der Politik[195].

Das Institut für Welternährung fordert zudem eine Verbesserung der Schulverpflegung. „In Deutschland (entstünden so) Gesamtkosten von circa 1-1,5 Milliarden Euro. Diese Gesamtkosten entsprechen nur circa 10 Prozent der Subventionierung klimaschädlicher Dienstwagen in Deutschland. Dies zeigt, wo die Schulverpflegung auf der Prioritätenliste deutscher Politik steht[196]."

IS(S) GUT JETZT!

Eine vom Deutschen Zentralverband für Werbung beauftragte Studie besagt, dass das elterliche (Vorbild-)Verhalten, mangelndes elterliches Ernährungswissen und zu wenig Bewegung auch im Schulsport zu den Hauptgründen für eine unausgewogene Ernährung bei Kindern zähle[197]. Tatsächlich gibt es noch keine Studien, die einen Rückgang von Adipositas oder einen Zugewinn an Gesundheit belegen[198] und natürlich sind ein paar Süßigkeiten oder farbenfrohe Getränke nicht allein das Problem, wenn die Basis stimmt.

Luise Molling sagt: „Natürlich haben auch Eltern eine Verantwortung. Aber wie sollen wir gegen eine milliardenschwere Industrie ankämpfen? Warum wird es uns so schwer gemacht?"

Tatsache ist: „Rund 15 Prozent der Drei- bis 17-Jährigen in Deutschland sind übergewichtig, darunter knapp sechs Prozent adipös[199]", so das Bundesministerium für Ernährung und Landwirtschaft. Deshalb ist das Mitwirken aller gefragt. Bundesgesundheitsminister Cem Özdemir will die Werbung in TV und digitalen Medien deshalb einschränken.

Um Kinder zu schützen, soll Folgendes nicht mehr zulässig sein[200]:

» An Kinder gerichtete Werbung für Lebensmittel mit hohem Zucker-, Fett- oder Salzgehalt in allen für Kinder relevanten Medien.
» An Kinder gerichtete Außenwerbung für Lebensmittel mit hohem Zucker-, Fett- oder Salzgehalt.
» Aufgrund des Werbeumfeldes oder des sonstigen Kontextes an Kinder gerichtete Werbung für Lebensmittel mit hohem Zucker-, Fett- oder Salzgehalt,
  - wenn sie zwischen 6 und 23 Uhr im Fernsehen und Hörfunk betrieben und damit bewusst in Kauf genommen wird, dass sie regelmäßig insbesondere auch von Kindern wahrgenommen wird bzw. wahrgenommen werden kann;
  - wenn sie im Kontext mit auch Kinder ansprechenden Inhalten in allen relevanten Medien betrieben wird;
  - wenn sie in Form von Außenwerbung im Umkreis von 100 Metern betrieben wird zu Schulen, Kindertageseinrichtungen, Spielplätzen oder Freizeiteinrichtungen, die ihrer Art nach oder tatsächlich vor allem von Kindern besucht werden.

Die Beurteilung eines hohen Zucker-, Fett- oder Salzgehalts soll sich an den Anforderungen des Nährwertprofilmodells der Weltgesundheitsorganisation orientieren. Aber wann genau ein finales Gesetz verabschiedet wird und ob dann die genannten Punkte auch wirklich alle festgelegt werden, steht noch nicht fest.

Auf der Homepage des Zentralverbands der deutschen Werbewirtschaft (ZAW) ist zu lesen: „Für konstruktive Gespräche über einen nochmals erweiterten Schutz von Kindern gegenüber unangemessener Ansprache in der Lebensmittelwerbung ist die Werbewirtschaft offen. Nicht allerdings für Forderungen nach umfassenden Kommunikationsverboten (...)[201]".

Und weiter: „Zudem sieht der Vorschlag tiefgreifende Eingriffe in den Markenkern der Produkte, den Namen sowie die Produktgestaltung, vor. Der ZAW und seine Mitgliedsverbände wenden sich entschieden gegen derart drastische Eingriffe in die Kommunikationskanäle der Unternehmen mit ihren Kunden."

In anderen Ländern wie Norwegen, England und Chile sind derartige Werbebeschränkungen hingegen schon Alltag: „In Norwegen und Schweden darf sich Werbung für Nahrungsmittel und Getränke im Fernsehen oder Web-TV schon heute generell nicht mehr an Kinder richten. In Großbritannien laufen TV-Spots für Süßigkeiten, Limo oder Burger seit Jahresbeginn nur noch zwischen 21 Uhr und 5.30 Uhr[202]."

„Die Gesundheit unserer Kinder darf nicht von den wirtschaftlichen Interessen der Lebensmittel- und Werbewirtschaft bestimmt werden[203]", so die *Stiftung Kindergesundheit*. Einige Supermarktketten wollen mit gutem Beispiel vorangehen und bis Ende 2025 nur noch die Verpackungen ausgewogener Produkte mit Comicfiguren oder Spielzeugbeigaben für Kinder gestalten. Allerdings soll es auch hier Ausnahmen geben, „lediglich für Saisonartikel an Weihnachten, Ostern und Halloween[204]."

foodwatch hat 2021 eine Broschüre namens *Junkfluencer* herausgegeben. Hier heißt es: Kinder und Jugendliche geben den Großteil ihres Taschengelds für Süßigkeiten, Eis und Fast Food aus und beeinflussen zudem durch ihre „Pester Power" (Quengelmacht) auch die Kaufentscheidungen der Eltern[205].

Das Absurde ist: Wir haben die Wahl. Wir haben eine riesige Auswahl an Lebensmitteln – auch an gesunden. Das Wissen über Ernährung und Gesundheit ist heutzutage vermutlich so groß wie nie zuvor. Wir sind digital vernetzt und können alles sofort nachlesen. Und dennoch fallen wir auf die Tricks der Lebensmittelindustrie rein.

Die Industrie trifft genau unseren Nerv. Stress, Zeitmangel, quengelnde Kinder, keine Lust, Essen aufwendig zuzubereiten. Wir greifen lieber zu fertig geschälten Ananasscheiben aus der Kühlung, kaufen ewig haltbares Brot und fertige Nudelgerichte, Pulvermischungen für eine schnelle Soße, abgepackte Fleischwaren und zuckerüberladene Snacks für Kinder. Echter Geschmack? Kaum. Gesundheitsfördernd? Eher selten. Selbst schneiden, kochen, backen oder mehr Geld investieren? Warum auch? Funktioniert ja alles auch so.

Laut Onlineportal *Statista* gaben deutsche Haushalte im Jahr 2022 nur 14,7 Prozent der Konsumausgaben für Nahrungsmittel, Getränke und Tabakwaren aus. Für 2023 sehen die Daten ähnlich aus. Vor 100 Jahren lagen die Ausgaben hier bei über der Hälfte, vor 50 Jahren noch über ein Viertel[206]. Im europäischen Vergleich liegen die Anteile privater Konsumausgaben der deutschen Haushalte für Lebensmittel und Getränke am unteren Ende – auch wenn die Verbraucherpreise durch die Coronapandemie und den Krieg in der Ukraine[207] und laut Statistischem Bundesamt die Ausgaben in den letzten Jahren wieder leicht angestiegen sind[208].

IS(S) GUT JETZT!

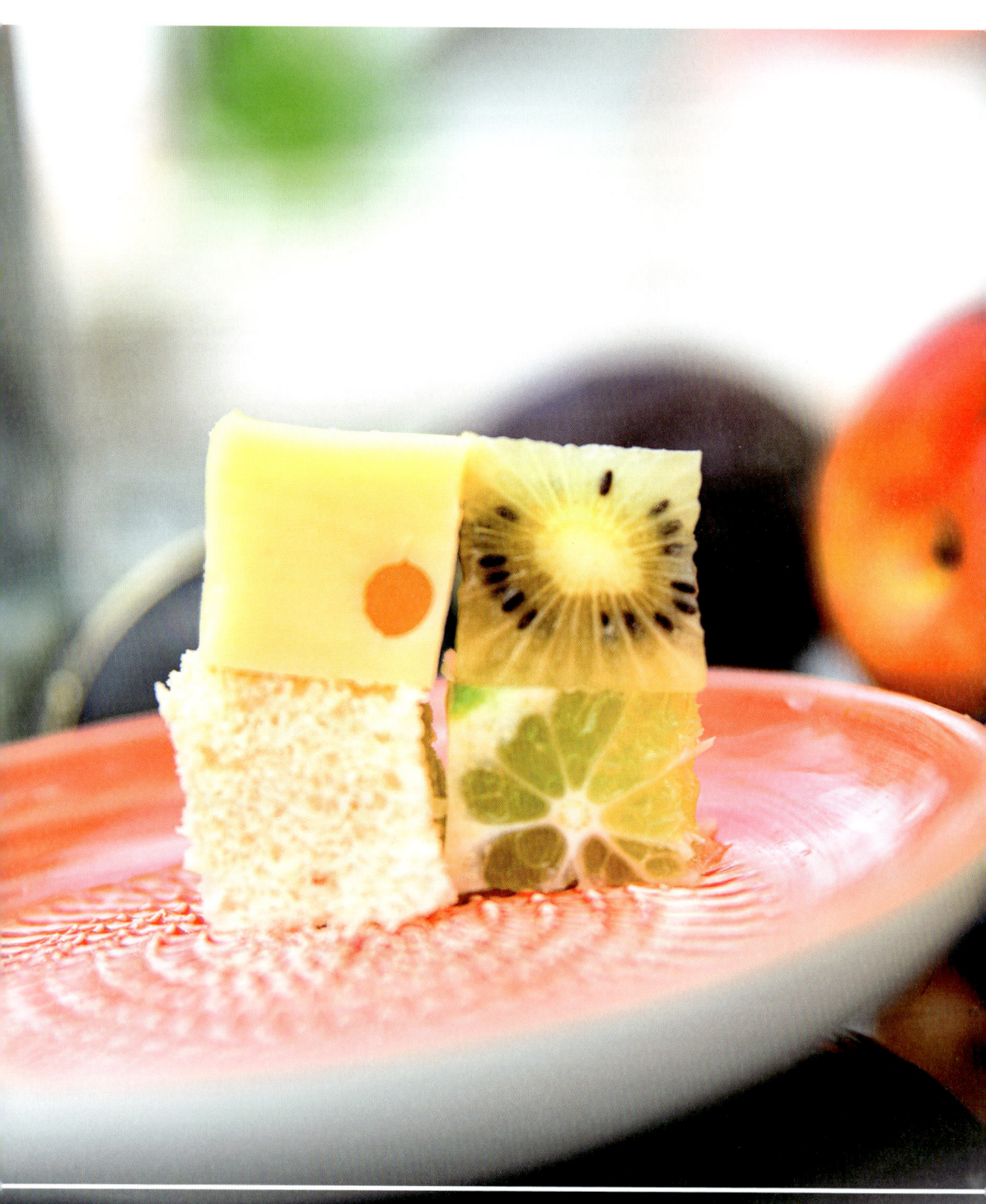

1.5 DIE FOLGEN UNSERER ERNÄHRUNG

Welche Schlüsse können wir daraus ziehen?

Trotz teurer werdender Güter investieren wir immer weniger Geld in unsere Ernährung. Da etwa 50 Prozent der Erwachsenen und nahezu 40 Prozent der Jugendlichen in Deutschland übergewichtig sind und die Zahlen sogar steigen[209], essen wir offensichtlich trotzdem zu viel oder das Falsche[210]. Oder beides. Hinzu kommt laut Weltgesundheitsorganisation ein Mangel an Bewegung[211]. Wir essen Dinge, die uns nicht guttun und davon oft viel zu viel, werden krank, übergewichtig und sind nicht selten fehlernährt[212].

Das Verändern von Lebensmitteln gehört schon seit Jahrhunderten zum menschlichen Alltag – unter anderem, um knappe Lebensmittel zu strecken und mehr Menschen zur Verfügung zu stellen, aber sicher auch damals schon, um höhere Gewinne zu erzielen. Schon in mittelalterlichen Städten gab es deshalb auch erste Regulierungen der Lebensmittelproduktion – vor allem für Bäcker, Fleischer, Bierbrauer und Weinhändler –, damals typische Bereiche der Lebensmittelfälschung, wie es auf der Homepage des Max-Rubner-Instituts steht[213].

Außerdem gab es städtische Marktaufsichten zur Lebensmittelkontrolle. Die Strafe richtete sich meist nach dem Maß der gesundheitsgefährdenden Wirkung bei Verzehr der gepanschten Ware – je nach Herrschaftsgebiet drohte für die Täter sogar eine Hinrichtung.

„Erst im deutschen Kaiserreich galten Gesetze gegen Lebensmittelfälschung erstmals für ein großes zusammenhängendes Herrschaftsgebiet." Aber Max Rubner, dem Pionier der Ernährungswissenschaften, reichte das nicht aus. Er forderte um 1890 stärkere und strukturierte staatliche Kontrollen und die Einrichtung entsprechender Behörden: „Der Schutz ist nur wirksam, wenn die zum Verkauf angebotenen Nahrungs- und Genussmittel häufig untersucht werden, und zwar durch Behörden, welche Gewähr für die Erkenntnisse von Verfälschungen bieten[214]".

Um heutzutage – wo verfälschte, hoch verarbeitete und veränderte Lebensmittel ein breitflächiger Normalzustand sind – wieder besser durchzublicken, der Werbung sowie dem Überfluss die kalte Schulter zeigen zu können und Appetit auf die wirklich gesunden Sachen machen –, dabei soll dieses Buch helfen, ohne gleich selbst Wildkräuter und Beeren im Wald sammeln zu müssen oder nur noch Gemüse vom eigenen Acker essen zu sollen. Es geht um das Bewusstsein, was wir essen, wie wir essen und warum wir es essen. Schließlich nehmen wir ja auch kein Medikament zu uns, dessen Wirkung wir nicht kennen und dessen Beipackzettel wir nicht verstehen, oder?

IS(S) GUT JETZT!

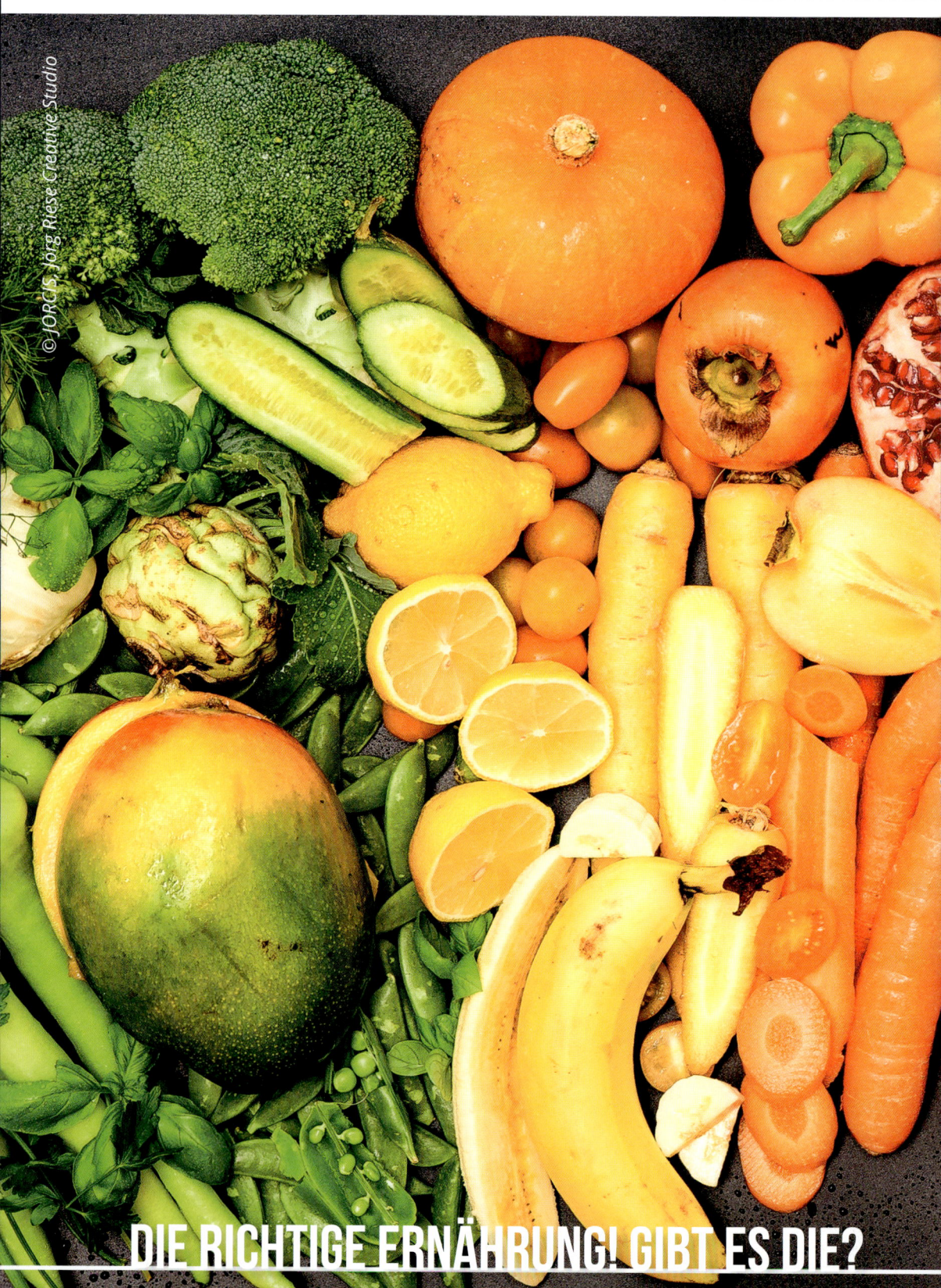

DIE RICHTIGE ERNÄHRUNG! GIBT ES DIE?

DIE RICHTIGE ERNÄHRUNG! GIBT ES DIE?

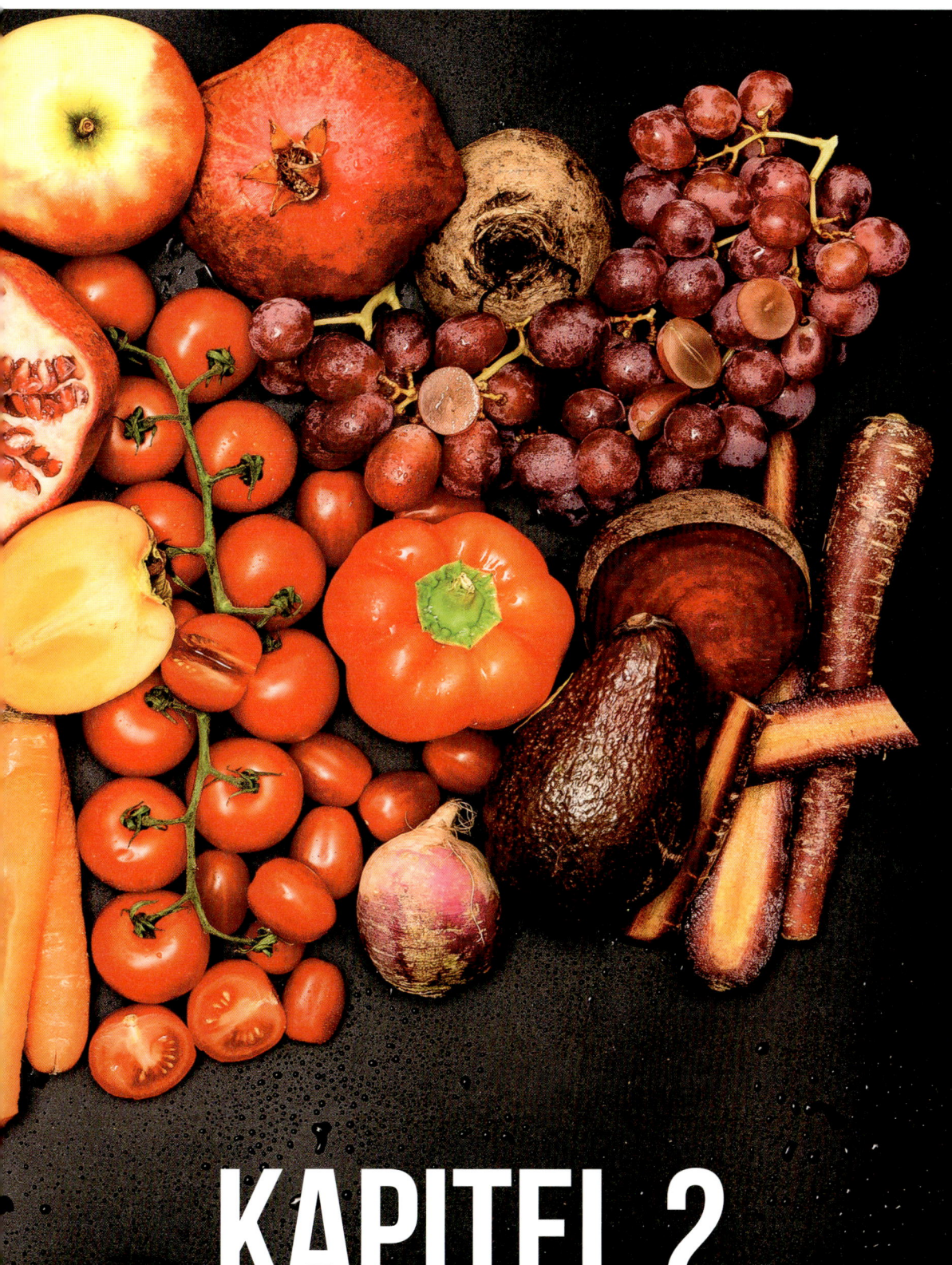

KAPITEL 2

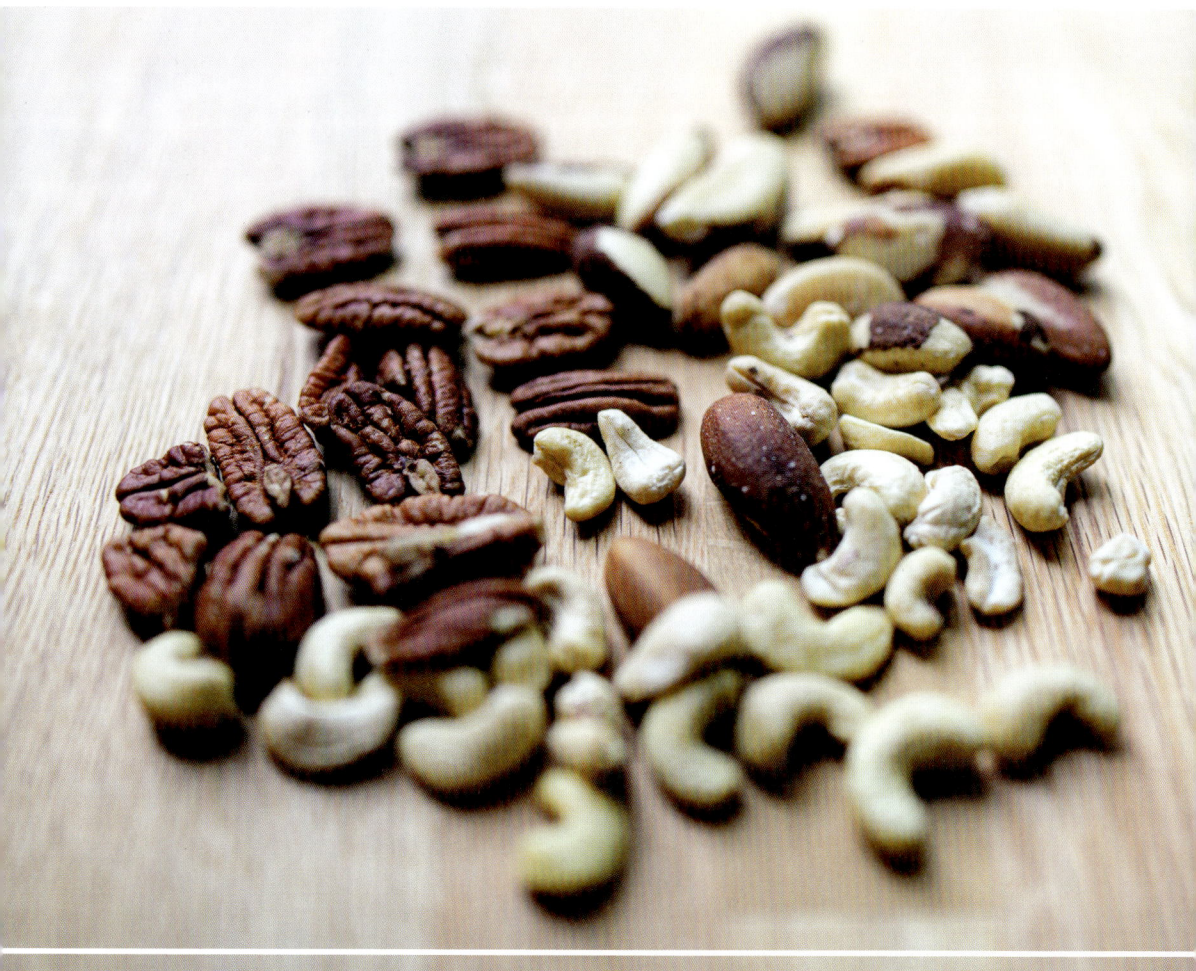

2.1 PROFISPORTLER WELTWEIT UND IHRE ERNÄHRUNG

Bei vielen von uns steht vielleicht spätestens jetzt die Frage im Raum, wie gesunde Ernährung denn überhaupt geht. Bei so vielen Schreckensmeldungen meint man ja, eigentlich gar nichts mehr essen zu können.

» Vielleicht sollten wir doch alle vegan werden?
» Das Paleo- oder Keto-Prinzip verfolgen?
» Vielleicht ist Raw Food oder Clean Eating aber ja noch besser?

Die Antwort ist simpel – und gleichzeitig vielleicht nicht ganz zufriedenstellend: Es gibt gar nicht nur *die* eine richtige Ernährung.

DIE RICHTIGE ERNÄHRUNG! GIBT ES DIE?

Aus sportlicher Sicht zeigt sich das wunderbar anhand einiger Beispiele aus dem Spitzensportbereich, die im Internet zu finden sind. Profisportler ernähren sich weltweit unterschiedlich, trainieren anders und sind dennoch überaus erfolgreich.

Der schnellste Marathonläufer der Welt ist Eliud Kipchoge aus Kenia. Er isst gerne viel Reis und Ugali, einen afrikanischen Getreidebrei aus Hirse- oder Maismehl. Gelegentlich gibt es Rindfleisch, öfter dafür Managu – ein Gemüse, das gerne mit unserem Spinat verglichen wird. Die Zutaten sind vornehmlich organisch, lokal und meist von umliegenden Farmen. Dazu gibt es Chai-Tee, Milch und Wasser.

Unsere deutsche Spitzenläuferin Sabrina Mockenhaupt mit ihren 35 deutschen Meistertiteln, zahlreichen Teilnahmen an Welt- und Europameisterschaften sowie den Olympischen Spielen achtet auf eine ausgewogene Ernährung in Form einer bunten Mischkost aus Gemüse und Obst, inklusive Fisch und Fleisch.

Das serbische Tennisass Novak Djokovic ernährt sich pflanzenbasiert. Vor allem setzt er auf Bohnen, Samen, Nüsse, Hülsenfrüchte und hochwertige Öle. Ergänzt wird der Speiseplan mit Avocados, Manukahonig, glutenfreien Müslis, Früchten, Beeren, Reisdrinks und Kokoswasser. Es gibt viel frisches Gemüse und ab und zu Fisch. Während der Matches isst er gerne Trockenfrüchte oder einen Löffel Honig für schnelle Energie. Zu trinken gibt es warmes Wasser und Tee.

Formel-1-Profi Lewis Hamilton verzichtet für seine Gesundheit und die Umwelt auf tierische Produkte. Gleiches gilt für Basketballer Dirk Nowitzki und Kraftpaket Patrik Baboumian. Bodybuilding-Legende Arnold Schwarzenegger ernährt sich hauptsächlich vegan, mischt aber auch gerne mal ein paar Eier in seine Smoothies.

Die amerikanische Turnerin Simone Biles liebt Kartoffeln in jeglicher Form. Auch sonst isst sie gerne Gemüse und ihren Eiweißbedarf deckt sie mit Hühnchen und Eiern.

Laut Professor Doktor David Nieman von der Appalach an State University in North Carolina, USA,[215] seien „alle Arten von Ernährung mit Leistungsfähigkeit vereinbar[216]". Er arbeitet im Fachbereich Biologie am Human Performance Laboratory und hat dort unter anderem die Erholungsphase von Athleten untersucht, die nach einer starken 90-minütigen Belastung entweder Erbsen- oder Molkeproteine zu sich genommen haben.

Natürlich können wir auch mit einer ungesunden Ernährung eine Weile durchaus leistungsfähig sein. Denn der Körper ist schlau. Er schafft es, unseren Lebensstil und eine schlechte Ernährung über einen langen Zeitraum auszugleichen. Das nennt man „metabolische Flexibilität", sagt Professor Doktor Hans Hauner, Humanmediziner mit Hauptgebiet Ernährungsmedizin. Er hat den Lehrstuhl an der Technischen Universität München inne und ist Direktor des dazugehörigen Else-Kröner-Fresenius-Zentrums für Ernährungsmedizin.[217]

„Das war früher überlebenswichtig." Essen wir zum Beispiel mehr säurebildende Lebensmittel als basische, stellt der Körper im stillen Kämmerlein und zunächst, ohne dass wir es merken, immer und immer wieder das nötige Gleichgewicht her. Dafür hat unser Körper ein leistungsfähiges Puffersystem.

IS(S) GUT JETZT!

Auf Dauer strapaziert eine Fehl- oder Mangelernährung aber unseren Körper und es könnte sein, dass wir antriebslos und müde werden oder unsere Knochengesundheit in gewissem Maße negativ beeinflusst wird[218].

Einige Ergebnisse aus kleineren Studien und Metastudien sprechen dafür, eine pflanzenbasierte Ernährung zu bevorzugen. Weitere größere Studien werden aktuell neu gestartet. Die *Coplant-Studie* zum Beispiel ist 2023 mit der Suche nach 6.000 Probanden im Alter von 18 bis 69 Jahren mit veganer, vegetarischer, pescetarischer oder gemischter Ernährungsweise gestartet und soll über 20 Jahre laufen.[219]

Das Ziel ist, laut dem Bundesinstitut für Risikobewertung, Datenlücken zu schließen: „Obwohl das Interesse für vegane und vegetarische Ernährungsweisen stetig wächst, liegen derzeit nur wenige, wissenschaftlich belastbare Daten zur pflanzenbasierten Kost vor. Ergebnisse früherer Studien zum Thema sind nicht unbedingt auf die heutigen Ernährungsformen übertragbar. Beispielsweise steigt das Angebot von veganen Lebensmitteln und Fleischersatzprodukten, die teilweise hoch verarbeitet, zucker-, fett- und salzreich sind."

2.2   GESUND MIT 100 JAHREN?

International und regional gibt es viele unterschiedliche Ernährungsweisen. Und dennoch fallen in einer Ecke der Welt nicht gleich alle Menschen um wie die Fliegen, während andere bei voller Gesundheit 100 Jahre alt werden. Dennoch: Einige Menschen leben deutlich länger als andere und das könnte unter anderem am Essen liegen.

Der amerikanische Autor Dan Buettner hat herausgefunden, dass die Menschen in fünf Regionen der Welt häufiger als der weltweite Durchschnitt über 100 Jahre alt werden. Er beschreibt die Regionen als sogenannte *Blue Zones*. Das sind Okiwana in Japan, das italienische Sardinien, die Halbinsel Nicoya in Costa Rica, das griechische Ikaria und Gläubige einer Gruppe in Loma Linda, Kalifornien[220]. Als Gründe[221] nennt Buettner unter anderem viel Zeit

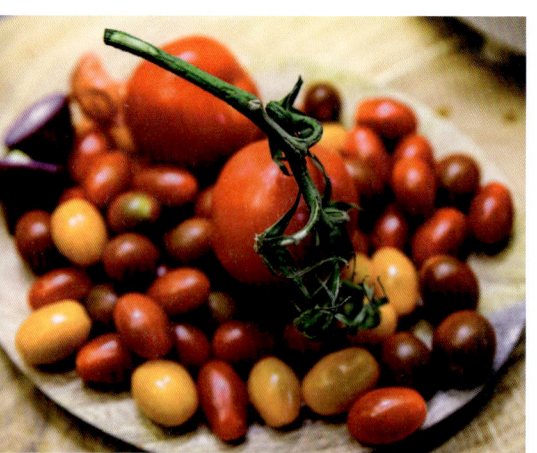

mit Familien und Freunden, soziales Engagement und Gesellschaft, Stressabbau, regelmäßige moderate körperliche Aktivität und gesunde Ernährung auf Pflanzenbasis mit einem häufigen Verzehr von Hülsenfrüchten, Nüssen und Vollkorn[222].

Aber auch andere Regionen und ganze Länder vertreten die Meinung, dass eine pflanzenbasierte Ernährung gesünder sei, so eine Studie von *YouGov*[223]: In Indien sind 57 Prozent und damit im weltweiten Vergleich die meisten Menschen der Meinung, dass eine vegetarische Ernährung gesünder sei, gefolgt von der marokkanischen Bevölkerung mit 55 Prozent. In Deutschland sprechen sich 38 Prozent dafür aus (allerdings auch 49 Prozent dagegen), in Portugal und Irland jeweils 30 Prozent – auch wenn das noch nicht heißen muss, dass sie sich auch tatsächlich fleischlos bzw. pflanzenbasiert ernähren. Befragt wurden 2022 mehr als 250.000 Personen in 26 Ländern.

2.2.1 PFLANZENBASIERT, VEGETARISCH, VEGAN?

Dazu gibt es mehrere nationale und internationale Studien und Metastudien (siehe Infokasten Vegane Studien S. 67) – mal größer, mal kleiner – die aus ihren Ergebnissen zum Teil schließen, dass Menschen mit einer pflanzenbasierten Ernährung weniger häufig an Krebs, Herz-Kreislauf-Erkrankungen, Diabetes und Übergewicht leiden[224].

Eine der wohl bekanntesten und größten Studien ist die *EPIC-Studie*. *EPIC* steht für *European Prospective Investigation into Cancer and Nutrition*[225] und soll die Beziehungen zwischen Ernährung, Ernährungsstatus, Lebensstil und Umweltfaktoren sowie der Inzidenz von Krebs und anderen chronischen Krankheiten wie z. B. Typ-2-Diabetes untersuchen[226].

Die Studie läuft seit Anfang der 1990er-Jahre und umfasst 519.978 Teilnehmende (366.521 Frauen und 153.457 Männer, meist zwischen 35-70 Jahren alt[227]) aus den 10 EU-Ländern Deutschland, Dänemark, Frankreich, Italien, Griechenland, Norwegen, Niederlande, Spanien, Schweden und UK[228].

Das Deutsche Krebsforschungszentrum schreibt in einer Zusammenfassung der EPIC-Studie und eines Reports World Cancer Research Fund (WCRF), dass die Ergebnisse bezüglich einzelner Nahrungsfaktoren beispielsweise auf eine Risikosenkung von Darmkrebs durch Ballaststoffe in Lebensmitteln hindeuten.

Sie „senkt das Risiko für Darmkrebs hochsignifikant um 40 Prozent[229]". Weiter heißt es: „Die Ballaststoffaufnahme aus Getreideprodukten, jedoch nicht aus Obst und Gemüse, senke zudem das Magenkrebsrisiko um über 30 Prozent und für diffusen Magenkrebs sogar um fast 57 Prozent."

Des Weiteren scheinen rotes und verarbeitetes Fleisch das Risiko für Darmkrebs und Magenkrebs zu erhöhen. Außerdem solle vermieden werden, Fleisch und Fisch sehr heiß in der Pfanne zu braten bzw. über offenem Feuer zu grillen, da die dabei entstehenden Verbindungen krebsfördernd seien. Obst und Gemüse scheinen speziell das Risiko für kardiovaskuläre Erkrankungen zu verringern[230].

„Das Darmkrebsrisiko steigt pro 100 Gramm täglich verzehrtem roten Fleisch durchschnittlich um 49 Prozent und pro 100 Gramm Wurst täglich sogar durchschnittlich um 70 Prozent[231]". Der Konsum von Fisch statt Fleisch könne das Risiko möglicherweise wieder senken."

Die Ursache der Risikosteigerung durch rotes Fleisch ist nicht genau bekannt. Man diskutiere, ob es der höhere Eisengehalt im roten Fleisch und die darüber entstehenden Nitrosamine sein könnten. „Rotes Fleisch könnte über den erhöhten Eisengehalt die Zellproliferation, die Lipidperoxidation sowie die Zytotoxizität in der Darmmucosa steigern[232]. (...) Speziell beim Grillen mit dem zu starken Anbraten bzw. Verbrennen der Fette entstehen mehr Karzinogene[233]" –, was laut Bericht für alle Fleischsorten gelte.

Die Empfehlungen des Deutschen Krebsforschungszentrums lauten: weniger rotes und vor allem kaum verarbeitetes Fleisch zu konsumieren. Aber am Schluss ist immer „die gesamte Lebensmittelzusammenstellung in Kombination mit weiteren Lebensstilfaktoren entscheidend[234]".

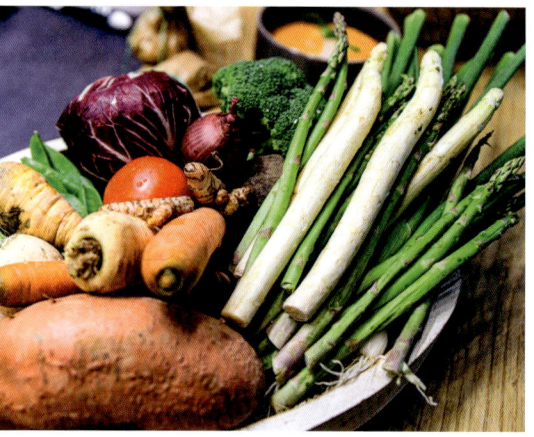

Eine pflanzenbasierte Ernährung bewirke laut *EPIC-Studie* einen durchschnittlich geringeren Body-Mass-Index[235], der wiederum in Kombination mit ausreichend Bewegung ebenfalls gesundheitsfördernd wirken kann. Auch laut einiger Berichte der Weltgesundheitsorganisation lassen sich unter anderem einige Krebserkrankungen – vor allem in industrialisierten Ländern – durch eine pflanzenbasierte Ernährung in Kombination mit anderen gesundheitsfördernden Maßnahmen wie Bewegung und gesundes Körpergewicht vermeiden[236].

Die sogenannte *Adventist Health Study 2* bestätigt nach über 40 Jahren Forschung, dass die vegan essenden Probanden im Schnitt leichter waren als Mischköstler[237] (bei 96.000 Probanden). Die federführende Universität in Kalifornien ist übrigens eine Institution der Freikirche der Siebenten-Tags-Adventisten[238], die zu einer der fünf Blue Zones gehören.

Bei einer pflanzenbasierten und rein pflanzlichen Ernährung gibt es auch einige Nährstoffe, die häufig nicht ausreichend aufgenommen werden, wie zum Beispiel Vitamin B12, Eisen, Kalzium, Zink, Jod und Selen. Aber in der Onlinezeitschrift *Journal of Health Monitoring* zum Thema Ernährung in Deutschland, herausgegeben vom Robert-Koch-Institut, heißt es: „In den letzten Jahren wurde (...) beobachtet, dass manche dieser Nährstoffmängel bei Vegetarierinnen und Vegetariern tatsächlich nicht häufiger vorkommen als unter Menschen, die nicht vegetarisch leben[239]." Um bei Veganern einem B12-Mangel vorzubeugen,[240] können gezielte Nahrungsergänzungsmittel nötig sein[241].

Nun dürfen wir aber auch nicht gleich alles in einen Topf werfen: Pflanzenbasiert muss nicht gleich vegan heißen und auch nicht automatisch gesund sein. Denn pflanzenbasiert könnte sowohl heißen, dass man den ganzen Tag nur Karotten und Knäckebrot knabbert – was ebenso wenig abwechslungsreich oder gesund ist wie nur von Pommes oder pflanzlichen Nuggets und Limo zu leben. Es gibt also genauso wie eine gesunde und ungesunde Ernährung bei Mischköstlern auch eine gesunde und ungesunde pflanzenbasierte oder vegane Ernährung[242].

Vegane Studien

In der Nationalen Bibliothek für Medizin (Nation Library of Medicine) kann man online nach Studien suchen, die sich zum Beispiel mit pflanzenbasierter Ernährung befassen. Hier werden unter dem Suchbegriff **Vegan Study** über 1.300 Ergebnisse angezeigt. Der Großteil der Studien ist seit 2017 entstanden.

Unter dem Suchbegriff **Vegetarian Study** kommen über 4.000 Ergebnisse zusammen. Mit **Plant Based** sind über 200.000 Studien zu finden. Dazu sollte man nicht vergessen, dass es sicher noch weitere Studien zum Thema Veganismus, Vegetarismus und pflanzenbasierte Ernährung gibt, deren Titel anders lauten oder vielleicht nicht sofort auf die Thematik schließen **lassen**.

Tipp: Seid immer kritisch, wenn es mal wieder heißt „eine neue Studien zeigt, dass ..."

» Wer hat die Studie gemacht und finanziert?
» Wie viele Leute haben teilgenommen?
» Oder wurde an Tieren geforscht?
» Lassen sich die Ergebnisse auf Menschen übertragen?
» Wie lange lief die Studie und kann man von den Ergebnissen wirklich die genannten Rückschlüsse ziehen oder gibt es noch andere Faktoren, die bedacht werden müssen?

Sucht euch die Originalstudie oder eine wissenschaftliche Zusammenfassung, vergleicht und denkt mit. So lassen sich mögliche Ergebnisse, die in den Medien dargestellt werden, eventuell noch einmal hinterfragen[243]. Zu welchem Thema auch immer.

2.2.2 PALEO, KETO, CLEAN ODER RAW?

Während die einen möglichst wenig Fisch und Fleisch oder gar nichts davon essen, stehen solche Nahrungsmittel bei anderen wiederum besonders häufig auf dem Speiseplan. Die Paleo-Ernährung orientiert sich an der Steinzeit und den damals vermeintlich verfügbaren Lebensmitteln, so die Deutsche Gesellschaft für Ernährung: „Fleisch, Fisch, Meeresfrüchte, Gemüse, Obst und Nüsse. Auf andere Lebensmittel wie Getreide, Hülsenfrüchte, Zucker oder Milch und Milchprodukte, wird dagegen komplett verzichtet[244]." Die Verfechter der ketogenen Ernährung verzichten ebenfalls auf Getreide, Zucker und andere Kohlenhydrate.

In der *Ernährungs Umschau* heißt es dazu: „In den letzten Jahren zeigt sich in den Medien ein deutlicher Anstieg von Artikeln, Beiträgen oder Posts zum Thema ketogene Ernährung. Neben

IS(S) GUT JETZT!

Content Creators in den sozialen Medien haben z. B. auch Supermärkte, Boulevardmagazine oder Infoportale die ketogene Ernährung als erfolgreiche Schlagzeile bzw. Werbeaussage entdeckt. Wie so häufig im Bereich der Ernährung sind die Darstellungen sehr einseitig und stellen ketogene Kostformen als eine Art Wundermittel zur Gewichtsreduktion oder zur Vermeidung bzw. Behandlung von bestimmten Erkrankungen dar[245]."

Rohköstler ernähren sich hauptsächlich von unverarbeiteten Lebensmitteln, die gar nicht oder maximal bis auf 40 Grad Celsius erwärmt werden, um alle Inhaltsstoffe wie Vitamine zu erhalten.

Das Deutsche Institut für Ernährungsforschung Potsdam-Rehbrücke hat zusammen mit den Universitäten Gießen, Maastricht und Rotterdam Ergebnisse zu einem Langzeitverzehr von rohen Lebensmitteln im *Journal of Nutrition* veröffentlicht[246]. Hier und auf anderen Seiten im Netz wird sowohl auf mögliche gesundheitliche Effekte als auch auf Nachteile wie mögliche Mangelerscheinungen hingewiesen[247].

Im Netz wird Raw Food häufig ungefiltert angepriesen – gepaart mit verlockenden Rezepten und Angeboten für Nahrungsergänzungsmittel. Das könnte ja vielleicht schon zum Nachdenken anregen.

Gleiches gilt für den Trend Clean Eating, der im Netz gerne angepriesen wird, aber ohne entsprechendes Wissen auch Gefahren bergen kann, wie zum Beispiel das zu extreme Verfolgen von Ernährungsweisen und den möglichen Folgen wie Essstörungen[248].

Ob bestimmte oder extreme Ernährungsformen nun gesund sind oder nicht, ist also die eine Diskussion. Klar ist, dass Ernährung durchaus auch ein Mittel zur Selbstoptimierung sein kann, als Ersatzreligion dienen mag oder Ausdruck der eigenen Identität ist, so das Gottlieb Duttweiler Institut in der Schweiz[249].

Und ebenso festhalten lässt sich wohl, dass es meist ein purer Luxus ist, sich aus ethisch-moralischen oder anderen Gründen auf eine bestimmte Ernährungsform wie vegan, paleo, keto, raw, ayurvedisch, intermittierend-fastend oder andere Arten festzulegen.

In unseren Industrienationen können wir uns so eine Entscheidung häufig erlauben. Wir können beschließen, gewisse Lebensmittel wegzulassen oder andere verstärkt zu konsumieren. Wir haben die Wahl – andere Menschen haben sie aber nicht.

In einigen Ländern bilden zum Beispiel Grundnahrungsmittel wie Getreide, Gemüse und Obst häufig die pflanzliche Basis der Ernährung. Wenn möglich, wird dieser Speiseplan aber mit Milch und Fleisch oder Fisch ergänzt, soweit solche „Luxusgüter" vorhanden sind. Vor allem in ärmeren und armen Regionen sind eigenes Vieh, dessen Fleisch und die entsprechende Milch das höchste Gut und für die Menschen dort oft überlebenswichtig.

Einige Regionen der Welt haben aber nicht einmal ausreichend Grundnahrungsmittel und Wasser zur Verfügung. In Teilen Äthiopiens in Afrika herrscht die schlimmste Dürre seit 30, 40

Jahren. Rund 20 Millionen Menschen sind von Hunger bedroht, jedes vierte Kind ist dort unterernährt. Viele Menschen leben hier überwiegend von der Viehhaltung. Aber sowohl Wasser und als auch Nahrung für Tiere ist knapp, viele Pflanzen sind vertrocknet, sodass viele Rinder und Ziegen sterben und damit die Ernährungsgrundlage für viele Einheimische wegbricht[250]. Auch in Südasien ist die Hungerlage ernst[251].

2.2.3 ERNÄHRUNGSEMPFEHLUNGEN BEI UNS UND WELTWEIT

Bei uns sieht die Situation anders aus. Es gibt nichts, was es nicht gibt. Wir haben Essen im Überfluss und dazu noch Ersatzprodukte. Wir bekommen alles im Supermarkt oder im Internet und es gibt unzählige Ernährungstrends und Ratschläge, wie eine gesunde Ernährung aussehen könnte. Offizielle Ernährungsempfehlungen gibt bei uns die Deutsche Gesellschaft für Ernährung heraus – und passt sie an neue Erkenntnisse entsprechend an. Allerdings brauchen solche Prozesse eine entsprechende Grundlage und ihre Zeit.

2.2.3.1 DIE DEUTSCHE GESELLSCHAFT FÜR ERNÄHRUNG

Die DGE hat 10 Regeln und einen dazu gehörigen Ernährungskreis entwickelt. Die Basis soll eine Vollwertkost sein. Der Kreis besteht aus sieben Lebensmittelgruppen aus den Bereichen Getränke, pflanzliche und tierische Lebensmittel sowie Öle und Fette. Die 10 Regeln besagen, dass wir die Lebensmittelvielfalt genießen, fünfmal am Tag Gemüse und Obst essen, Vollkornprodukte bevorzugen und gesundheitsfördernde Fette nutzen sollen. Wir sollten Zucker und Salz einsparen, hauptsächlich Wasser trinken, unser Essen schonend zubereiten, achtsam essen, genießen und in Bewegung bleiben.

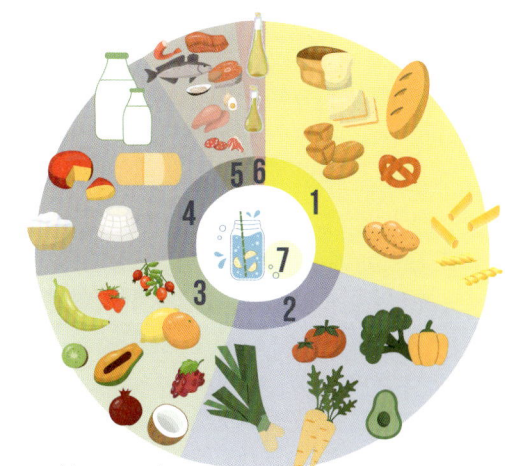

Modifiziert nach https://www.dge.de/gesunde-ernaehrung/dge-ernaehrungsempfehlungen/dge-ernaehrungskreis/

IS(S) GUT JETZT!

1. **Lebensmittelvielfalt genießen**
   Nutzen Sie die Lebensmittelvielfalt und essen Sie abwechslungsreich. Wählen Sie überwiegend pflanzliche Lebensmittel. Kein Lebensmittel allein enthält alle Nährstoffe. Je abwechslungsreicher Sie essen, desto geringer ist das Risiko einer einseitigen Ernährung.

2. **Gemüse und Obst – nimm „fünf am Tag"**
   Genießen Sie mindestens drei Portionen Gemüse und zwei Portionen Obst am Tag. Zur bunten Auswahl gehören auch Hülsenfrüchte wie Linsen, Kichererbsen und Bohnen sowie (ungesalzene) Nüsse. Gemüse und Obst versorgen Sie reichlich mit Nährstoffen, Ballaststoffen sowie sekundären Pflanzenstoffen und tragen zur Sättigung bei. Gemüse und Obst zu essen, senkt das Risiko für Herz-Kreislauf- und andere Erkrankungen.

3. **Vollkorn wählen**
   Bei Getreideprodukten wie Brot, Nudeln, Reis und Mehl ist die Vollkornvariante die beste Wahl für Ihre Gesundheit. Lebensmittel aus Vollkorn sättigen länger und enthalten mehr Nährstoffe als Weißmehlprodukte. Ballaststoffe aus Vollkorn senken das Risiko für Diabetes mellitus Typ 2, Fettstoffwechselstörungen, Dickdarmkrebs und Herz-Kreislauf-Erkrankungen.

Die aktuell spannendste Regel dürfte die folgende sein. Hier heißt es:

4. **Mit tierischen Lebensmitteln die Auswahl ergänzen**
   Essen Sie Milch und Milchprodukte wie Joghurt und Käse täglich, Fisch ein- bis zweimal pro Woche. Wenn Sie Fleisch essen, dann nicht mehr als 300 bis 600 Gramm pro Woche[252].

Möglicherweise könnten solche Empfehlungen bald anders aussehen. Denn die DGE überarbeitet aktuell die wissenschaftliche Methodik, mit der die lebensmittelbezogenen Ernährungsempfehlungen für Deutschland zukünftig abgeleitet werden. So sollen neben Ernährungs- und Gesundheitsaspekten auch Kriterien für Umwelt- und Klimaeffekte wie beispielsweise Treibhausgasemissionen berücksichtigt werden. „Es zeichnet sich bereits ab, dass die Empfehlungen zukünftig einen noch höheren Anteil an pflanzlichen Lebensmitteln enthalten werden." Die Diskussion über eine reduzierte Empfehlung von nur noch 10 Gramm Fleisch pro Tag war ein Missverständnis und wird von der DGE so nicht bestätigt. Aber es scheint sich etwas zu bewegen.

Der Verband der Fleischindustrie, der Zentralverband der Deutschen Geflügelwirtschaft, der Deutsche Bauernverband und der Milchindustrie-Verband sind von diesen Änderungen nicht begeistert, wie in der *Lebensmittelzeitung* zu lesen ist: „Das entspräche einer Currywurst im Monat", sagt Eckhard Heuser, Hauptgeschäftsführer des Milchindustrie-Verbands. Er ergänzt: „Wenn nun ein Gemeinschaftsverpfleger wie die Betriebskantine künftig diese Empfehlungen umsetzen muss, um ihre DGE-Zertifizierung nicht zu verlieren, droht sie mit anderen Worten, ihre Gäste an die Currywurstbude zu verlieren. Die Ernährungsstrategie muss aber so gut sein, dass sie die Menschen auch erreicht[253]".

Ist sie das auch? Die Änderungen der Ernährungsempfehlungen der DGE sollen im Zuge der neuen Ernährungsstrategie der Bundesregierung stattfinden. Das Bundesministerium für Ernährung und Landwirtschaft hat dafür eine Leitlinie erarbeiten, mit dem Ziel, „dass es für alle Menschen in Deutschland möglich ist, sich gut und gesund zu ernähren – unabhängig von Einkommen, Bildung oder Herkunft", so Bundeslandwirtschaftsminister Cem Özdemir. Erste Umsetzungen der Strategie sollen 2025 starten und bis ins Jahr 2050 ausgerichtet sein.

Slow Food Deutschland begrüßt die Ernährungsstrategie als „ernährungspolitische Rahmensetzung", bemängelt gleichzeitig aber, dass es an „Konkretheit und weiterhin an einer ausreichenden Finanzierung fehlt."

Auch die Deutsche Umwelthilfe bewertet diese Strategie als unzureichend. DUH-Bundesgeschäftsführer Sascha Müller-Kraenner sagt: „Die Bundesregierung kann oder will keine echten Lösungen vorlegen. Erst bis 2050 soll es für alle Menschen in Deutschland möglich sein, sich gut zu ernähren – bis dahin dauert es noch ein Vierteljahrhundert." Maßnahmen, die die Ernährungsindustrie in die Pflicht nehmen, steuerliche Ansätze wie die Absenkung der Mehrwertsteuer für Obst und Gemüse auf 0 Prozent oder die Erhebung einer Zuckersteuer fehlen komplett.

Der Bürgerrat Ernährung – gegründet 2023 – legte im Januar 2024 konkrete Vorschläge für eine Ernährungswende vor: Bewusstes Einkaufen leicht gemacht durch ein verpflichtendes staatliches Label, verpflichtende Weitergabe von genießbaren Lebensmitteln, die sonst weggeworfen würden, an gemeinnützige Organisationen. Dazu ein neuer Steuerkurs für Lebensmittel und die Neudefinition von Grundnahrungsmitteln – wozu zukünftig pflanzliche Milchersatzprodukte, Fleischersatzprodukte und alle nach Bio-Standards erzeugten Produkte fallen sollten. Zucker solle hingegen nicht mehr als Grundnahrungsmittel gelten und damit die darauf erhobene Mehrwertsteuer auf 19 Prozent angehoben werden. Auf Produkte wie unverarbeitetes und tiefgefrorenes Obst und Gemüse in Bio-Qualität, Hülsenfrüchte, Nüsse und Vollkorngetreide sowie Mineral- und Tafelwasser soll keine Mehrwertsteuer mehr erhoben werden. [254]

2.2.3.2 BALANCED FOOD CHOICE INDEX

Der empfohlene Fleischverzehr ist das eine Thema. Die Auswahl an pflanzlichen Lebensmitteln in den DGE-Empfehlungen ein anderes. In einer Studie der Universität Göttingen – unterstützt von der Ernährungsorganisation *ProVeg* – haben Ernährungswissenschaftler 95 staatliche Ernährungsrichtlinien weltweit verglichen und bewertet, wie vielseitig die empfohlene Auswahl pflanzlicher Lebensmittel ist. Dabei ist Deutschland im Ländervergleich auf Platz 50 zu finden. Auch unter den 27 EU-Mitgliedsstaaten belegt Deutschland nur Platz 14. Mit 32 von 100 Punkten liegt Deutschland damit sowohl unter dem EU-Durchschnitt als auch unter dem globalen Durchschnitt[255].

IS(S) GUT JETZT!

Für die Bewertung hat das Forscherteam den **Balanced Food Choice Index** (BFCI) entwickelt[256]. Er misst mithilfe von 10 Indikatoren und 17 Variablen, inwieweit bestehende Ernährungsrichtlinien eine nachhaltige, gesunde Lebensmittelauswahl fördern, die tierische Produkte enthalten kann, aber nicht muss. Die Studie zeigt ein beträchtliches Informationsdefizit in den aktuellen Richtlinien weltweit auf. Zudem stellten die Forscher fest, dass lediglich 38 Länder Position zu vegetarisch-veganen Ernährungsweisen beziehen. Allerdings erwähnt fast die Hälfte aller Richtlinien bereits pflanzliche Alternativen zu Fleisch oder Tiermilch, was die Forscher als positiven Trend bewerten.

Studienleiterin Anna-Lena Klapp ist Doktorandin der Agrarwissenschaften und sagt: „Die Ernährungsrichtlinie der Deutschen Gesellschaft für Ernährung präsentiert Fleisch und Milch als eigenständige Lebensmittelgruppen, die den Bedarf an Proteinen, Eisen oder Kalzium decken sollen, aber es werden keine adäquaten Alternativen wie Hülsenfrüchte oder kalziumreiches Mineralwasser erwähnt, mit denen die Bevölkerung bestimmte Nährstoffe auch pflanzlich decken kann. Und Verbraucher erhalten keine Information über pflanzliche Milch- und Fleischalternativen."

In einem Positionspapier betont die DGE eine mögliche Nährstoff- und Vitaminunterversorgung, zum Beispiel mit Vitamin B12, Eisen und Selen[257] und rät zu einer ausgewogenen Mischkost mit pflanzlichen und tierischen Lebensmitteln[258].

Angeführt wird das Ranking von den Niederlanden, Australien und der Schweiz. Norwegen und Finnland weisen zusätzlich auf die Vorteile vegetarischer und veganer Ernährungsweisen für die Gesundheit und das Klima hin, während die deutschen Empfehlungen hingegen die Risiken betonen und insbesondere von einer veganen Ernährung abraten, so die Studienleiterin.

Die deutsche Ernährungsrichtlinie teilt Lebensmittel in sieben Gruppen ein, darunter „Fleisch, Wurst, Fisch und Eier" sowie „Milch und Milchprodukte". Diese beiden Gruppen sollen den Bedarf an Proteinen, Eisen und Kalzium decken. Die Richtlinie nennt in beiden Gruppen aber keine adäquaten Alternativen, die den Bedarf auch pflanzlich decken könnten. Damit stellt die DGE Fleisch und Milch sogar in den Vordergrund. Pflanzliche Alternativen zu Milch, Milchprodukten und Fleisch werden nicht erwähnt.

Und der Ländervergleich zeigt, dass das vor allem eine politische Entscheidung ist. Klapp dazu: „Wir haben festgestellt, dass die Betonung tierischer Produkte in nationalen Ernährungsrichtlinien mit einer wirtschaftlich starken Fleischindustrie korreliert. Je größer der Anteil der Fleischindustrie am Bruttoinlandsprodukt eines Landes ist, desto eher empfiehlt dieses Land seinen Bürger ausschließlich tierisch basierte Produkte zur Deckung bestimmter Nährstoffe und erwähnt weniger pflanzliche Optionen. Das trifft auch auf Deutschland zu." So werde allerdings die Lebensmittelauswahl der Verbraucher eingeschränkt, sagt Klapp.

Das Ziel der Studie ist eine Verbesserung der Richtlinien weltweit, die zum Beispiel tierische und pflanzliche Lebensmittel wie Hülsenfrüchte und Tofu in einer „Proteingruppe" zusammenfassen und erklärt, wie diese kombiniert werden sollten, um unseren Protein- und Eisenbedarf zu decken. Die USA, Großbritannien und die Niederlande führen zum Beispiel in der Milchgruppe mit Kalzium angereicherte Sojamilch als adäquate Alternative zu Kuhmilch auf[259].

Um zu den Gewinnern des Rankings aufzuschließen, müsste Deutschland hier einige Maßnahmen ergreifen. Da wäre zunächst die Überarbeitung der Lebensmittelgruppen. Fleisch und Milch sollten keine eigenen Gruppen ohne adäquate pflanzliche Alternativen bilden. Eine Einteilung, die sich an Nährstoffen orientiert, verdeutlicht, dass wir Protein auch aus Hülsenfrüchten wie Linsen, Soja oder Erbsen und Kalzium auch aus Mineralwasser erhalten können. Hier sind Kanada und Großbritannien Vorreiter.

Norwegen, Finnland, Schweden und die Niederlande betonen in ihren Ernährungsrichtlinien zudem die gesundheitlichen und ökologischen Vorteile pflanzenbasierter Ernährungsweisen, einschließlich veganer und vegetarischer Ernährung. Diese Länder stellen Empfehlungen für eine gut geplante vegetarische und vegane Ernährung bereit.

2.3 PLANETARY HEALTH DIET – ESSEN FÜR DIE UMWELT

Eine internationale Empfehlung für pflanzenbasiertes Essen gibt die *Planetary Health Diet* (PHD). Sie basiert neben dem Wissen über mögliche gesundheitliche Vorteile vor allem auf dem Schutz von Umwelt und Tieren, um unseren Planeten zu entlasten und könnte ein Weg sein, um in Zukunft trotz wachsender Weltbevölkerung alle Menschen satt zu machen. Damit verfolgt die PHD das zweite der 17 Nachhaltigkeitsziele der Vereinten Nationen:

„Den Hunger beenden, Ernährungssicherheit und eine bessere Ernährung erreichen und eine nachhaltige Landwirtschaft fördern."

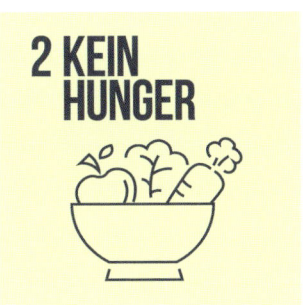

Modifiziert nach https://17ziele.de/downloads.html

Die Deutsche Gesellschaft für die Vereinten Nationen sagt: „Eine zukunftssichere Ernährung ist pflanzenbasiert. (...) Krankheiten aufgrund von Fleisch- und Milchprodukten nehmen zu, während mehr als 820 Millionen Menschen hungern. Alle Menschen gesund und nachhaltig zu ernähren, ist eine der drängendsten globalen Herausforderungen[260]."

IS(S) GUT JETZT!

Auch die Bundesregierung möchte pflanzenbasiert in die Zukunft und schreibt: „Wie zahlreiche Studien zeigen, ist die Erhöhung des Anteils pflanzlicher Produkte bei gleichzeitiger Verringerung des Anteils tierischer Produkte einer der wirkungsvollsten Hebel, um Ernährungssysteme und Ernährungsstile nachhaltiger zu gestalten[261]."

Auf der Seite des Potsdam-Institut für Klimaforschung steht: „Während weltweit rund 80 Prozent der landwirtschaftlichen Nutzfläche für die Produktion tierischer Lebensmittel genutzt wird, tragen diese nur zu 18 Prozent der globalen Kalorienversorgung bei. Wenn ein größerer Teil der Ackerflächen für die Erzeugung von Essen für Menschen statt von Futter für Tiere genutzt würde, ließe sich das Angebot von Lebensmitteln rasch und nachhaltig ausweiten und Preisanstiege und Hunger vermindern[262]."

Slow Food Deutschland gibt im Magazin *Essen ist politisch* konkrete Vorschläge, wie die Politik dabei helfen kann. Sie solle unter anderem nachhaltige Standards für Lebensmittel und deren Verpackungen bestimmen und die Vermarktung gesunder Produkte fördern[263].

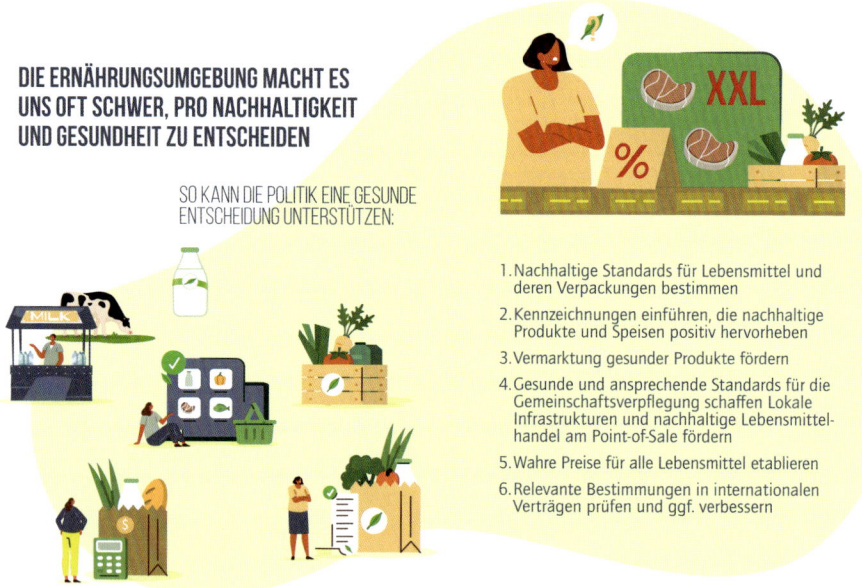

Modifiziert nach https://www.slowfood.de/was-wir-tun/zum-nachlesen/publikationen/essen-ist-politisch-30-jahre-ernaehrungsexpertise/202206_sfd_magazin-essen-ist-politisch_30-jahre-ernaehrungsexpertise.pdf, S. 27

Um einen Beitrag zur Agenda 2030 zu leisten und die Politik in ihrem Vorhaben zu unterstützen, hat die sogenannte *EAT-Lancet-Kommission* 2019 die *Planetary Health Diet* veröffentlicht – als Strategie für eine gesunde und nachhaltige Ernährung für Mensch und Planet[264]. 2024 soll ein neuer Bericht folgen[265].

Die Kommission ist eine Kooperation zwischen der Nichtregierungsorganisation EAT mit Sitz in Norwegen und *The Lancet*, einer der führenden medizinischen Fachzeitschriften. Ihr gehören 37 Wissenschaftler aus unterschiedlichen Disziplinen und 16 Ländern an, darunter Klimaforscher und Ernährungswissenschaftler.

Demnach müssten der Konsum von Obst, Gemüse, Hülsenfrüchten und Nüssen etwa verdoppelt und der Verzehr von Fleisch und Zucker halbiert werden[266], um die Grenzen des Planeten einzuhalten. Zwar berufen sich deren Empfehlung auf 2.500 Kilokalorien als Tagesbedarf pro Person, aber der Grundgedanke ist richtig: Die Lebensmittelproduktion im Sinne der Nachhaltigkeit muss verbessert werden, Ernährung muss gesünder und Lebensmittelverluste und -verschwendung müssen stark reduziert werden[267].

Doch statt den Verbrauch unserer Ressourcen wieder zu verlangsamen, überschreiten wir die Kapazitäten unseres Planeten laut *Global Footprint Network* Jahr für Jahr früher und der Erdüberlastungstag rückt ständig weiter nach vorne[268].

Um den Nachhaltigkeitszielen dennoch näherzukommen, hat der Wissenschaftliche Beirat für Agrarpolitik, Ernährung und gesundheitlichen Verbraucherschutz beim Bundesministerium für Ernährung und Landwirtschaft im Jahr 2020 ein 879 Seiten langes Gutachten herausgegeben. Darin heißt es, dass eine Politik für nachhaltigere Ernährung vier Zieldimensionen hat: Gesundheit, Soziales, Umwelt einschließlich Klima und Tierwohl – die **Big Four**. Die notwendigen Fortschritte seien nur mit einer umfassenden Transformation des heutigen Ernährungssystems erreichbar.

Allerdings ist laut Gutachten „Deutschland (...) im europäischen und zum Teil auch im globalen Vergleich Nachzügler. Bestehende Rahmenbedingungen sind wenig nachhaltigkeitsförderlich, die Verantwortung wird zu stark auf das Individuum verlagert, und viele verfügbare Unterstützungsinstrumente werden nicht hinreichend genutzt[269]."

Deshalb empfiehlt der Beitrag dem Bundesministerium unter anderem, „diese Lücke zu schließen und eine Strategie zur Reduktion des Konsums tierischer Produkte zu erarbeiten und umzusetzen. Als einen Kernbestandteil dieser Strategie bewertet der Beirat eine Erhöhung der Preise für tierische Erzeugnisse[270]." Die neue Ernährungsstrategie könnte ein Schritt auf dem richtigen Weg sein. Aber es gibt in jeglicher Hinsicht noch reichlich zu tun.

2.3.1 UND ALLE SO: SATT?

Die große Schwierigkeit liegt in der Diskrepanz zwischen Soll und Realität. Trotz der vielen Studien und Erkenntnisse und des Wissens, wie man eine Ernährungswende hinbekommen kann, ist der Fleischkonsum weltweit und in Deutschland enorm hoch und liegt bei 52 Kilo pro Kopf[271].

Laut Statistischem Bundesamt ist die Fleischproduktion 2022 in Deutschland um 8,1 Prozent und damit so stark wie noch nie gesunken. Auch 2023 waren die Schlachtmengen rückläufig –

im ersten Halbjahr waren es 5,9 Prozent weniger als im Vorjahreszeitraum. Allerdings reden wir hier immer noch von sieben Millionen Tonnen, die von Schlachtbetrieben erzeugt wurden. Dafür wurden unter anderem 47 Millionen Schweine und drei Millionen Rinder geschlachtet[272]. Und so vielversprechend der Trend in Deutschland auch klingen mag: 2023 ist Fleisch noch immer das größte Marktsegment im Lebensmittelbereich bei uns[273].

Weltweit ist der Fleischkonsum im Jahr 2023 angestiegen und wird es durch die wachsende Weltbevölkerung wohl auch zukünftig tun: „Der weltweite Fleischkonsum hat sich in den vergangenen 20 Jahren mehr als verdoppelt (…). Bis 2028 wird der Fleischkonsum möglicherweise noch einmal um 13 Prozent wachsen[274]" – so steht es im Fleischatlas 2021. Und das Statistische Bundesamt schreibt: „Prognosen von Experten sagen einen Anstieg um 76 Prozent von 2007 bis 2050 voraus. Insbesondere für Geflügel wird mit einer erhöhten Nachfrage gerechnet: Im Jahr 2050 könnte die Nachfrage nach Geflügelfleisch (…) um rund 120 Prozent gestiegen sein[275]."

Deshalb müsste vor allem in den Industrienationen eine Reduktion des Fleischkonsums stattfinden, sagt der Agrarwissenschaftler Professor Doktor Matin Qaim vom *Zentrum für Entwicklungsforschung* der Universität Bonn: „(…) idealerweise auf 20 Kilogramm oder weniger jährlich. Der Krieg in der Ukraine und die dadurch entstehenden Engpässe für Getreide auf dem Weltmarkt zeigen zudem sehr deutlich, dass weniger Getreide an Tiere verfüttert werden sollte, um die globale Ernährung sicherzustellen[276]."

2.3.2 FUTURE FOOD – DIE LÖSUNG FÜR ALLE PROBLEME?

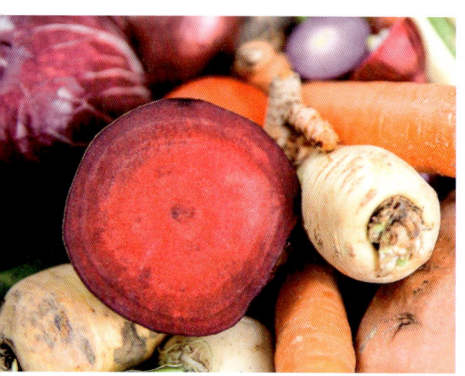

Ob Insekten[277], Invitro-Fleisch aus dem Labor[278], unechter Fisch, Essen aus dem 3D-Drucker oder Vertical Farming – die Branche für solche neuartigen Ernährungsideen wächst weltweit rasant schnell[279]. Insekten sind zwar in einigen Ländern Afrikas, in Mexiko, China und Thailand schon eh und je Alltag und laut Welternährungsorganisation der Vereinten Nationen gibt es rund 1.900 essbare Arten[280]. Aber in unseren Breiten gehören sie dennoch zum Novel Food und stoßen auf viel Skepsis.

Gleichzeitig wissen in Deutschland viele Menschen um die Folgen der Nutztierhaltung und des Fleischkonsums und sind bereit, für mehr Tierschutz, den Schutz der Umwelt und aus gesundheitlichen Gründen ihren Fleischkonsum zu reduzieren – oder tun es bereits –, so steht es in einem Artikel über den europäischen Markt für kultiviertes Fleisch[281]. Es gibt auch eine Akzeptanz für neuartige Produkte wie Laborfleisch – ebenso aber Unwissen und Ablehnung.

Spätestens, wenn Begriffe wie *Food Trend* oder *Food Tech*[282] fallen, läuft vielen Leuten ein Schauer über den Rücken. Auf der einen Seite mögen neue Formen der Ernährung zukunftsträchtig sein. Auf der anderen Seite stecken hier aber auch Sorgen drin. Denn wenn neue Zutaten und Produkte entwickelt werden, ist die Natürlichkeit meist längst über alle Berge.

So gibt es zum Beispiel Unternehmen, die pflanzlichen Ei-Ersatz schaffen – mit Eigelb und Eiweiß, Eierschale und allen Eigenschaften, um ihn in der Pfanne zu braten oder gekocht zum Frühstück zu essen[283]. Die Zutaten stammen hauptsächlich vom Acker, aber es handelt sich dennoch um ein hoch verarbeitetes Nahrungsmittel.

Die ersten pflanzlichen Eier sollen bald auf den Markt kommen. Eidotter und Eiklar im Glas, ohne Schale, verkauft das Start-up bereits an Restaurants. Der Preis ist kaum höher als für ein Bio-Ei. Es gibt Ei-Ersatz als Rolle – perfekt für belegte Brötchen. Ei-Ersatz-Pulver aus Ackerbohnen oder Erbsenprotein gibt es schon länger. Einige Produkte werden allerdings als Sparte konventioneller Wurstfabriken hergestellt.

Auch Food Hacking ist ein nicht zu verachtender Zweig in der Branche[284]. Hier arbeiten IT-Experten mit Leuten aus der Food-Branche zusammen und erstellen aufgrund von Ernährungsdaten auf Knopfdruck umweltfreundliche Menüs oder Gerichte, die uns mit allen wichtigen Nährstoffen versorgen. Gleichzeitig können Kosten kalkuliert, Lieferketten optimiert und die Landwirtschaft prognostiziert werden – was unter dem Begriff „Digital Food" zusammengefasst werden kann.

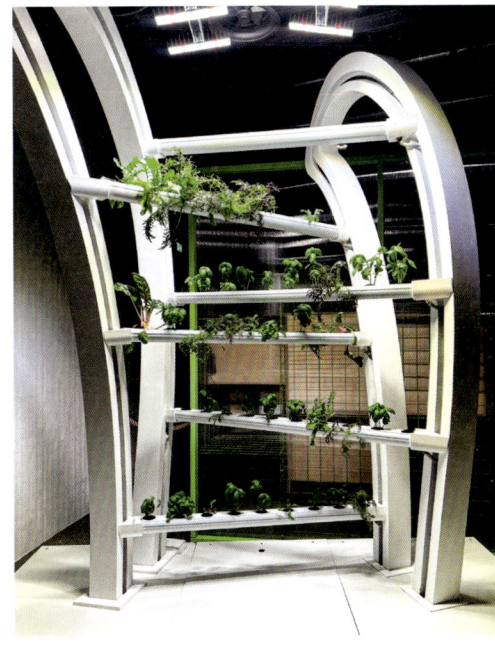

Natürlich kann die Nahrung als solche nicht digitalisiert werden[285], aber es können Beziehungen erfasst werden, die Lebensmittel entlang der Nahrungskette mit der digitalisierten Welt haben. Die Digitalisierung in der Food-Branche umfasst unter anderem IT-gesteuerte Abläufe in der Produktion und Verteilung, Food Tracking – also die Rückverfolgbarkeit und zum Beispiel personalisierte Produktangebote im Internet, den Online-Vertrieb und die Bestellungen per Handy – auch häufig unter dem Begriff „E-Food[286]" zu finden.

Wie können wir in dieser digitalen Welt die Kontrolle über unser Essen behalten[287]?

Und bedeutet diese Veränderung, neben der Angst um einen Verlust des Gewohnten, auch eine Chance[288]?

Darüber habe ich mit Lebensmittelethiker Professor Doktor Franz-Theo Gottwald gesprochen[289]. Das Ergebnis: Es geht bei diesen Entwicklungen nur bedingt um individuelle Befindlichkeiten, sondern darum, eine sinnvolle und nachhaltige Welternährung zu schaffen.

IS(S) GUT JETZT!

„Wie bekommen wir die Ballungszentren satt?

Das Ruhrgebiet, Großstädte auf der ganzen Welt oder Megacitys wie Shanghai, die sich nicht aus eigenem landwirtschaftlichem Umfeld, aus ihrer Region ernähren können? An dieser Stelle wird Future Food interessant. Unsere zukünftigen Generationen kommen vielleicht nicht mehr mit Nah- oder gar Selbstversorgung klar und stehen vielleicht auch nicht mehr in der Küche. Sie setzen auf designtes Essen und das ist sicher ein möglicher Pfad. Aber es ist auch High End und nicht, um die Masse zu ernähren. Das Problem ist: Momentan kommen solche Produktinnovationen einfach zu allem anderen dazu. Es sind global keine Rückgänge auf anderer Linie zu sehen, wie zum Beispiel beim zunehmend problematischer werdenden Fleischkonsum.

Sollte man Future Food für alle schaffen wollen, ist das außerdem nur legitim, wenn eine komplett neue Produktionsstruktur damit einhergeht. Und eine starke Reduktion des Konsums von Erzeugnissen tierischen Ursprungs ist nur möglich, wenn eine Transformation aller Prozesse in der Produktion, dem Vertrieb und der Esskultur angestoßen wird. Grünkernbratlinge alleine sind nicht die Lösung und in vielen „futuristischen" Nahrungsmitteln steckt zu viel Energie und zu intensive Verarbeitung.

Rein rechnerisch ist reichhaltig Essen für alle da – auch für 10 Milliarden Menschen und das selbst bei weiter degradierenden Böden. Aber wir brauchen dazu auch Veränderungen im Bereich Lebensmittelverluste und Lebensmittelverschwendung (Food Waste und Food Loss) – hier haben wir Potenziale von 30 bis 40 Prozent und damit Riesenpuffersysteme. Es geht bei der zukünftigen Ernährungssicherung verstärkt um Zugangsgerechtigkeit, Verteilung, Logistik, Klima- und Krisenmanagement und um Lösungen im Sinne sozialer Ethik, also um bezahlbare Lebensmittel, deren Preise die Wahrheit sagen.

Dabei haben auch die Verbraucher eine Informationsholschuld, denn die Zusammenhänge zwischen Klimaveränderung, Biodiversitätsverlusten und Wasserschädigung sind ganz klar auch ernährungsbedingt. Damit haben alle Essenden und Trinkenden eine Verantwortung für den Zustand unseres Planeten. Die Informationen sind mehr als je zuvor vorhanden und für alle verfügbar. Aber am Ende läuft die Kaufentscheidung oft nach Zeit und Preis. Die Lücke zwischen Intention und Verhalten ist nach wie vor groß – die Politik könnte hier durch unterschiedliche Mehrwertsteuersätze Anreize schaffen.

Und für den Einzelnen gilt: Würde man große Geldfresser wie Softdrinks und tierische Produkte reduzieren oder weglassen, könnte man andere, ökologisch und sozial verträglichere Produkte kaufen. Je stärker industriell verarbeitet, desto teurer müsste das Produkt sein. Hungern muss deshalb sicher niemand. Die Krux ist: Der Mensch ist sehr anpassungsfähig. Wir können mittlerweile genetisch verändertes, erdölbasiertes Essen in Mengen zu uns nehmen, das aus einer Landwirtschaft stammt, die mit synthetischen Düngern und Pestiziden behandelt wurde – dabei zeigen sich allerdings die degenerativen Folgen in der natürlichen Mitwelt und bei der Gesundheit erst über einen längeren Zeitraum."

KOMMENTAR von Lebensmittelethiker Professor Doktor Franz-Theo Gottwald

2.3.2.1 GRÜNZEUG AUS DEM MEER

Auch Algen fallen bei uns häufig in die Kategorie „neuartiges Essen". Dabei haben sie längst eine Art Standard erreicht und werden Jahr für Jahr in immer größeren Mengen für den Verzehr kultiviert:

Die Ernährungswissenschaftlerin und Ökologin Hanni Rützler schreibt in ihrem Food Report 2023 – herausgegeben vom *Zukunftsinstitut*: „(...) dass die Aquakultur von Meeresalgen zu den am schnellsten wachsenden Lebensmittelsektoren der Welt zählt[290]" und ergänzt: „Seit Tausenden von Jahren werden Makroalgen in allen Teilen der Welt als Nahrungsmittel verwendet. Nicht nur in Asien, auch in Island, Wales, Irland, Schottland, Dänemark und in der Bretagne sind Algen klassische Bestandteile der traditionellen Küchen. Sie können frisch, getrocknet oder eingelegt verzehrt werden wie z. B. in Seetangsuppen oder auch als Würzmittel zu Geflügel. Die Meeresdelikatessen werden sowohl aus Wildpopulationen geerntet als auch in Aquakulturen gezüchtet."

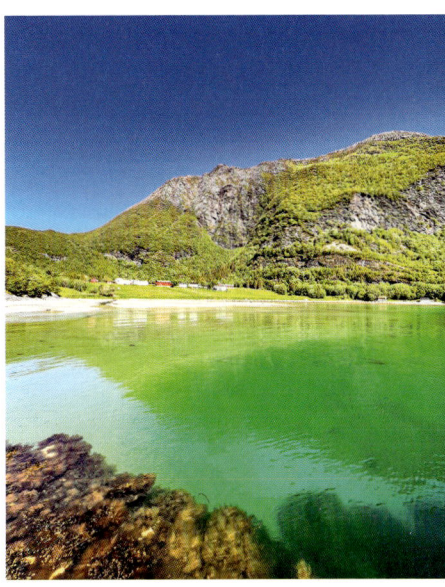

Das Europäische Innovations- und Technologieinstitut (EIT) sagt, dass Algen eine umweltfreundliche Zutat in unserer zukünftigen Ernährung sein können[291] und auch die Europäische Kommission spricht von einem starken und nachhaltigen Sektor[292].

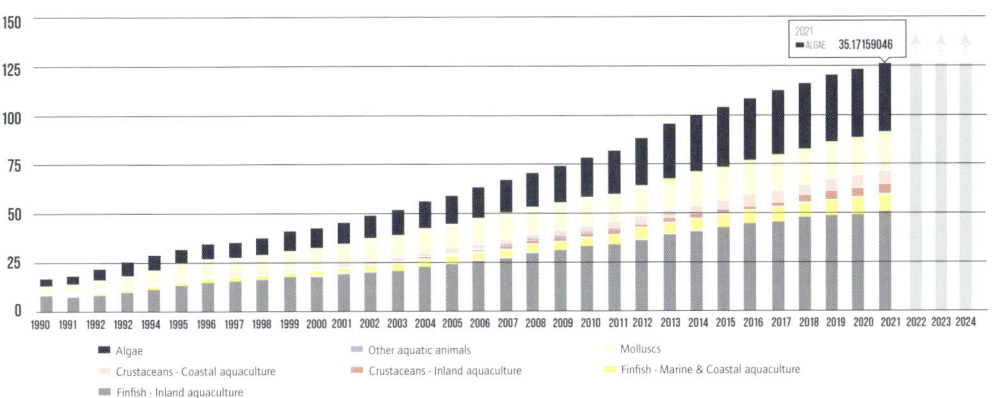

WELTWEITE AQUAKULTURPRODUKTION 1990-2021

Modifiziert nach https://www.fao.org/3/cc8166en/cc8166en.pdf

Natürlich sind Algen durchaus Geschmackssache. Aber sie können eine pflanzliche Basis für Salate, Suppen und viele andere Gerichte bilden – in vielen Produkten kommen sie zudem längst als Zutat vor. „Produkte wie Agar-Agar, Alginat oder Carrageen finden als Gelier-, Verdickungs- und Bindemittel Verwendung zum Beispiel in Eis oder Süßigkeiten[293]", schreibt das Bundeszentrum für Ernährung.

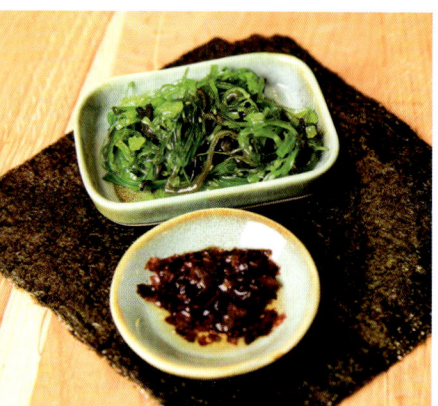

Der Lebensmittelverband ergänzt Marmeladen, Joghurts und Würzzubereitungen. Sie kommen je nach Sorte dem Geschmack von Fisch durchaus nah, können aber je nach Verarbeitung auch sehr geschmacksneutral sein, enthalten zum Teil viele Proteine, darunter viele essenzielle Aminosäuren, Ballaststoffe und die Omega-3-Fettsäure DHA.

In einem Artikel der *Medical News Today* steht, dass Algen eine wichtige Quelle für Omega-3-Fettsäuren sein können. In erster Linie werde in der menschlichen Ernährung zwar Fisch dafür in Betracht gezogen, der produziert Omega-3-Fettsäuren aber nicht selbst, sondern nimmt es ebenso über Algen und Plankton auf.

Laut einer Studie[294] sei das pflanzliche Omega-3 in diesem Fall ebenso gut vom Körper verwertbar wie Omega-3-Fettsäuren aus Lachs[295]. Algen können in Grün, Blau, Rot und Braun daherkommen und Farbe ins Essen bringen[296]. Algen können – dann meist entfärbt - aber auch Grundlage für Lebensmittelverpackungen sein, so das Fraunhofer Institut[297].

Mögliche Nachteile beim Verzehr sind laut Bundeszentrum für Ernährung, dass Algen „unter Umständen auch Schadstoffe und Schwermetalle[298]" enthalten. (...) Die weitaus meisten Algen werden in Japan und Korea produziert, aber auch aus der Bretagne stammen einige Produkte auf dem deutschen Markt. In Japan wachsen Algen für den Verzehr schon seit vielen Jahrzehnten in Tankanlagen.

Algen aus der Bretagne weisen nach den Angaben eines deutschen Herstellers bisher weder überhöhte Jodgehalte noch hohe Schadstoffmengen auf. Untersuchungen der Wasserqualität und Analysen jeder Ernte stellen die Produktqualität sicher." Seit einigen Jahren sind auch Quallen Gegenstand der Forschung. Sie können frittiert als Chips oder mariniert als eine Art Carpaccio verzehrt werden – wie in Asien und einigen skandinavischen Ländern. Bei uns sind Quallen noch kein zugelassenes Lebensmittel.

Für einen guten Diskurs ist es auf jeden Fall wünschenswert, Offenheit und einen gewissen Weitblick an den Tag zu legen – ob man nun eine ganz individuelle Ernährungsweise verfolgt oder nicht. Es gibt nicht nur schwarz oder weiß, gut oder böse, gesund oder ungesund, sondern auch eine ganze Menge drum herum, davor und dazwischen.

2.4 DEINE ERNÄHRUNG

Wenn wir wieder zurück zur individuellen Ernährung kommen und beachten, dass neben den Umwelt- und Klimafolgen einer Ernährung mit tierischen Nahrungsmitteln auch das dadurch geschaffene Tierleid und gesundheitliche Folgen eine wichtige Rolle spielen, sollten wir genauer hinschauen, wie eine pflanzenbasierte Ernährung für uns aussehen könnte.

Dafür müssen jetzt nicht alle gleich einen eigenen Gemüseacker haben oder täglich stundenlang in der Küche stehen, um selbst Haferflocken zu quetschen oder aufwendige Gemüsegerichte zu kochen. Es geht auch nicht darum, nie wieder Fleisch essen zu dürfen oder keine Ausnahmen machen zu können. Denn wenn es nur die Option „Fleisch – ganz oder gar nicht" gäbe, würden sich nun einmal auch viele Menschen für das Fleisch entscheiden. Da ist es doch begrüßenswert, wenn immer mehr Leute zumindest zeitweise verzichten und Alternativen ausprobieren, oder?

Sich pflanzenbasiert zu ernähren, ist durchaus ein Lernprozess und der braucht Zeit, hier und da auch mal kleine Rückfälle oder Rückschläge und Erfolge – zum Beispiel, dass ein neu ausprobiertes Gericht leicht zuzubereiten ist und dazu super schmeckt. Oder dass auch ein großer Salat satt machen kann, wenn man ihn mit Obst, Hülsenfrüchten, Nüssen und gutem Öl pimpt.

Wenn du über eine dauerhafte Ernährungsumstellung nachdenkst, die dir und der Umwelt guttun soll, die deinen aktiven Lebensstil fördert und auch noch lecker ist, dann bist du hier genau richtig. Lasse uns gemeinsam ein neues Bewusstsein dafür schaffen und dabei bedenken, was wirklich gesund ist, wo das Essen herkommt, wie es hergestellt wurde und was es mit uns und unserem Körper macht.

„In der Tat nähren sich heute die breiten Massen so, als ob sie ein Volk von Selbstmördern wären. Die Folgen sind ein Heer von Krankheiten und die allgemeine Degeneration." Doch „aus der Nahrung baut sich der Körper auf; die Nahrung gibt dem Körper Kraft und Leistungsfähigkeit. (...) So muss man nach den neueren Forschungsergebnissen zugeben, dass sie nicht nur völlig genüge, sondern auch zu den höchsten Leistungen befähige."

Diese Sätze stammen von Clara Ebert aus ihrem Buch *Die Küche der Zukunft – auf fleischloser Grundlage* – aus dem Jahr 1929[299]. Fast 100 Jahre alt sind diese Erkenntnisse, aber kein bisschen veraltet. Es geht also zum einen um das nötige Wissen und zum anderen um gute Entscheidungen, damit wir unsere Ziele verfolgen und erreichen können.

IS(S) GUT JETZT!

Denn was möchten wir alle?

Wir möchten vermutlich möglichst lange auf einem gesunden Planeten so gesund, fit und leistungsfähig wie nur eben machbar sein. Vielleicht möchten wir unsere Leistung auch steigern.

Und wie schaffen wir das?

Indem wir wieder einen größeren Teil unseres Denkens und unserer Zeit in unsere Ernährung und in unsere Mahlzeiten investieren. In der Wirtschaft heißt es gerne: Wer Geld machen möchte, muss investieren. In diesem Falle geht es aber nicht darum, einfach Geld zu investieren, sich alle möglichen tollen Produkte oder Pillen zu kaufen. Es geht auch nicht darum, nur zu essen, um satt zu werden, sondern um dem Körper das zu geben, was er braucht – und was gesund für den Planeten ist.

Is(s) gut jetzt!

Auf das Thema Pillen und Pulver in Form von Nahrungsergänzungen[300], Proteinshakes und Co. komme ich später noch zu sprechen. So viel vorab: Selbstverständlich können in bestimmten Situationen und je nach Gesundheitszustand, Trainingsumfängen oder Extrembelastungen wie in Wettkämpfen, in einer Schwangerschaft und der Stillzeit oder bei bestimmten Erkrankungen spezifische Ergänzungen Sinn machen – und das stets unter medizinischer Betreuung. An der empfohlenen Basis ändert das aber nichts. Und die sollte im besten Falle aus frischen, natürlichen Nahrungsmitteln bestehen.

2.4.1 ROTE BEETE STATT ROTE-BEETE-PULVER

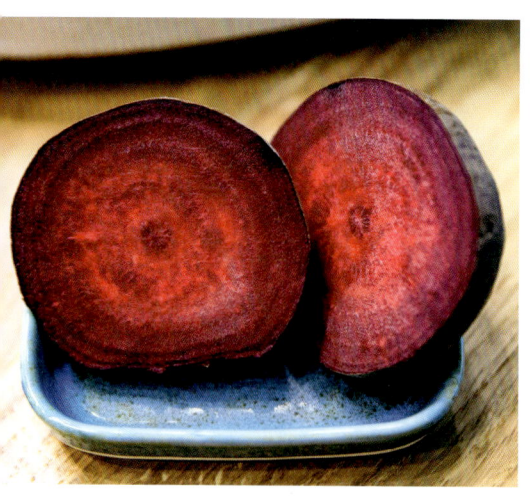

Wir brauchen als aktive Menschen und Sportler im Normalfall kein aufwendig getrocknetes Rote-Beete-Pulver, sondern viel eher frische Rote Beete. Wir brauchen keine Extraproteine in Form von Riegeln, Shakes oder Insektensnacks – unseren Proteinbedarf können wir mit abwechslungsreichen Kombinationen aus Hülsenfrüchten, Getreide und Gemüse decken.

Und wir brauchen auch keine Fischölkapseln mit besonders hohem Omega-3-Wert, wenn wir genügend hochwertige Pflanzenöle sowie Algen mit vielen guten Omega-3-Fettsäuren essen und den Konsum von oft versteckten, entzündungsfördernden Omega-6-Fettsäuren aus tierischen und industriell hergestellten Nahrungsmitteln reduzieren.

Bevor wir tiefer in die Thematik einsteigen, möchte ich aber auf den folgenden Seiten noch kurz ein paar Dinge definieren, die hier immer wieder genannt werden.

- » Was sind eigentlich Nahrungsmittel?
- » Was sind Lebensmittel?
- » Was bedeutet Essen und was Ernährung?
- » Und was heißt eigentlich Gesundheit?

Bevor du weiterliest, schreibe deine eigenen Assoziationen aller Begriffe auf.

2.4.2 LEBENSMITTEL VERSUS NAHRUNGSMITTEL

Vereinfacht gesagt, sind **Lebensmittel** die Grundlage und Basis für die Herstellung von Nahrungsmitteln[301].

Lebensmittel sind größtenteils unverarbeitet oder werden durch natürliche Prozesse, mechanische oder enzymatische Einwirkung verändert. Das können pflanzliche und tierische Produkte wie Eier und Milch, aber auch Nüsse, Getreidesaaten, Mehl sowie rohes oder eingelegtes Obst und Gemüse sein. Sie sind frisch und schnell verderblich. Wasser zählt auch zu den Lebensmitteln.

Lebensmittel enthalten energieliefernde Grundnährstoffe wie Proteine, Fette und Kohlenhydrate. Es gibt auch Bestandteile, die keine Energie liefern, dafür andere Funktionen erfüllen, zum Beispiel nicht energieliefernde Ballaststoffe mit hohem unverdaulichen Anteil und Wasser.

Lebensmittel können sprossen und keimen, sind reich an Vitalstoffen wie Spurenelementen, Mineralstoffen und Vitaminen. Sie gehören zu den Mikronährstoffen und liefern auch keine Energie. Lebensmittel können von uns Menschen getrunken, gekaut und verdaut werden. Sie machen uns satt und dienen auch dem Genuss.

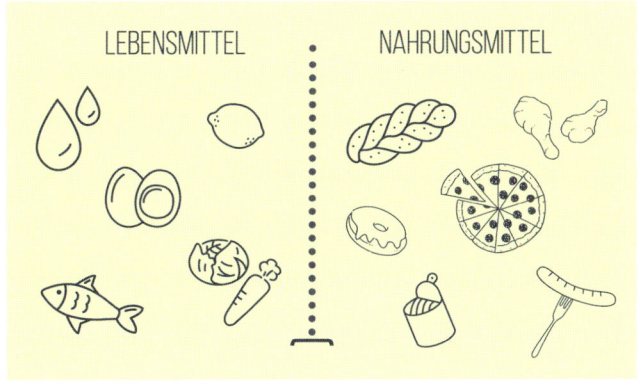

Modifiziert nach
https://www.kochend-heiss.de/2020/02/04/lebensmittel-gleich-nahrungsmittel-der-unterschied/

IS(S) GUT JETZT!

Nahrungsmittel sind bereits erhitzt, konserviert, präpariert oder anderweitig verändert. Durch die Verarbeitung können Mikronährstoffe verloren gehen, die Dichte wird verringert und die Energie geballt – das heißt: Wir essen dann mehr Energie aus weniger Produkt. Dazu zählen zum Beispiel Backwaren und Fertigprodukte vom Joghurt, über Wurstersatz bis hin zu Süßwaren und Limonaden. Heutzutage werden vor allem Nahrungsmittel konsumiert. Lebensmittel sind häufig nur deren Rohstoffe.

Nach Professor Werner Kollath (1892-1970[302]), einem deutschen Ernährungswissenschaftler, Bakteriologen und Hygieniker, sind Lebensmittel „lebende Nahrung" mit Fermenten. Nahrungsmittel hingegen seien „tote Nahrung", in der diese Fermente zum Beispiel durch Erhitzung oder Verarbeitung vernichtet worden sind[303]. Sein 1942 veröffentlichtes Hauptwerk *Die Ordnung unserer Nahrung* gilt als eine der Grundlagen unserer heutigen Vollwertkost. Er teilte unser Essen in sechs Gruppen auf[304]:

DIE SECHS NAHRUNGSGRUPPEN NACH KOLLATH

1	Unveränderte, frische und nicht erhitzte Lebensmittel wie Getreide, Nüsse, Samen, Ölsaaten, Obst, Gemüse, Eier, Rohmilch und Quellwasser.
2	Mechanisch veränderte Lebensmittel wie kalt gepresste Öle, rohes Fleisch und frische Obstsäfte.
3	Enzymatisch veränderte Lebensmittel wie Sauerkraut, Tatar, und Joghurt.
4	Hitzebehandelte wie gekochte Gerichte und gebratenes Fleisch.
5	Konservierte oder stark verarbeitete Lebensmittel wie Trockenfrüchte und Gemüsekonserven.
6	Isolierte Lebensmittelsubstanzen oder deren Kombination, etwa Margarine, Auszugsmehle, Aromen und Vitaminpillen.

Je stärker ein Lebensmittel verarbeitet ist, desto seltener sollten wir es essen – so kann man eine Grundidee der Vollwertkost zusammenfassen. Ziel sollte es also sein, überwiegend Lebensmittel so ursprünglich wie möglich und so wenig verarbeitet wie nötig zu essen. Das entspricht auch den 10 Regeln der Deutschen Gesellschaft für Ernährung für eine vollwertige Ernährung[305].

Im alltäglichen Sprachgebrauch wird fast immer nur von Lebensmitteln gesprochen. So gibt es Lebensmittelgesetze, die auch Nahrungsmittel betreffen. Es gibt Lebensmittelkontrolleure, das Lebensmittelgesetzbuch und das Deutsche Lebensmittelbuch. Dennoch sollten wir uns über die Unterschiede der Begrifflichkeiten im Klaren sein.

2.4.3 ESSEN VERSUS ERNÄHRUNG

Essen als Verb bedeutet, Nahrung zu sich nehmen – Essen als Subjektiv ist bei uns umgangssprachlich eine Mahlzeit, die wir verzehren, also ein ganzes Gericht.

Ernährung ist die Zufuhr von Nahrung und geht mit den Grundbedürfnissen Durst und Hunger einher, die sich von selbst einstellen. Nur Lebewesen ernähren sich oder werden ernährt[306].

Im Englischen spricht man bei Ernährung von *Nutrition, Nourishment, Food, Feeding,* **Alimentation** oder **Diet**. Wiederum ins Deutsche übersetzt, ist eine Diät also nicht gleichzusetzen mit Verzicht oder Gewichtsabnahme, sondern viel eher mit Ernährung oder Ernährungsform, die man dauerhaft durchführen kann, um gesund zu bleiben. Dabei sollten wir auf Ausgewogenheit und Abwechslung achten und bedarfsgerecht genügend Nährstoffe zu uns nehmen.

Nährstoffe von groß bis klein

Zu den Nährstoffen gehören die Makronährstoffe Kohlenhydrate, Fette und Proteine und nicht energieliefernde Mikronährstoffe wie Vitamine und Mineralien[307]. Jeder Nährstoff hat eine bestimmte Funktion im menschlichen Körper.

„Die Menge jedes einzelnen Nährstoffs, der zur Aufrechterhaltung der Gesundheit einer Person benötigt wird, wird als Nährstoffbedarf bezeichnet. Der Nährstoffbedarf unterscheidet sich je nach Alter und Geschlecht. Das Ausmaß der körperlichen Aktivität, der physiologische Status (z. B. Schwangerschaft, Alter), die Ernährungsgewohnheiten und die Erbanlagen sind ebenfalls wichtige Faktoren[308]", schreibt die Europäische Behörde für Lebensmittelsicherheit auf ihrer Homepage.

Die Orientierungswerte gelten in erster Linie für gesunde Menschen. Personen mit Erkrankungen, aus bestimmten Berufsgruppen und Menschen oder Gruppen mit spezifischen Bedürfnissen benötigen häufig individuell angepasste Nährstoffmengen[309].

Wir können also festhalten, dass Ernährung zum Erhalt unserer körperlichen Lebensfunktion mit der ausreichenden Menge an Energie, Nährstoffen, Vitaminen und Mineralien dient und die Ernährung unsere persönliche Gesundheit beeinflusst[310].

2.4.4 GESUNDHEIT – WAS IST DAS EIGENTLICH?

Gesundheit ist ein weiter Begriff. Es ist sowohl ein Genesungswunsch, wenn jemand niest als auch ein Menschenrecht[311]. Die Weltgesundheitsorganisation WHO hat 1946 formuliert:

> *„Gesundheit ist ein Zustand des vollständigen körperlichen, geistigen und sozialen Wohlbefindens und nicht nur das Fehlen von Krankheit oder Gebrechen."*

IS(S) GUT JETZT!

Die Sonderorganisation der Vereinten Nationen für die öffentliche Gesundheit, zu der fast 200 Mitgliedssaaten gehören, hat sich zum Ziel gesetzt, das bestmögliche Gesundheitsniveau bei allen Menschen weltweit zu verwirklichen[312]. Dazu gehört vor allem die Bekämpfung von Krankheiten, aber eben auch die Förderung von Gesundheit und damit auch das Thema Ernährung.

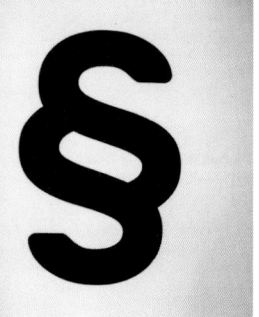

2.5 VIELE VERORDNUNGEN, WENIG ORDNUNG

In Deutschland gibt es laut Industrie- und Handelskammer IHK rund 700 Vorschriften und Verordnungen im Lebensmittelbereich[313]. Hier werden Hygienestandards, Regeln zur Herstellung, Kennzeichnung und zum Verkauf von Lebens- und Nahrungsmitteln geregelt. So gibt es zum Beispiel das zentrale Lebensmittel- und Futtermittelgesetzbuch, die Zusatzstoff-Zulassungsverordnung, die Health-Claims- und Novel-Food-Verordnung[314]. Sie sollen für klare Standards und Orientierung auf allen Seiten sorgen. Gefühlt bringen sie aber manchmal auch eine Menge Chaos und Unordnung.

Schauen wir uns ein paar davon einmal genauer an – denn sie betreffen jeden von uns – mal mehr, mal weniger – ob Aktiv- oder Passivsportler, Studierende, Managerinnen, Handwerker, Vollzeitvater und Hobbykoch.

2.5.1 NOVEL FOOD

Novel Food steht für neuartige Lebensmittel[315] und damit für Essen, das vor dem 15. Mai 1997 noch nicht „in nennenswertem Umfang in der Europäischen Union für den menschlichen Verzehr verwendet wurde", so das Bundesministerium für Verbraucherschutz und Lebensmittelsicherheit (BVL). Diese neuartigen Lebensmittel sind:

» mit neuer oder gezielt veränderter Molekularstruktur;
» aus Mikroorganismen, Pilzen oder Algen;
» aus Materialien mineralischen Ursprungs;
» aus Pflanzen oder Pflanzenteilen;
» aus Tieren oder deren Teilen;
» aus Zell- oder Gewebekulturen;
» die durch ein neuartiges, nicht übliches Verfahren hergestellt wurden;
» aus technisch hergestellten Nanomaterialien;
» die Vitamine, Mineralstoffe und andere Stoffe sind;
» die ausschließlich in Nahrungsergänzungsmitteln als nicht neuartig gelten und nun in anderen Lebensmitteln verwendet werden sollen.

Normalerweise können Nahrungs- oder Lebensmittel ohne spezielle Überprüfung auf den Markt gebracht werden, soweit sie den Gesetzen und Bestimmungen entsprechen. Novel Food muss vorab einer gesundheitlichen Bewertung unterzogen werden, um „einerseits ein hohes Niveau beim Schutz der Gesundheit des Menschen zu erreichen und andererseits ein reibungsloses Funktionieren des Binnenmarkts zu ermöglichen", so das Bundesamt für Verbraucherschutz und Lebensmittelsicherheit[316]. Geregelt ist dies in der Novel-Food-Verordnung (EU) 2015/2283[317], gültig seit 2015 in der gesamten Europäischen Union. Im Januar 2018 gab es eine Aktualisierung der Verordnung[318].

Ob die Lebensmittel unter die Novel-Food-Verordnung fallen oder nicht, prüft ein Lebensmittelunternehmer als Inverkehrbringer in eigener Verantwortung. Wird ein Produkt zur Überprüfung eingereicht, bewertet die Europäische Behörde für Lebensmittelsicherheit die Studien, die der Hersteller des neuartigen Lebensmittels einreicht[319]. Die Europäische Kommission entscheidet dann, ob das betreffende Erzeugnis in der EU vermarktet werden darf und ob bestimmte Hinweise für eine sichere Verwendung erforderlich sind, zum Beispiel in Bezug auf Allergien oder maximale Verzehrmengen. Ansonsten sind neuartige Lebensmittel auf der Verpackung nicht speziell gekennzeichnet und somit für Verbraucher im Zweifel nicht erkennbar.

Wenn ein neuartiges Lebensmittel eine „Verwendungsgeschichte als sicheres Lebensmittel" in einem Staat außerhalb der Europäischen Union – also in einem Drittland – hat, kann dafür statt eines Zulassungsantrags eine vereinfachte Meldung gemäß Artikel 14 und 15 der Novel-Food-Verordnung bei der Europäischen Kommission erfolgen. Dies gilt für neuartige Lebensmittel der Kategorien Mikroorganismen, Pilze, Algen, Tiere, Pflanzen sowie Zell- oder Gewebekulturen[320].

Zugelassene neuartige Lebensmittel sind in einer Positivliste – der sogenannten *Unionsliste* – aufgeführt, die laufend aktualisiert wird. Darin gelistete Lebensmittel dürfen von allen Lebensmittelunternehmern in den Verkehr gebracht werden, wenn die dort angegebenen Verwendungsbedingungen, Kennzeichnungsvorschriften und Spezifikationen eingehalten werden.

Dazu gehören zum Beispiel[321] UV-behandelte Pilze[322], Chiasamen (siehe Infokasten S. 88), Amaranth, Baobab-Fruchtfleisch vom afrikanischen Affenbrotbaum, Nonisaftpulver – ein Saft der indischen Maulbeerpflanze, Algenöl aus der Mikroalge Ulkenia, DHA- und EPA-reiches Öl aus Schizochytrium sowie Insekten[323].

IS(S) GUT JETZT!

> *Chiasamen*[328]
>
> Bisher wurden Chiasamen grundsätzlich importiert. Zu den Anbaubedingungen von Chiasamen gibt es beim Kauf in der Regel keine Informationen. Wirklich naturbelassen sind sie auf jeden Fall nicht. Die EFSA weist in ihrer Sicherheitsbewertung von 2005 auf zwei wichtige Punkte hin.
>
> Zum einen wird das Saatgut mit Pflanzenhormonen behandelt, um das Auskeimen zu synchronisieren. Zum anderen wird der Boden vor der Aussaat mit einem in Europa seit 2007 verbotenen Bodenherbizid (Trifluralin) von Unkraut befreit. Bei Chiasamen aus ökologischem Anbau ist das aber verboten.
>
> Im Mai 2021 ist vom Bundessortenamt eine erste deutsche Chiasamensorte zugelassen worden[329]. Bis es nennenswerte Mengen aus Deutschland gibt, dürfte aber noch einige Zeit vergehen.
>
> **INFO**
>
>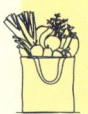

Insekten auf die Teller?

Der Verzehr von Insekten nennt sich *Entomophagie*[324] – deshalb spricht man auch von *EntoFood* und zum Beispiel *EntoVegan*, wenn man als Veganer Insekten isst. Wer sich vor dem Verzehr von Insekten oder vor den Tieren selbst ekelt, hat eine Entomophobie. Zugelassen sind laut Verbraucherzentrale (Stand: Januar 2023[325]) folgende Insekten:

» Mehlwurm: gefrorene, getrocknete oder pulverförmige Larven des Mehlkäfers (erste Zulassung im Mai 2021);
» Wanderheuschrecke: gefroren, getrocknet oder in Pulverform (erste Zulassung im November 2021);
» Heimchen, Hausgrille: gefroren, getrocknet, pulverförmig (erste Zulassung im März 2022) sowie teilweise entfettetes Pulver (erste Zulassung im Januar 2023);
» Buffalowurm: gefrorene, pastenartige, getrocknete oder pulverisierte Larven des Getreideschimmelkäfers (erste Zulassung im Januar 2023).

Für alle zugelassenen Insekten sind Maßnahmen zur Allergenkennzeichnung und Keimreduktion vorgeschrieben. Seit die neue Novel-Food-Verordnung am 01. Januar 2018 eingeführt wurde, gelten Insekten als neuartige Lebensmittel und brauchen eine Zulassung. Doch schon vor 2018 waren einige Insektenarten in der EU rechtmäßig im Verkehr, weil Insekten nicht in den Anwendungsbereich der alten Novel-Food-Verordnung fielen. Für diese Insekten gilt eine Übergangsregelung[326].

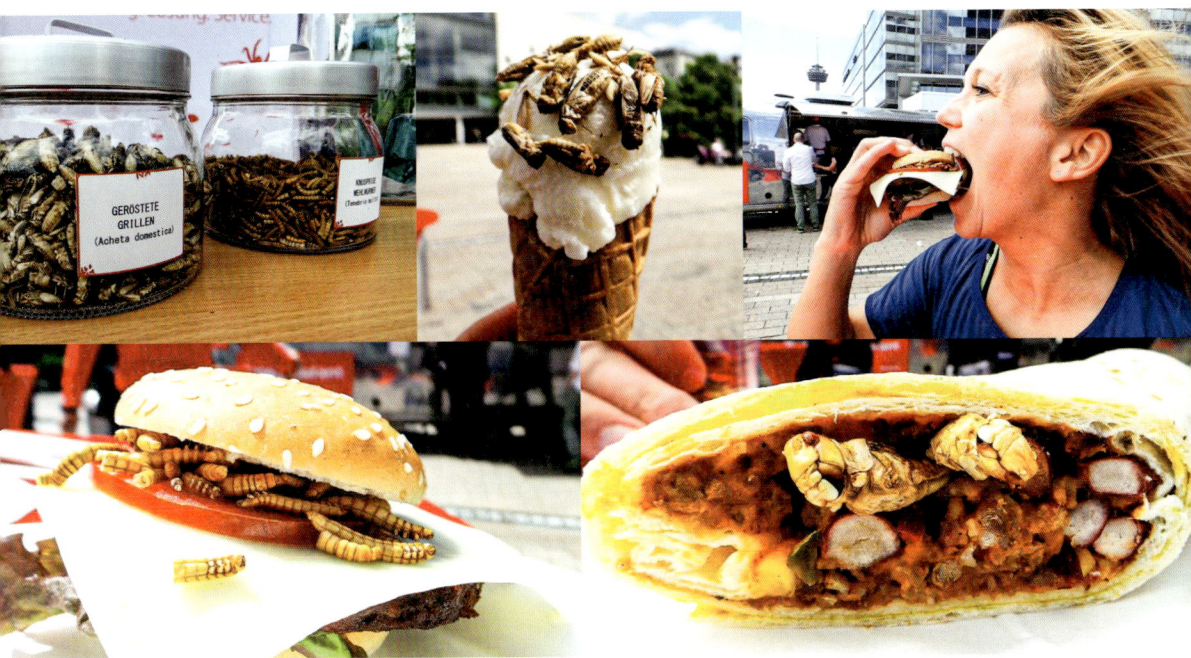

Wenn ein Antrag auf Zulassung vorliegt, dürfen sie demnach weiterhin verkauft werden, bis über die Zulassung endgültig entschieden ist. Problematisch bei dieser Übergangsregelung ist, dass momentan Insektenprodukte auf den Markt gelangen können, die noch nicht die Kriterien der Novel-Food-Verordnung erfüllen, was die Allergenkennzeichnung und die Keimabtötung betrifft.

Wird auf dem Produkt damit geworben, dass Insekten enthalten sind, muss auch angegeben sein, wie hoch der Insektenanteil ist. Für Speiseinsekten gibt es bisher übrigens keine spezifischen Regelungen für die Anforderungen an ihre Futtermittel. Es gilt daher die Futtermittelhygiene-Verordnung.

Diese regelt Kriterien für Futtermittel, die zur Fütterung von zur Lebensmittelgewinnung bestimmten Tieren hergestellt werden. Demnach dürfen zum Beispiel keine Lebensmittelabfälle verfüttert werden, nur für Futtermittel zugelassene Zusatzstoffe verwendet werden und es müssen bestimmte mikrobiologische Vorgaben eingehalten werden. Mittlerweile gibt es einige selbstauferlegte Standards von Bioverbänden in Sachen Insektenzucht[327].

2.5.2 DEUTSCHES LEBENSMITTELBUCH

Eine Art Goldenes Buch der Lebensmittelbranche ist das *Lebensmittelbuch*. Hier finden sich die Leitsätze oder auch „Verkehrsauffassungen[330]" der Deutschen Lebensmittelkommission (DLMBK) wieder[331]: Was in einem Lebensmittel drin sein sollte, dran sein darf und wie es schmecken soll. Es handelt sich um Empfehlungen, die rechtlich nicht verbindlich sind. Sie werden immer wieder aktualisiert und angepasst[332].

Je acht Vertreter aus den vier Bereichen Lebensmittelüberwachung, Wissenschaft, Verbraucherschaft und Lebensmittelwirtschaft erarbeiten in Fachausschüssen die Leitsätze – also 32 Köpfe. Allerdings gibt es auch hier trotz einer Reform[333] im Jahr 2016 immer wieder Kritik, denn zum einen tagt die Kommission unter Ausschluss der Öffentlichkeit[334] und die Regelungen seien zum Teil unklar formuliert[335], verwirrend und willkürlich[336].

Thilo Bode nennt die Kommission in seinem Buch Der *Supermarktkompass* die „deutsche Verbrauchertäuschungskommission[337]", weil die Verbrauchervertreter zum einen nur ein Viertel der Mitglieder ausmachen und weil auf der Homepage zum anderen nur die Namen der ehrenamtlich Tätigen aufgeführt werden, so Bode. Drittens erfährt die Öffentlichkeit nicht, wer warum wofür gestimmt hat.

„Die Kommission (…) bedient primär die Interessen der Lebensmittelindustrie, auch indem ihre Leitsätze die Verbraucher häufig täuschen[338]", so Bode. Schon in seinem Buch *Die Essensfälscher* von 2011 schreibt er, dass das Vertrauen der Verbraucher sicher schwinden würde, wenn „auf der Hühnersuppe ohne Hühnerfleisch „Geschmacksrichtung Huhn" stünde und auf dem Erdbeerjoghurt „Gezuckerter Joghurt mit 1,9 Prozent Erdbeeranteil und Erdbeergeschmack aus Aromen[339]".

Auch wenn laut Bundesministerium für Ernährung und Landwirtschaft die „oberste Maxime im Lebensmittelverkehr (…) der gesundheitliche Verbraucherschutz und der Schutz vor Täuschung[340] (ist)" und die DLMBK unter dem Dach dieses Ministeriums besteht, zeigen zwei Beispiele, dass dieses Vorhaben in der Praxis leider nicht immer klappt:

2.5.2.1 LEITSÄTZE FÜR BROT UND KLEINGEBÄCK[341]

Was im Regal als Roggenbrot gekennzeichnet ist, wird aus mindestens 90 Prozent Roggenmehl hergestellt, Weizenmischbrot aus 50-90 Prozent Weizenmehl, Vollkornbrot aus mindestens 90 Prozent Vollkornerzeugnissen.

Mitverwendung von Brot

„Hygienisch einwandfreies, verkehrsfähiges und der unmittelbaren Berührung durch die Käuferin/ den Käufer in Selbstbedienung nicht zugänglich gewesenes Brot kann bei der Brotherstellung bis zu 20 Prozent, berechnet als Frischbrot, wieder eingesetzt werden. Das mitverwendete Brot darf im Enderzeugnis mit bloßem Auge nicht erkennbar sein."

Schinkenbrot

„Schinkenbrot im Sinne dieser Leitsätze ist eine regionale Besonderheit. Es handelt sich um ein Roggenvollkorn- oder Roggenschrotbrot, in halbrunder Form, freigeschoben, angeschoben oder im Kasten gebacken. Es weist einen herzhaft-aromatischen Geschmack auf. Ein Zusatz von Schinken ist nicht üblich[342]."

2.5.2.2 LEITSÄTZE FÜR FEINKOSTSALATE[343]

Heringssalat

Übliche Zutaten sind:

» marinierte Heringsfiletteile, üblicherweise 30 Prozent oder mehr, aber mindestens 25 Prozent;
» andere Zutaten wie Gurken, rote und/oder weiße Beete, Kartoffeln, Tomaten, Paprikaschoten, Zwiebeln, Sellerie, Äpfel, Nüsse, Kapern;
» *gegebenenfalls gegartes Rindfleisch oder Fleischbrät/Fleischsalatgrundlage* **!**
» Zutaten mit würzendem Charakter.

2.5.2.3 PRODUKTINNOVATIONEN UND VOLLE REGALE

Auf dem Markt gibt es rund 170.000 Lebensmittel[344] und jedes Jahr kommen rund 40.000[345] dazu. In einem Supermarkt stehen durchschnittlich 14.876 Artikel, so eine im Jahr 2022 durchgeführte Sortimentenerhebung[346]. Die Leitsätze der Deutschen Lebensmittelbuch-Kommission umfassen etwa 2.000 Lebensmittel[347]. Das heißt, es gibt sehr viele Produkte auf dem Markt, die in ihrer Herstellung, Beschaffenheit oder mit sonstigen Merkmalen weder von der DLMBK noch von sonst wem beschrieben werden. Was also drauf steht und am Ende exakt drin ist, darum muss sich die Kundschaft ganz alleine kümmern.

Dass gerade viel Bewegung auf dem Lebensmittelmarkt herrscht und immer wieder Produktinnovationen im Regal landen, ist grundsätzlich prima. Gerade die immer größere Auswahl an vegetarischen und veganen Produkten – Kichererbsentofu, veganes Schlemmerfilet oder Räucherlachsersatz – bringt die pflanzliche Küche in die breite Masse. Allerdings sind die meisten Produkte dennoch hoch verarbeitete Nahrungsmittel mit langen Produktionswegen, bunten Verpackungen und laut Ökotest oft einer langen Mängelliste[348].

Einige davon sind eher Spielereien, zum Beispiel Kaffeesticker[349] – buntes Esspapier auf Basis von Reisstärke, Zucker und Wasser in Form von Teddybären, Tigern oder Einhörnern. Bei Berührung mit der warmen Schaumkrone werden sie zu süßen Barista-Bildern. Einige tarnen Nahrungsergänzungsmittel für Vitamin D in knalligem Rosa als Bonbons[350] und andere auf Insektenbasis kommen oft als sehr innovativ daher.

Momentan tragen solche Trendprodukte meiner Meinung nach oftmals zu noch mehr Überfluss bei. Denn sie ersetzen echtes Fleisch, echten Fisch oder andere Nahrungsmittel nicht, sondern kommen einfach nur dazu. Alle wollen halt ein Stück vom Kuchen abhaben – die Lebensmittelindustrie ist der fünftgrößte Industriezweig in Europa[351]. Aber vielleicht wendet sich das Blatt ja in Zukunft noch, wir nehmen Abstand vom Überfluss und wenden uns wieder einer bedarfsgerechten und natürlichen Ernährung zu. Die Möglichkeiten sind vorhanden.

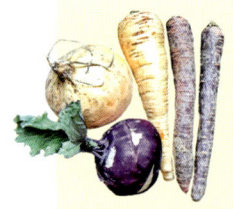

MEHR ALS KRAUT UND RÜBEN

Neben all den verarbeiteten und verzehrfertigen Nahrungsmitteln gibt es tausende natürliche Lebensmittel – Obst und Gemüse bis zum Abwinken. Schaut man sich die bunte Vielfalt weltweit an, ist das Angebot schier unendlich. Auch bei uns bekommen wir Waren aus der ganzen Welt. Zum Teil stammen sie von riesigen Plantagen, stecken voller Arbeit, die oft nicht fair bezahlt wird und nicht umweltfreundlich abläuft. Die Produkte haben lange Transportwege hinter sich.

Aber wir sollten überlegen, ob eine Avocado aus Brasilien nicht dennoch eine bessere Ökobilanz hat als ein Steak aus Argentinien. Auch die Bananen und Mangos, die wir hier essen, wachsen nicht beim Bauern um die Ecke. Die Vielfalt der Natur ist ein wahres Geschenk. Vielleicht müssen wir es nur schlauer nutzen.

Wenn wir auf Deutschland und die EU schauen, gibt es hier laut Bundessortenamt mehr als 21.600 zugelassene Gemüsesorten – darunter rund 4.200 Tomaten-, 2.500 Chili- und Paprika- und 2.400 Salatsorten[352]. Alleine in Deutschland gibt es 154 zugelassene Sorten Kohl, gefolgt von 99 Erbsen- und 65 Tomatensorten und rund 160 sogenannte *Amateursorten* – das sind gezüchtete Gemüsesorten von Artischocke bis Zwiebel im Hobbybereich oder für regionale Märkte mit einem vereinfachten Zulassungsverfahren. Die Sortenzulassung für Gemüse ist Voraussetzung für den gewerblichen Vertrieb von Saatgut landwirtschaftlicher Pflanzenarten und Gemüsearten.

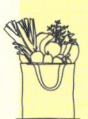

Laut Ernährungs- und Landwirtschaftsorganisation der Vereinten Nationen sind im letzten Jahrhundert 75 Prozent der Kulturpflanzenvielfalt weltweit verloren gegangen[353]. Und der Verein zur Erhaltung und Rekultivierung von Nutzpflanzen schreibt auf seiner Homepage: „Durch historische Recherchen konnten für Deutschland fast 7.000 Gemüsesorten und Arten ermittelt werden, die zwischen 1836 bis 1956 genutzt wurden. Davon gelten circa 75 Prozent als verschollen. Ungefähr acht Prozent der Sorten sind heute noch als "Traditionssorten" zugelassen. Die restlichen 17 Prozent der Sorten werden nur noch in Genbanken oder bei Erhaltungsinitiativen wie dem VERN e.V. erhalten."

Dabei könnten viele dieser vernachlässigten Sorten einiges leisten – beispielsweise Pflanzenkrankheiten ohne Hilfsmittel widerstehen oder ihren Reifezeitpunkt dem Klima anpassen, sagt *Slowfood* Deutschland. „Die biologische Vielfalt ist absolut grundlegend für unsere Möglichkeit, uns nachhaltig zu ernähren, und unverzichtbar für die Ernährungssicherheit[354]."

EXKURS OBST UND GEMÜSE

EXKURS OBST UND GEMÜSE

FUN FACT

Gemüse = Brei, Speise aus gekochten Nutzpflanzen, Mus[355].
Obst = Zukost, obe₃, zusammengesetzt aus ob + essen[356], in alter Zeit alles neben den Hauptnahrungsmitteln Brot und Fleisch, häufig in Form von Kompott.

TUTTIFRUTTI

Omas Apfelmus oder eingelegte Kirschen auf dem Kuchen sind immer noch beliebte Klassiker, aber heute essen wir überwiegend Frischobst. Der Pro-Kopf-Konsum liegt bei knapp 70 Kilo pro Jahr[357]. Das entspricht knapp 200 Gramm Obst pro Tag.

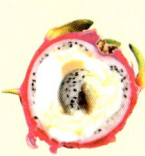

Weltweit gibt es vermutlich hunderte Obstarten mit mehr als 40.000 verschiedenen Untersorten[358]. Es gibt keine Liste vom Bundessortenamt; vertriebene Sorten müssen aber seit 2017 eine amtliche Eintragung in ein Sortenregister haben und es gibt eine Gendatenbank für Obst[359]. Ein Bruchteil der existierenden Sorten wird von uns Menschen verzehrt, denn einige Sorten sind ungenießbar oder giftig, andere wiederum nicht in allen Regionen der Welt bekannt[360].

Oder hast du schon mal Abiu, Bilimbi, Lakoocha oder Néré gegessen?

Wir dürfen aber nicht vergessen, dass der Verzehr von Obst und Gemüse trotz aller Mengenempfehlungen für eine gute Gesundheit bei Weitem kein Standard ist. Viele Menschen auf der Welt haben keinen Zugang zu frischem Obst und Gemüse, selbst wenn in ihren Heimatländern große Plantagen für den Export existieren[361].

Auch bei uns werden Obst und Gemüse größtenteils importiert[362]. Das Bundesministerium für Ernährung und Landwirtschaft sagt: „Die in Deutschland angebaute Menge an Obst und Gemüse reicht nicht aus, um die heimische Bevölkerung zu versorgen.

Mit der heimischen Landwirtschaft wird rund ein Drittel des Gemüsebedarfs und ein Fünftel des Obstbedarfs gedeckt[363]". Am beliebtesten sind Bananen, gefolgt von Äpfeln[364]. Gleichzeitig sind Äpfel die wichtigste Obstkultur in Deutschland[365] – vor allem die Sorte Elstar[366] – weit vor Birnen, Kirschen und Pflaumen[367]. Auch Erdbeeren spielen eine Rolle.

In Deutschland gibt es rund 3.000 Apfelsorten. „Weltweit gibt es zwischen 15.000 und 20.000 verschiedene Sorten[368], von denen aber nur 15 bis 20 bei uns marktrelevant sind und sechs, sieben tatsächlich bei uns im Handel erhältlich sind – oft lange gelagert und frisch gehalten[369]", erklärt Pomologe Stefan Eschke vom Bundessortenamt. Der Obstfachmann ist eine Art Apfel-Sommelier und findet es persönlich sehr schade, dass sich die große Sortenvielfalt des Apfels im Handel trotzdem nicht ansatzweise widerspiegelt.

„Heute gilt: Das Aussehen muss stimmen. Rund, rot, prall. Darunter leidet im Zweifel der Geschmack. Aber ältere Sorten passen nicht ins Bild, denn sie sehen oft anders aus." Sorten fernab der Supermarktstandards – auch in Bioqualität – gibt es am ehesten auf Wochenmärkten, in Hofläden und beim Bauern um die Ecke.

Aber nicht vergessen: wer für ein paar regionale Äpfel mit dem Auto zum Händler fährt, treibt den CO2-Fußabdruck schnell in die Höhe. Noch besser: mit dem Fahrrad hin. Oder einen eigenen Apfelbaum im Garten oder in einem Kübel auf dem Balkon haben.

EXKURS OBST UND GEMÜSE

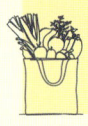

2.5.3 ZUTATEN UND ZUSATZSTOFFE

2.5.3.1 DIE ZUTATENLISTE

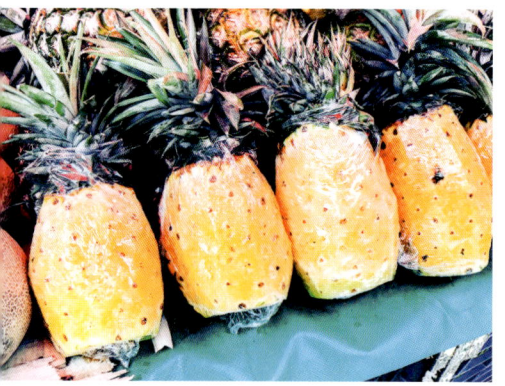

Wer ein verpacktes Nahrungsmittel kauft, erhält eine ganze Menge Informationen mit dazu – unter anderem eine Liste mit allen enthaltenen Zutaten[370], absteigend nach ihrem Gewichtsanteil. Im Zutatenverzeichnis müssen auch die verwendeten Lebensmittelzusatzstoffe und Aromen aufgeführt werden[371]. Für lose Waren beim Bäcker, Metzger, in Imbissbuden, Restaurants oder Eisdielen muss auf einem Schild angegeben werden, ob hier Zusatzstoffe verwendet wurden. Die Anbieter müssen dafür schriftliche Informationen über die Inhaltsstoffe bereithalten[372] – als Verbraucher muss man erst explizit danach fragen.

Auf Kleinverpackungen muss auch keine Zutatenliste aufgeführt sein. Dies betrifft zum Beispiel einzeln verkaufte Zuckerfiguren und Ostereier. Hier können Verbraucher also auch nicht erkennen, ob Zusatzstoffe eingesetzt wurden. Wird eine Zutat durch ein Bild besonders hervorgehoben, muss die Menge in Prozent angegeben werden.

2.5.3.2 ZUSATZSTOFFE – AROMEN, FARBSTOFFE, E-NUMMERN

Mit Zusatzstoffen können Hersteller von Nahrungsmitteln regelrechte Schönheitsoperationen an ihren Produkten durchführen: eine Art kosmetische Eingriffe oder modernes Produktdesign. Sie machen die Produkte haltbarer, ansehnlicher, geschmackvoller oder zum Beispiel süßer – zum Teil sicher auch, weil die Verbraucher es so am liebsten haben. Es gibt auch natürliche Zusatzstoffe, aber oft ist von echter Natürlichkeit kaum noch eine Spur vorhanden.

Das Bundesministerium für Ernährung und Landwirtschaft schreibt in seiner *Broschüre Gesunde Ernährung, sichere Produkte*, dass „Lebensmittelzusatzstoffe Lebensmitteln gezielt zugesetzt (werden,) um sie beispielsweise aromatischer, bunter oder haltbarer zu machen oder die Herstellung zu erleichtern. Bei der Herstellung von Lebensmitteln dürfen nur Lebensmittelzusatzstoffe verwendet werden, die überprüft und ausdrücklich dafür zugelassen wurden. Zum Schutz der Verbraucherinnen und Verbraucher müssen sie drei Bedingungen erfüllen"[373]:

1. Sie müssen gesundheitlich unbedenklich sein.
2. Sie müssen technisch notwendig sein, etwa um eine gleichbleibende Qualität zu erzielen.
3. Sie dürfen den Verbraucher nicht täuschen, also zum Beispiel nicht eine mangelhafte Qualität der Rohstoffe vertuschen.

Das Bundesministerium für Ernährung und Landwirtschaft schreibt auf seiner Homepage: „Die Kennzeichnung zu Inhaltsstoffen und Eigenschaften eines Lebensmittels erleichtert die Kaufentscheidung und schützt die Verbraucher. Sie wollen zum Beispiel klar erkennen können: Sind Zusatzstoffe, Allergene oder genetisch veränderte Organismen in einem Produkt enthalten? Wie viel Energie, Zucker, Fett oder Salz liefert ein Lebensmittel? Ist das Lebensmittel eher gesund oder nicht?"[374] Allerdings ist das mit einer erleichterten Kaufentscheidung so eine Sache.

Verarbeitungshilfsstoffe

Denn nicht alle enthaltenen oder bei der Verarbeitung genutzten Zusatzstoffe müssen genannt werden: **Verarbeitungshilfsstoffe** – früher als **technische Hilfsstoffe** bezeichnet – sind zum Beispiel nicht kennzeichnungspflichtig, weil sie rechtlich nicht als Zutat gelten. Das sind „Stoffe, die bei der Be- oder Verarbeitung von Lebensmitteln eingesetzt, aber wieder entfernt werden, sodass im Enderzeugnis allenfalls unbeabsichtigte, technisch unvermeidbare Rückstände des Stoffes enthalten sein können[375]." Oder sie werden im Endprodukt inaktiv[376].

Das können Labenzyme zur Käseherstellung oder zum Beispiel Transglutaminasen zum Verkleben von Fleisch- oder Fischstücken sein[377]. „So erhält man aus kleinen Fleischteilchen Formfleisch-„Steaks", aus Vorderschinkenteilchen Schinkenscheiben und aus Fischbrei Surimi für falsche Krabben[378]", schreibt Udo Pollmer vom *Deutschen Zusatzstoffmuseum*.

IS(S) GUT JETZT!

„Bei Brühwürstchen und Hamburgern verbessern sie Bissfestigkeit und Geschmack. Wichtig zur Herstellung cremiger Joghurts aus Magermilch, die dadurch sahniger schmecken. Im Brotteig stabilisieren Transglutaminasen den Kleber, der den Teig zusammenhält, in Tofu erhöhen sie die Haltbarkeit." Auch Fischstäbchen werden so hergestellt.

„Leider verfügt die amtliche Lebensmittelüberwachung zurzeit über kein Nachweisverfahren für Transglutaminase[379]", sodass man sie nicht nachweisen könnte, selbst wenn man wollte. Trüber Apfelsaft wird mithilfe von Gelatine ganz klar ist. Und weil diese anschließend wieder entfernt wird und im Endprodukt nicht mehr enthalten, muss auch sie nicht in der Zutatenliste auftauchen.

Gleiches gilt für einige Schaumverhüter, die zum Beispiel in Fruchtsäften enthalten sein können[380]. Einige Verarbeitungshilfsstoffe dienen aber auch der besseren Maschinentauglichkeit[381].

„Die Einsatzmöglichkeiten von Enzymen sind kaum noch überschaubar, eine Deklaration findet in aller Regel nicht statt. Sie werden überwiegend aus gentechnisch bearbeiteten Mikroorganismen gewonnen", zum Beispiel aus Schimmelpilzen, Bakterien oder Drüsen von Schlachtvieh[382], kann man auf der Seite des Deutschen Zusatzstoffmuseums nachlesen.

Durch die Erhitzung werden sie im Produkt so verändert, dass sie keine Enzymaktivität mehr besitzen sollten[383]. Aber einige Verbraucher würden sicher gerne wissen, was genau zugemischt, wieder entfernt oder durch weitere Prozesse verändert wurde. Ich zum Beispiel. Wie sieht es bei dir aus?

Emulgieren, konservieren, stabilisieren

Kennzeichnungspflichtige Zusatzstoffe sind beispielsweise **Emulgatoren**, die unsere Margarine streichfähiger machen, oder Verdickungsmittel, mit denen ein wackeliger Pudding steifer wird. Viele Zusatzstoffe werden auch zum Färben oder zum Verstärken des Geschmacks verwendet oder um die Handhabung des Lebensmittels zu erleichtern. Typische Beispiele sind hier die Treibgase in Sprühsahne, Backtriebmittel im Backteig oder Schaummittel in Sahne oder Cremes[384]. Zusatzstoffe werden in verschiedene Klassen wie Antioxidationsmittel, Farbstoffe, Emulgatoren, Stabilisatoren, Gelier- und Verdickungsmittel, Konservierungs- und Süßungs-mittel eingeteilt[385].

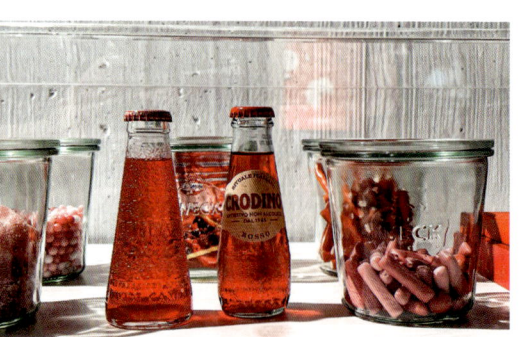

Das ‚E' in der Bezeichnung steht für „Europa". In Kombination mit der entsprechenden Nummer kann der Zusatzstoff so unabhängig von den jeweiligen Landessprachen eindeutig identifiziert werden. In konventionellen Lebensmitteln dürfen EU-weit rund 320 Zusatzstoffe eingesetzt werden[386]. In Bioprodukten sind seit der EU-Öko-Verordnung aus dem Jahr 2022 insgesamt 56 Zusatzstoffe erlaubt[387].

Allerdings bemängelt Lebensmittelchemiker Udo Pollmer vom *Deutschen Zusatzstoffmuseum* und Autor des Buchs *Zusatzstoffe von A bis Z*[388] diese Zahlen, denn „manche Stoffe stehen in der Liste ohne das üblicherweise vorangestellte ‚E' wie zum Beispiel Chlor (925)[389]." Eine E-Nummer wird vergeben, wenn die Europäische Behörde für Lebensmittelsicherheit das Produkt geprüft hat.

Aber „viele Zusätze wie die meisten Aromastoffe, Enzyme oder technische Hilfsstoffe tragen gar keine Nummerierung." Denn, rein rechtlich gesehen, gelten Aromastoffe, selbst wenn sie durch chemische Synthese oder gentechnisch hergestellt wurden, nicht als Zusatzstoffe, so heißt es auf der Homepage. „Insofern verschleiern Aussagen, in der EU seien beispielsweise nur 316 Zusatzstoffe zugelassen, eher den tatsächlichen Einsatz, als dass sie zur Erhellung des Kunden beitragen[390]".

Hinzu kommt, dass die Nummern sich auf die Zahlen von 100 bis 1521 verteilen, aber nicht fortlaufend sind. Es gibt E100, E101, E101a, E102 und E104, aber kein E103. Und von 700 bis 800 existieren zum Beispiel gar keine Nummern[391].

Die derzeit erlaubten Zusatzstoffe teilt die Verbraucherzentrale wie folgt ein[392]:

» Farbstoffe: E100-180
» Konservierungsstoffe: E200-297
» Antioxidations- und Säuerungsmittel: E300-385
» Verdickungs- und Feuchthaltemittel: E400-495
» Säuerungsmittel, unter anderem: E500-586
» Geschmacksverstärker: E620-650
» Süßstoffe, unter anderem: E950-1521

Vor allem verarbeitete Produkte enthalten viele Zusatzstoffe. Aber auch frische Produkte können Zusatzstoffe enthalten[393]. So kann in abgepacktem Fleisch zum Beispiel Stickstoff (E941) für längere Haltbarkeit enthalten sein und wird dann mit dem Aufdruck „unter Schutzatmosphäre verpackt" geziert[394].

Trockenobst kann Schwefeldioxid (E220) enthalten, um nicht so schnell zu verderben[395], Oliven können Eisenglukonat (E579) zum Einschwärzen enthalten[396] und Frischfisch kann mit Zitronensäure (E330) vor Geruchsbildung bewahrt werden[397]. Kalziumkarbonat (E170) kann unter anderem Milchprodukte weiß färben[398].

Das Europäische Institut für Lebensmittel- und Ernährungswissenschaften – ebenfalls unter der Leitung von Udo Pollmer – schreibt: „Zusatzstoffe gehören nicht ins Essen. Sie gehören ins Museum." Laut dem Lebensmittelchemiker sind viele Zusatzstoffe noch gar nicht genauer erforscht, geschweige denn deren Wirkungen bei höherer Aufnahme bekannt. Manche sind gar nicht geprüft. Einige Zusätze werden deklariert wie die Aromastoffe mit 2.500 Substanzen.

Für die zugelassenen Zusatzstoffe hat die Europäische Behörde für Lebensmittelsicherheit bei der gesundheitlichen Bewertung in der Regel akzeptable tägliche Aufnahmemengen

(Acceptable Daily Intake, ADI[399]) festgelegt. Diese Werte geben an, welche Menge des jeweiligen Zusatzstoffs täglich lebenslänglich aufgenommen werden kann, ohne dass es zu unerwünschten Wirkungen kommt.

Allerdings basieren die Zahlen überwiegend auf den Ergebnissen von Tierexperimenten, in denen die Tiere den betreffenden Zusatzstoff zumeist täglich über einen langen Zeitraum mit dem Futter in vergleichsweise hohen Konzentrationen erhalten haben[400].

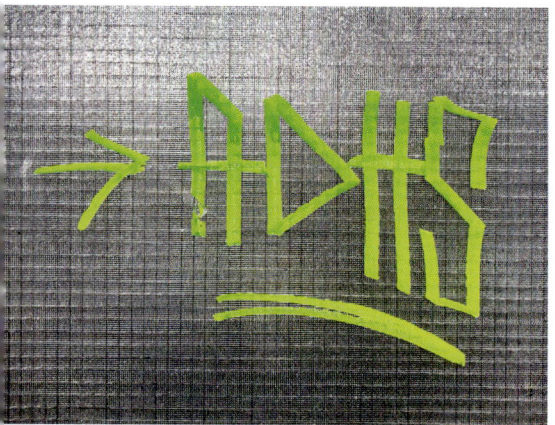

Die Verbraucherzentrale gibt hier zu bedenken, dass speziell für Kinder die Aufnahme einiger Zusatzstoffe begrenzt sein sollte. „So können Farbstoffe, wie beispielsweise E102 und E122, zu Hyperaktivität und Aufmerksamkeitsstörungen führen. Diese Lebensmittel müssen den Warnhinweis „Kann Aktivität und Aufmerksamkeit bei Kindern beeinträchtigen" tragen[401]."

Weiter schreibt sie: „Bisher wenig im Blick war der Einfluss von Zusatzstoffen auf das Darm-Mikrobiom. Bei einzelnen Stoffen, wie z.B. dem bisher nicht zugelassene Zuckerersatz Allulose oder dem Zuckerersatz Trehalose, vermutet man, dass es einen negativen Einfluss gibt und für die Gesundheit nicht zuträgliche Keime im Darm gefördert werden könnten."

Basis für die Zusatzstoffe ist eine Verordnung aus dem Jahr 2008[402], die für alle EU-Länder gilt. Die Verwendung von Lebensmittelzusatzstoffen ist im Lebensmittel- und Futtermittelgesetzbuch sowie in mehreren europäischen Verordnungen gesetzlich geregelt. In Teilen findet noch die deutsche Zusatzstoff-Zulassungsverordnung Anwendung.

Ist doch alles ganz einfach, oder?

Aromen

Laut Deutschem Aromenverband sind **Aromen** „aromatisierende Zutaten zur geschmacklichen Verfeinerung von Lebensmitteln[403] (…) Dafür investieren die Hersteller im Schnitt etwa 10 Prozent ihres Umsatzes in Forschung und Entwicklung, um den Verbrauchern ein noch vielfältigeres Lebensmittelangebot bereitstellen zu können."

Das Verbraucherportal *lebensmittelklarheit.de* beschreibt Aromen eher mit viel Geschmack und weniger mit natürlichen Zutaten: „Vanillejoghurt ohne Vanille, Ingwertee ohne Ingwer oder Senfsauce ohne Senf – in einer Vielzahl von Lebensmitteln stecken Aromastoffe. Hersteller ersetzen bei solchen Produkten natürliche Zutaten ganz oder teilweise durch kostengünstige Aromen. (…) Mit einem Gramm Aroma lässt sich etwa ein Kilogramm Lebensmittel aromatisieren[404]."

Die Verbraucherzentrale schreibt: „Durch den Einsatz von etwa 2.700 Aromastoffen, ob einzeln oder vermischt, können Hersteller ihren Produkten eine ‚Extraportion' Geschmack geben oder bestimmte Zutaten sogar vollständig ersetzen. Aromen (...) müssen nicht zwingend aus dem Lebensmittel stammen, nach dem sie schmecken. Ist die chemische Struktur eines Aromas bekannt, lässt sich diese im Labor nachahmen[405]" und ergänzt: „Saisonale oder teure Rohstoffe wie frische Früchte oder Vanille können ganz oder teilweise durch kostengünstige Aromastoffe ersetzt werden[406]."

Der Aromenverband erklärt das so: „Die stets wachsende Nachfrage nach aromatisierenden Zutaten konnte angesichts knapper Rohstoffe und hoher Kosten jedoch bald nicht mehr ausschließlich durch natürliche Extrakte und ätherische Öle gedeckt werden. Es mussten neue Quellen für Aromastoffe gefunden und moderne Methoden zu ihrer Gewinnung entwickelt werden[407].

Zur Gewinnung von Aromastoffen aus natürlichen Rohstoffen (Gewürze, Früchte usw.) nutzt man verschiedene physikalische Methoden, zum Beispiel die Extraktion oder die Destillation. (...) Alternativ können Aromastoffe auch mithilfe chemischer Methoden aus geeigneten natürlichen Rohstoffen gebildet oder synthetisch hergestellt werden[408]."

Der DVAI schreibt dazu „1874 gelang es dem deutschen Chemiker Doktor Wilhelm Haarmann, den Aromastoff Vanillin durch Synthese aus dem Coniferin zu gewinnen. Letzteres kommt im Rindensaft von Nadelhölzern (Coniferen) vor. Die Synthese weiterer Aromastoffe nahm danach eine rasante Entwicklung. So entstand letztlich eine neue Industrie, die Aromenindustrie, die heute gleichermaßen natürliche und synthetisierte Geschmacksstoffe zur Verfügung stellt. Eine Vielzahl unserer tagtäglich konsumierten und von uns geliebten Produkte gäbe es ohne sie nicht. Darüber hinaus sorgen sie für gleichbleibende geschmackliche Qualität und Vielfalt und unterstützen die Entwicklung nachhaltigerer und gesünderer Produktalternativen und -innovationen[409]."

Als Rechtsrahmen gilt die Verordnung (EG) 1334/2008. Sie definiert Aromen als „Erzeugnisse, die als solche nicht zum Verzehr bestimmt sind und Lebensmitteln zugesetzt werden, um ihnen einen besonderen Geruch und/oder Geschmack zu verleihen oder diesen zu verändern[410]". Für die Verwendung von Aromen sind zwei wichtige Grundsätze festgelegt: Sie dürfen keine Gefahr für die menschliche Gesundheit darstellen und die Verbraucher dürfen durch ihre Verwendung nicht irregeführt werden[411].

IS(S) GUT JETZT!

IN DER VERORDNUNG STEHT:

(7) Aromen werden verwendet, um den Geruch und/oder Geschmack von Lebensmitteln zum Nutzen für den Verbraucher zu verbessern beziehungsweise zu verändern. Aromen und Lebensmittelzutaten mit Aromaeigenschaften sollten nur verwendet werden, wenn sie den in dieser Verordnung festgelegten Kriterien genügen. Ihre Verwendung muss sicher sein, sodass bestimmte Aromen vor ihrer Zulassung in Lebensmitteln einer Risikoabschätzung unterzogen werden sollten. Nach Möglichkeit sollte der Frage nachgegangen werden, ob die Verwendung bestimmter Aromen negative Auswirkungen auf gefährdete Personengruppen haben könnte.

(15) (...) Aus Lebensmitteln hergestellte Aromaextrakte müssen vor ihrer Verwendung in Lebensmitteln nicht bewertet oder zugelassen werden, es sei denn, es bestünden Zweifel an ihrer Sicherheit. Aromaextrakte, die nicht aus Lebensmitteln hergestellt werden, sollten jedoch einer Sicherheitsbewertung unterzogen und zugelassen werden.

(25) Aromastoffe oder Aromaextrakte sollten nur dann als „natürlich" gekennzeichnet werden, wenn sie bestimmten Kriterien entsprechen, die sicherstellen, dass die Verbraucher nicht irregeführt werden.

Die Universität Göttingen fand bei einer Studie allerdings heraus, dass die Mehrheit der Verbraucher sich sehr wohl getäuscht fühlt, zum Beispiel, wenn nur im Zutatenverzeichnis auf zugesetzte Aromen hingewiesen wird. Die gesetzlich definierten Aromabezeichnungen seien so gut wie unbekannt, nicht intuitiv und würden vielfach falsch verstanden. Das Fazit lautet, dass die rechtlich festgelegten Aromakategorien nicht ihren Zweck erfüllen, um den Verbrauchern eine Unterscheidung zu ermöglichen[412].

Hier stelle ich Auszüge aus einer sehr hilfreichen Erklärung der Seite *lebensmittelklarheit.de* zu den unterschiedlichen Aromen[413] vor:

„Natürliches Aroma"
Diese Aromen müssen aus natürlichen Rohstoffen stammen, aber nicht zwangsläufig aus Lebensmitteln. Sie dürfen aus pflanzlichen und tierischen Ausgangsstoffen sowie aus Mikroorganismen wie Schimmelpilzen gewonnen werden. Möglich ist auch die Herstellung mithilfe gentechnologischer Verfahren.

„Natürliches Himbeeraroma"
Nennt der Hersteller bei einem natürlichen Aroma eine Quelle, zum Beispiel „Himbeere", muss das Aroma zu mindestens 95 Prozent aus dem angegebenen Lebensmittel, in diesem Fall aus der Himbeere, stammen. Die verbleibenden fünf Prozent anderer Ausgangsstoffe können beispielsweise natürliche Schwankungen im Aroma oder Aromaverluste ausgleichen oder dem Aroma eine besondere Note verleihen.

Auch die Kennzeichnung mehrerer natürlicher Ausgangsstoffe ist möglich, zum Beispiel „natürliches Himbeer- und Vanillearoma" – wieder vorausgesetzt, es besteht zu mindestens 95 Prozent aus diesen Rohstoffen.

„Vanilleextrakt"
Vanilleextrakt stammt zu 100 Prozent aus echter Vanille. Extraktion bedeutet das Herausziehen – in diesem Fall von Aromastoffen – mit Lösungsmitteln wie Wasser oder Alkohol. Für die Herstellung von Vanilleextrakt aus Vanilleschoten wird zum Beispiel Alkohol verwendet. Vanilleextrakt enthält neben der wichtigsten Substanz Vanillin über 100 weitere Aromastoffe. In der Zutatenliste darf statt „Vanilleextrakt" auch „natürliches Vanillearoma" stehen.

Das heißt in der Realität, dass diese „natürlichen" Aromen zwar aus natürlichen Rohstoffen stammen müssen, aber nicht zwangsläufig aus Lebensmitteln. Auch Baumrinde kann ein Ausgangsprodukt sein. Möglich ist auch die Herstellung mithilfe gentechnologischer Verfahren[414]. Wer dann am Ende im Supermarkt steht und aus dem Stegreif ein Vanillearoma vom natürlichen Vanilleextrakt oder natürlichem Vanillearoma unterscheiden kann: Chapeau.

Die Positivliste umfasst laut Bundesamt für Verbraucherschutz und Lebensmittelsicherheit übrigens 2.100 zulässige Aromastoffe[415]. Laut Aromenverband liegt der Pro-Kopf-Verzehr von aromatisierten Produkten in Deutschland durchschnittlich bei knapp 137 Kilo[416]. Welche Gesamtmenge an Aromen samt ihrer Träger- und Zusatzstoffen wir damit am Ende zu uns nehmen, dazu konnte ich keine Berechnungen finden.

Hier sind Bioprodukte die bessere Wahl. Denn seit 2022 gilt die neue Öko-Verordnung[417]. Hier steht, dass natürliche Aromen nun zu 95 Prozent aus dem konventionellen, namensgebenden Lebensmittel und Aromaextrakte rein aus Lebensmitteln stammen müssen – soweit die konventionellen natürlichen Aromen, deren Komponenten und die Herstellung frei von gentechnisch veränderten Organismen sind. Auch Nanomaterialien und ionisierende Bestrahlung sind verboten.

Bei biozertifizierten natürlichen Aromen müssen sowohl der aromabestimmende als auch der technische Anteil jeweils zu 95 Prozent bio sein[418].

Der Aromenverband ist darüber scheinbar nicht ganz glücklich, denn er sagte dazu: „Infolge der Umstellung können nicht mehr alle Geschmacksrichtungen kreiert werden[419]." Ich sage: Frisches Obst und Gemüse enthalten gar keine zugesetzten Aromen und sind am Ende eindeutig die beste Wahl[420]. Das Problem ist: wir sind häufig schon so sehr an die Extraportion Geschmack gewöhnt, dass wir lieber den Fruchtjoghurt als einen Naturjoghurt mit Früchten essen.

Und Kinder essen vielleicht gerne Pommes mit Ketchup, aber fordern vermutlich selten Kartoffeln mit Tomaten zum Abendessen – dabei kommen sie ohne gänzliche Geschmackserwartungen auf die Welt und lernen natürliche Geschmäcker genauso lieben wie alle künstlichen Aromen später auch. Wir können uns aber wieder umgewöhnen und ich kann dir dabei helfen.

Farbstoffe, Füllstoffe und Verdickungsmittel

Schokokugeln leuchten grün und blau und gelb, manch ein Fruchtjoghurt stellt die Farben des Regenbogens in den Schatten und grau oder braun werden dank gekonnter Lebensmittelkosmetik aufgehübscht. Der Kreativität sind fast keine Grenzen gesetzt.

So werden Senf und Margarine dank Kurkumin (E100) – gewonnen aus der Gelbwurzel unter Verwendung von Lösungsmitteln und Emulgatoren oder synthetisch hergestellt[421] – kräftig gelb. Wurst, Wurstersatzprodukte und Süßspeisen bekommen dank getrockneter, trächtiger Schildläuse und dem in den Eiern enthaltenen Karmin (E120) eine pralle, rote Farbe. Und Annatto (E160b) verleiht Schmelzkäse, Cheddar, Knabberzeug und Speiseeis eine charakteristische Farbe[422].

Der Annattostrauch als Ausgangsprodukt stammt zwar aus der Natur. Um die darin schwerlöslichen Carotinoide zu gewinnen, folgt allerdings ein durchaus unnatürlicher Produktionsweg – zum Beispiel eine Extraktion mithilfe von Lösungsmitteln wie Aceton oder Methanol oder unter Einsatz von Natronlauge.

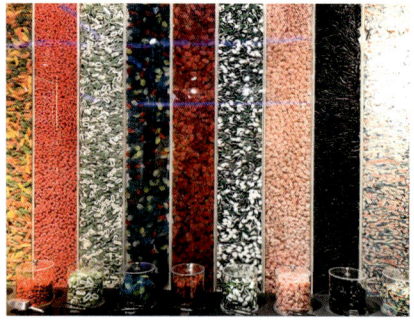

Es existiert auch ein Verfahren mithilfe von gentechnisch veränderten Organismen[423]. Und dass der Farbstoff in Verdacht steht, Migräne zu begünstigen, steht natürlich nicht auf der Verpackung. Weil Farbstoffe meist deklarationspflichtig sind, nutzen viele Hersteller mittlerweile gerne auch häufig färbende Gewürzextrakte oder andere Zutaten mit färbender Wirkung[424]. Aber auch hier muss die Farbe ja irgendwie gewonnen und im Produkt getragen werden und soll lange halten. Genaue Informationen über den Werdegang solcher Farbzugaben findet man jedoch kaum.

Um Zucker durch Süßstoffe zu ersetzen, brauchen sie mehr Volumen. Denn durch ihre hohe Süßkraft braucht man deutlich weniger davon. Um das zu schaffen, werden sie mit Füllstoffen kombiniert. So lässt sich zwar der Gaumen täuschen, aber der Darm meldet sich bei erhöhtem Verzehr ganz von selbst. Auch Cellulosepulver (E460) aus Holz, Stängeln oder Baumwollabfällen wird gerne verwendet und in Eiscreme, Keksen, Kuchen, Sahne und pflanzlichem Eiweißersatz sowie Dips eingesetzt.

Auf der Seite des *Deutschen Zusatzstoffmuseums* heißt es zur Bewertung: „Nützlich wie ein Papiertaschentuch auf der Pizza[425]." Und die Seite *food-detektiv.de* schreibt: „Weil der Zusatzstoff die Zusammensetzung der Bakteriengemeinschaft im Darm stören kann, erhöht das nicht nur das Risiko für Schäden an der Darmwand, sondern auch für (...) Darmkrebs. Überdies kann der Zusatzstoff auch den Appetit steigern, somit zu Übergewicht führen, dem sogenannten metabolischen Syndrom und dadurch zu Diabetes, Herzleiden, Schlaganfall." E460 kann in beliebiger Menge eingesetzt werden[426].

Mehle, Algen, Stärke und Pektine können als Verdickungsmittel (z. B. E400 und E404) dienen. So werden einige Produkte bissfest oder cremig, streichfähig und schnittfest. Dadurch kann auch mehr Wasser in Produkte eingebunden werden, um Kosten und Kalorien zu sparen. Auch das Guarkernmehl (E412) ist allgemein bekannt. Aber für die Mehlgewinnung wird extrahiert, gebleicht und entkeimt, weil die Bohne selbst toxisch ist. Über Rückstände aus diesen Prozessen ist wenig bekannt[427], so das *Deutsche Zusatzstoffmuseum*.

Modifizierte Stärke ist ebenfalls ein Verdickungsmittel. Es muss aber nur deklariert werden, wenn es chemisch verändert wurde (E1400 bis e1451). Bei physikalischer oder enzymatischer Veränderung trägt der Zusatzstoff keine E-Nummer[428].

2.5.4 WERBUNG UND IHRE TRICKS

Atmen wir doch einmal kurz durch. Wir haben uns nun schon viele Themen angesehen und vielleicht ist dem einen oder der anderen hier und da auch schon ein bisschen der Appetit vergangen. Aber ich möchte das Gegenteil erreichen und zeigen, dass gutes Essen Spaß macht, Genuss bringt und gut für uns und die Umwelt ist. Dass das durchaus noch geht, dazu kommen wir gleich.

Lasst uns nur noch kurz über das sprechen, was unser Essen umhüllt, nämlich die Verpackungen samt Aufdrucken, Werbung und allem, was sonst so darauf steht. Das alles gibt es schon recht lange.

Früher nannte man es **Reklame** und die war laut *Zukunftsinstitut* schon damals da, um zu mogeln: „Der fehlende Wahrheitsanspruch von Werbung wurde schon (...) 1889 thematisiert (...)[429]." Heute ist alles unter dem Begriff Marketing zu finden. Der Rest ist geblieben.

IS(S) GUT JETZT!

Eine Frage der Formulierung

Dabei bleibt immer die Frage:

» Was ist Werbung? Was ist Wahrheit?
» Wie kann ich im Supermarkt das eine vom anderen unterscheiden?

Denn aus den Regalen prasseln unzählige Informationen, Bilder, Siegel, knackige Slogans und Versprechen auf uns ein: frei von Zucker. Gut für die Verdauung. Für mehr Power am Morgen. Dazu glückliche Kühe und Kinder, grüne Wiesen, stählerne Körper und weiße Zähne. Wir können wählen zwischen Mahlzeiten in Trinkform, verpackt in einer griffigen Plastikflasche, Joghurts mit Fruchtgeschmack und wahlweise Getreidezugabe, damit man wenigstens ein bisschen was zu kauen hat und kalorienfreie Schokolade bei vollem Genuss. Essen stillt aber nicht nur den Hunger, sondern soll dabei helfen, ohne Aufwand top gesund und glücklich zu werden. Die Traumfigur gibt es anscheinend gratis dazu.

Allerdings ist das mit den Werbesprüchen so eine Sache, denn auch hier sind der Kreativität kaum Grenzen gesetzt. Los geht es mit nostalgischen Angaben wie „traditionell", „wie bei Oma" oder „original". Dass hier niemand sitzt und händisch mit einem Holzlöffel den Quark umrührt, können wir uns sicher denken. Ziehen tut es trotzdem.

Natürlich gibt es ein paar Regeln und Gesetze, aber die sind oft so weit auslegbar, dass Verbraucher es nicht gerade leicht haben, schnell eine selbstbestimmte Kaufentscheidung zu treffen. Nur beim Siegel für garantiert traditionelle Spezialitäten (g.t.S.) können wir sicher sein, dass eine traditionelle Zusammensetzung oder die Herstellung und oder Verarbeitung des Produkts traditionell sind. Dazu gehören Heumilch, Mozzarella und zum Beispiel Serrano-Schinken[430].

Das gilt auch für Aussagen, die wahlweise Heimat- oder Urlaubsgefühle und ein gutes Gewissen auslösen. Die Produkte sind dann „aus der Region" oder „aus dem Norden", ebenso gespickt mit traumhaften Bildern und Botschaften. Wir müssen dabei reine Werbemaßnahmen von geschützten geografischen Angaben (g.g.A.) unterscheiden. Hier gilt, dass eine von meist vielen Produktionsstufen – also Erzeugung, Verarbeitung oder Herstellung – im genannten Gebiet stattgefunden hat.

Westfälischer Knochenschinken wird zum Beispiel „in Nordrhein-Westfalen nach jahrhundertealten Verfahren hergestellt, aber das Fleisch braucht nicht ausschließlich von Tieren zu stammen, die dort geboren und aufgezogen wurden[431]", so die Europäische Kommission. Und „das Schweinefleisch für die Nürnberger Rostbratwurst (könnte) aus Dänemark oder den Niederlanden stammen und nur die Wurstherstellung in der Region erfolgen[432]", schreibt das Online-Verbraucherportal *lebensmittelklarheit.de*. Auch Schwäbische Spätzle und Nürnberger Lebkuchen gehören zu den geschützten geografischen Angaben[433].

Dazu gibt es ein Siegel für eine geschützte Ursprungsbezeichnung (g.U.), wie zum Beispiel Allgäuer Bergkäse, Parmaschinken oder Feta aus Griechenland. „Sämtliche Produktionsschritte müssen in der betreffenden Region erfolgen[434]", ist auf *lebensmittelklarheit.de* nachzulesen.

Das Portal der Verbraucherzentrale beanstandet dabei, dass beide Siegel leicht zu verwechseln sind und das g.g.A.-Siegel falsche Erwartungen wecken kann[435].

2.5.5 VERSPRECHEN VON GESUND BIS GRÜN

Auf der Vorderseite der Verpackung wird gerne mit gesundheitsfördernden Zutaten geworben. So kann auf einer Joghurtpackung „mit Cerealien" stehen. „Wenn du die Packung umdrehst, wirst du aber möglicherweise feststellen, dass das gesamte Produkt nur einen Prozent Cerealien enthält", so die Verbraucherzentrale.

Auch Hinweise wie „fettarm", „vitaminreich" und „natürlich" werden gerne verwendet. Dieses sogenannte *Health Labeling* hat Grenzen, aber auch viele Möglichkeiten. Wir sollten uns also nicht zu schnell der Versuchung hingeben und zumindest genau auf die Zutatenliste auf der Rückseite schauen, die häufig weniger wohlklingende Inhalte präsentiert.

2.5.5.1 VORNE HUI, HINTEN PFUI?
Health Labeling

Werbung mit Gesundheitsversprechen ist durchaus streng reglementiert. Ein Hersteller darf nicht sagen „Vitamin C – zur Linderung von Erkältungskrankheiten[436]". Eine Aussage wie „stärkt das Immunsystem" ist ebenfalls verboten, wenn die Wirkung nicht belegt ist. „Unterstützt das Immunsystem" wiederum ist erlaubt.

Und Aussagen zur Verringerung von Krankheitsrisiken und zur Entwicklung und Gesundheit von Kindern müssen von den Herstellern, die sie verwenden wollen, unter Vorlage von wissenschaftlichen Daten über ihren Wahrheitsgehalt beantragt werden, so das Bundesinstitut für Risikobewertung. Laut der EU-Verordnung dürfen Health Claims außerdem nur verwendet werden, „wenn sie vom durchschnittlichem Verbraucher richtig verstanden werden."

Mal ein Beispiel auf *lebensmittelklarheit.de*: „Für einen Joghurt mit probiotischen Bakterien ist der Slogan ‚Stärkung des Immunsystems' beispielsweise nicht mehr erlaubt. Ein Hersteller kann den Joghurt aber kurzerhand mit den Vitaminen B6 und D aufpeppen und wieder auf das Immunsystem hinweisen. Denn in Zusammenhang mit diesen Vitaminen ist der Claim erlaubt: „Trägt zur normalen Funktion des Immunsystems bei[437]." Alles verstanden?

Dennoch gibt es zahlreiche Nahrungsmittel und Getränke, die mit Gesundheit werben. Es gibt Immun Water mit drei Kalorien pro 100 Milliliter, „viel Funktion" durch zugesetzte Vitamine und das alles ohne Zucker und Süßstoffe oder Mind Water mit Traubensaftkonzentrat und Gurkenaroma – sehr vermutlich nicht aus frischen Lebensmitteln gepresst, sondern industriell aufgearbeitet.

Und nicht zu vergessen das Energy Water, das zum Beispiel Sportler ansprechen könnte. Vorne ist eine Abbildung von Maracuja und Orange. Allerdings sind der Zutatenliste nur Trauben- und

Zitronensaft aus Konzentraten und weiter hinten in der Zutatenliste Maracujaaroma und Koffeinaroma[438]. Die Energie soll vermutlich aus dem Guaranaextrakt kommen. Ist doch gesund, oder?

Green Labeling

Mit vielen grünen Versprechen sollen uns Produkte schmackhaft gemacht werden. So können wir uns angeblich zu einem besseren Planeten essen[439], die Produkte wollen „klimaneutral" sein oder unseren CO2-Fußabdruck mit Spenden für Umweltprojekte oder den Tierschutz ausgleichen, wie *foodwatch* im *Klima Fake-Report* beschreibt[440]. Im Januar 2024 hat das Europaparlament ein neues Gesetz namens „Empowering Consumers for the Green Transition" gegen Greenwashing und für besseren Verbraucherschutz verabschiedet. Unternehmen dürfen zukünftig nicht mehr mit Begriffen wie „klimaneutral", „CO_2-neutral" oder „klimapositiv" werben, wenn diese auf der Kompensation von Emissionen basieren. Auch zukunftsbezogene Umweltaussagen von Unternehmen müssen begründet werden. Nach der Veröffentlichung im Amtsblatt der Europäischen Union haben die Mitgliedsstaaten zwei Jahre Zeit für die Umsetzung in nationales Recht.

Es gibt funktionelles Wasser mit zugesetzten Vitaminen und wenig Kalorien, dessen Kauf helfen soll, Waldschutzprojekte in Südamerika zu unterstützen oder es werden nur nachhaltige Früchte verwendet – für 1,99 Euro pro Liter. Und vegane Eigenmarken mit Namen wie *Food For Future* implizieren die Rettung der Umwelt durch das Essen dieser Produkte. Allerdings ist die Berechnungsgrundlage oft nicht ganz klar und die zugrunde liegenden Daten sind durchaus unterschiedlich[441].

Der Bundesverband der Verbraucherzentralen will, „dass für Umweltwerbung strenge Regeln gelten"[442], so die *Lebensmittelzeitung*. Die Deutsche Umwelthilfe geht gegen diese falschen Versprechen vor und hat schon einiges erreicht. In einer Kampagne gegen wettbewerbswidrige Werbung mit angeblicher Klimaneutralität hat die Organisation in den Jahren 2022 und 2023 durch gezielte Klagen zahlreiche Unternehmen dazu gebracht, diesen „Verbraucherbetrug" zu unterlassen.

Bundesgeschäftsführer Jürgen Resch sagt: „Das dreckige Geschäft mit Klimaneutralitätslabels ist zudem in vielen von uns untersuchten Fällen schlichtweg Betrug." So wurden zum Beispiel Verfahren gegen die Unternehmen dm, Rossmann, Rewe, HelloFresh, Netto, Aldi, Danone und Shell eingeleitet. Rossmann und Rewe haben bereits eingelenkt und angekündigt, zukünftig nicht mehr mit Klimaneutralität ihrer Produkte zu werben[443]. Aber es gibt eben viele Wege, die Herzen der Kundschaft schmelzen zu lassen und das Portemonnaie zu öffnen. Laut Europäischem Umweltbüro zeigen aktuell 75 Prozent aller Produkte auf dem EU-Markt direkt oder indirekt grüne Versprechen, aber über die Hälfte davon ungenau, irreführend oder nicht belegt. Zudem weist etwa die Hälfte aller rund 230 Ökolabel nur schwache oder gar keine Überprüfungsverfahren auf.

Clean Labeling

Fast schon wie eine Gegenbewegung zu tollen Versprechen und vollen Verpackungen wirkt das momentan schwer beliebte Clean Labeling. Dazu gehören Aussagen wie „Ohne Zusatz von..." oder „frei von ..." – ob in Bezug auf Zucker, Aromen oder Farbstoffe. „Ohne Farbstoffe" muss aber nicht bedeuten, dass keine färbenden Zutaten benutzt wurden.

Wie wir bereits wissen, sind das zum Beispiel Extrakte oder Säfte aus Tomaten, Paprika oder Spinat, die nicht als Zusatzstoffe gelten, sondern als Lebensmittel[444]. Dass die Herstellungsprozesse jedoch oft nicht besonders natürlich sind, wird hier nicht thematisiert. Diese Werbung klingt zwar erst einmal toll, kann aber auch schlichtweg davon ablenken, dass die Zutaten mit dem größten Anteil Glukosesirup und Zucker sind.

Gleiches gilt für die Aussage „ohne künstliche Geschmacksverstärker" – zum Beispiel Glutamat –, denn hier können trotzdem Hefeextrakte enthalten sein[445]. Hefeextrakt enthält Glutamat als natürlichen Bestandteil, gilt aber als Lebensmittel[446], auch wenn für die Anzucht und die Extraktgewinnung viele Prozesse nötig sind[447]. Andere Decknamen können „Würze" oder „Aroma" sein[448].

Verpackungen und ihre Schönfärberei

Die meisten industriell hergestellten Lebensmittel kommen verpackt daher: in Kunststoff, Papier, Alu, Glas, in Körbchen, Boxen, Trinkpacks oder Flaschen, mal rund, mal eckig, meist bunt und voller Aufdrucke[449]. Aber auch natürliche Lebensmittel sind häufig verpackt, eingeschweißt oder irgendwie tragbar – in Plastiktüten, Netzen oder Papierkartons.

„(Sie) dienen dazu, Produkte sicher zu transportieren (Transportverpackungen), die in ihr enthaltenen Waren zu schützen (Verkaufsverpackung) oder die Produkte darzubieten (Umverpackung), (...) um sie z. B. vor mechanischen Schäden, Staub, Sauerstoff, Licht, Mikroorganismen, Verderb oder Feuchtigkeit zu schützen[450]", so das Umweltbundesamt.

Neben den hygienischen Aspekten kommt hinzu, dass sich so immer gleiche Kaufmengen zu immer gleichen Preisen anbieten lassen und der Einkauf für uns einfacher wird. Allerdings müssen all diese Verpackungen erst einmal produziert werden, was Material- sowie Energieeinsatz und am Ende auch viel Müll bedeutet.

Und es kommen Mineralöle und Farben zum Einsatz, um zum Beispiel Kunststoffe weich und Verpackungen bunt zu machen. Das sind zum Teil Stoffe, „die als gesundheitlich bedenklich gelten", schreibt das Bundeszentrum für Ernährung. Zwar heißt es auch „sie dürfen (...)_ nur so weit ins Lebensmittel übergehen, dass sie die gesetzlich vorgeschriebenen Höchstwerte nicht überschreiten[451]", aber im Zweifel ist das nicht sehr beruhigend.

Auch aus Druckfarben von Beschriftungen oder recyceltem Papier können Mineralölkohlenwasserstoffe auf Lebensmittel übergehen[452]. Das BfR geht davon aus, „dass besonders bei trockenen Lebensmitteln mit einer großen Oberfläche, wie z. B. Mehl, Gries, Reis, Semmelbrösel oder Frühstückscerealien, ein Übergang der Mineralöle aus der Verpackung auf das Lebensmittel zu erwarten ist." Aber auch Schokolade, Speisefette und abgepackte Backwaren zählen dazu. Sie heißen MOSH und MOAH, können sich in den Organen ansammeln, die Zellen schädigen und sollen zum Teil Krebs auslösen[453].

Auch ein weiteres Thema ließe sich hier sehr lang und breit ausführen – ich möchte es zumindest kurz anreißen, technisch hergestellte Nanomaterialien für Kunststoffverpackungen. Während Nanotechnologie in Lebensmitteln selbst noch eine eher untergeordnete Rolle spielt, sind solche kleinsten Partikel für Verpackungen bereits zugelassen. „Sie sollen das Packgut beispielsweise besser vor UV-Strahlung, vor dem Keimen oder vor Austrocknung schützen[454]."

Gekennzeichnet werden muss deren Einsatz hierbei nicht, wie auf der Seite des Bundesinstituts für Risikobewertung zu lesen ist[455]. Das gilt für Lebensmittelverpackungen im Geschäft, wie auch bei Verpackungen für die Aufbewahrung zu Hause – zum Beispiel Frischhaltefolie und Aufbewahrungsboxen.

2023 hat die EFSA das Risiko der Exposition von Mineralölkohlenwasserstoffen (MKW) in Lebensmitteln neu bewertet. MOSH solle demnach „kein Risiko für die öffentliche Gesundheit darstellen. Eine Art von MOAH kann gentoxische Substanzen erhalten, die die DNA in Zellen schädigen und Krebs verursachen können." Die Sachverständigen der Behörde empfehlen deshalb, mehr Toxizitätsdaten zu erheben. Außerdem rät sie, die „Auswirkungen von MOSH auf die menschliche Gesundheit weiter zu untersuchen."

Das Bundeszentrum für Ernährung empfiehlt deshalb, am besten unverpackte Waren zu kaufen und wenn, dann Glas anstelle von Dosen oder Kunststoff zu bevorzugen, verpackte Ware zu Hause in Gläser umzufüllen – denn je länger die Lebensmittel mit der Verpackung in Berührung kommen, desto mehr Zeit ist auch für eine Verunreinigung. Und Tiefkühlware sollte man grundsätzlich ohne die Verpackung auftauen[456].

Laser Labeling

Eine Alternative zu Aufklebern und Verpackungen mit allen erdenklichen Farben und Weichmachern könnten gelaserte Labels sein – was zumindest bei loser Ware funktionieren kann. Bei Lebensmitteln wie Zitrusfrüchten, Mangos, Avocados und Bananen findet man diese Variante schon. Auch bei Lebensmitteln wie Süßkartoffeln und Äpfeln gibt es **Laser Labeling** oder auch **Natural Brandings**. Zeitgleich wird geforscht, welche Auswirkung diese Markierung auf die Fruchtschale, das Produkt und zum Beispiel die Haltbarkeit hat[457].

Und auch an weiteren Alternativen wie Monoverpackungen – also Verpackungen aus nur einem Material, das keiner Mülltrennung unterliegt – und Verpackungen aus bio- und faserbasiertem Material wird weltweit geforscht[458]. Wo es am Ende hinführt, werden wir sehen.

2.6 NUTRI-SCORE – GUT GEMEINTE HILFESTELLUNGEN

Immer wieder gibt es neue Ansätze, Verbrauchern im Lebensmitteldschungel zu helfen: Die Lebensmittelampel war so eine, setzte sich aber nicht durch. Die in Brasilien entwickelte NOVA-Klassifizierung orientiert sich am Verarbeitungsgrad und teilt Produkte in vier Gruppen ein (1 für frisch bis 4 für ultrahochverarbeitet). Sie ist Grundlage für die brasilianischen

Ernährungsempfehlungen[459]. Bei uns findet sie aber nicht allzu viel Anklang. Für die Bewertung der „inneren Werte" von Lebensmitteln wird dem Nutri-Score aktuell das größte Potenzial zugesprochen, auch wenn es hier ebenso Defizite gibt.

Um gesunde von eher ungesunden Lebensmitteln unterscheiden zu können, soll seit 2020 der **Nutri-Score** Hilfestellung leisten. Entwickelt von der französischen Gesundheitsbehörde Santé publique France,[460] ist der Nutri-Score eine fünfstufige Farbskala mit Buchstaben von A bis E. Das dunkelgrüne A zeigt die beste Bewertung an, das rote E die schlechteste. Das Bundesministerium für Ernährung und Landwirtschaft schreibt: „Der neue Nutri-Score bietet mehr Durchblick und Orientierung bei der Lebensmittelauswahl: Denn Verbraucherinnen und Verbraucher können den Nährwert von Lebensmitteln jetzt ganz einfach und auf einen Blick vergleichen."

Die Nährwerteigenschaften werden hier innerhalb einer Produktgruppe – zum Beispiel bei Joghurts oder Müslis – miteinander verglichen. Also Joghurts untereinander.

Ist also der Erdbeerjoghurt besser als der Soja-Mango-Joghurt oder das Nussmüsli besser als das mit den Schokostücken?

Welche Sorte hat mehr Zucker oder Fette, mehr Ballaststoffe und Vitamine?

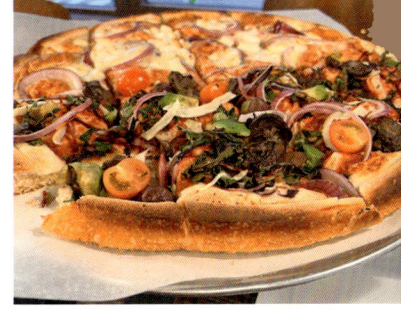

Er eignet sich vor allem für komplex zusammengesetzte und stark verarbeitete Lebensmittel. Dabei gibt es negative Punkte für Energie, gesättigte Fettsäuren, Zucker sowie Natrium und positive Punkte für Anteile von Obst, Gemüse und Nüssen, von Oliven-, Raps und Nussölen, von Ballaststoffen und Eiweißen[461].

Einige neue Berechnungsgrundlagen wurden erst kürzlich beschlossen. So gilt für feste Lebensmittel mit vergleichsweise hohem Zucker- und Salzgehalt, dass sie weniger günstig eingestuft werden als bisher - darunter fallen auch Nüsse und Samen. Ohne Zusatz von Salz oder Zucker werden sie künftig meist in die Kategorie A oder B eingestuft, während gesalzene und/oder gesüßte Versionen im Durchschnitt in die Kategorie C oder sogar D fallen.

Ballaststoffreiche Vollkornprodukte schneiden besser ab und pflanzliche Speiseöle mit vielen günstigen Fettsäuren können bessere Bewertungen erzielen. Außerdem wird weißes Fleisch einschließlich seiner Produkte gegenüber Alternativen aus rotem Fleisch bessergestellt.

Auch für Getränke gelten seit 31.12.2023 neue Algorithmen[462]. So wird der Gehalt an Süßungsmitteln künftig durch die Vergabe von „Negativpunkten" berücksichtigt, weil der Nutri-Score keinen Anreiz zur Verwendung von Süßungsmitteln bieten will. Milch, Milchgetränke und Pflanzendrinks werden nach der Reform als Getränke und nicht mehr als Lebensmittel bewertet werden. Für sie gilt: Je geringer der Fettgehalt und je weniger Zucker enthalten ist, desto besser. Wasser behält ein einziges Getränk eine A-Bewertung.

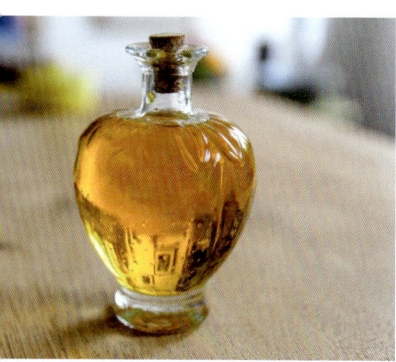

2.6.1 SONDERFÄLLE KÄSE UND ÖLE

Obst, Gemüse, Kaffee und Tee, Gewürze, Kräuter und Säuglingsnahrung werden z. B. nicht bewertet[463]. Käse und Öle werden gesondert bewertet – im Käse geht der Proteingehalt zur besseren Einschätzung des Kalziumgehalts mit in die Bewertung ein, bei den Ölen das Verhältnis von ungesättigten zu gesättigten Fettsäuren[464]. Da soll mal einer durchblicken …

2.6.2 EINIGE VORTEILE, ABER AUCH VIELE NACHTEILE

1. Für die Berechnung und den Aufdruck des Nutri-Scores auf der Verpackung ist der Hersteller selbst verantwortlich, so die Verbraucherzentrale[465]. Zwar hat das Bundesministerium für Ernährung und Landwirtschaft seit März 2023 eine offizielle Kontrollinstanz – ein Unternehmen namens RAL, das auch schon für staatliche Siegel wie den Blauen Engel oder das Textil-Logo Grüner Knopf die Marktüberwachung übernimmt[466]. Dennoch bleiben die Lebensmittelüberwachungsbehörden der Bundesländer dafür zuständig, die korrekte Umsetzung des Lebensmittelrechts zu überwachen und durchzusetzen[467]. Allerdings gibt es hier zu wenig Personal und zu wenige Kontrollen[468].
2. Der Nutri-Score basiert auf den verpflichtenden Nährwertangaben auf der Packungsrückseite – so auch auf den Referenzwert für den Gesamtzuckeranteil von 90 Gramm. „Der Nutri-Score in seiner aktuellen Version ist daher nicht in der Lage, freien, zugesetzten oder natürlich vorkommenden Zucker unterschiedlich zu bewerten[469]", so *foodwatch*.
3. Der Nutri-Score ist eine freiwillige Ergänzung zu den vielen Pflichtangaben auf der Verpackung[470] und die Verbreitung zeigt noch viel Luft nach oben. Aber nur wenn alle verarbeiteten Lebensmittel den Nutri-Score tragen, wäre ein echter Vergleich möglich. Bei einem Marktcheck im Jahr 2022[471] trugen von 1.451 untersuchten Lebensmitteln 40 Prozent den Nutri-Score. Mit 118 von 169 Produkten (70 Prozent) war die Pizza übrigens am häufigsten mit dem Nutri-Score gekennzeichnet[472].
4. Besonders viele verarbeitete und ungesunde Produkte müssen somit kein rotes E tragen und können ihre schlechten Inhaltsstoffe unter den Tisch fallen lassen. Der Nutri-Score berücksichtigt außerdem keine enthaltenen Aromen und Zusatzstoffe. Neuerdings werden zwar für Süßungsmittel „Negativpunkte" vergeben, aber die Unternehmen haben bis Ende 2025 Zeit, um die neue Berechnungsgrundlage umzusetzen.
5. Das Label berücksichtigt nur die Nährwertqualität und keine Nachhaltigkeitsaspekte. Klar kann ein Siegel nicht alles umfassen, aber zumindest sollten wir das wissen. Denn laut einer Befragung für den Ernährungsreport 2023 vom Bundesministerium für Ernährung und Landwirtschaft möchten die meisten Befragten wissen, woher ein gekauftes Produkt kommt, ob es ökologisch oder konventionell erzeugt wurde und wie weit der Inhalt transportiert wurde[473].

6. Um einen besseren Nutri-Score abdrucken zu können, können Hersteller ihre Rezeptur verbessern. Allerdings funktioniert das unter anderem durch Zugabe bestimmter „guter" Bestandteile wie industriell hergestellter Ballaststoffe oder Vitamine, sodass es am Ende durchaus ein „Schönmogeln" ist. Um den Zuckergehalt zu senken, kann zum Beispiel durch die Zugabe des Enzyms Laktase die Aufspaltung des Milchzuckers bewirkt werden. Und durch eine Anreicherung mit Weizenhalmfasern wird der Ballaststoffgehalt erhöht und dank der guten Wasserbindung auch Fett eingespart[474]. Produkte mit guten Nutri-Score sind also nicht zwingend gesund.

2.6.3 GESUNDE PIZZA UND TRINKMAHLZEITEN?

Der Ballaststoffgehalt und damit auch der Nutri-Score lässt sich zum Beispiel durch die Zugabe von Haferfasern verbessern. Allerdings sind das für verarbeitete Produkte in der Regel keine frischen Pflanzenbestandteile, sondern verarbeitete, extrahierte, getrocknete oder andere Pulverformen. Oft sind Ballaststoffe allerdings gar nicht erst auf der Verpackung mit angegeben, das heißt, der Vergleich ist schwer und die Berechnung zum Teil nicht nachvollziehbar.

Gleiches gilt für Trinkmahlzeiten. Die Sattmacher ohne Kauen enthalten Nutri-Scores von A bis E. Sie enthalten zum Beispiel industriell aufbereitete Maisfasern – je mehr davon, desto grüner der Nutri-Score.

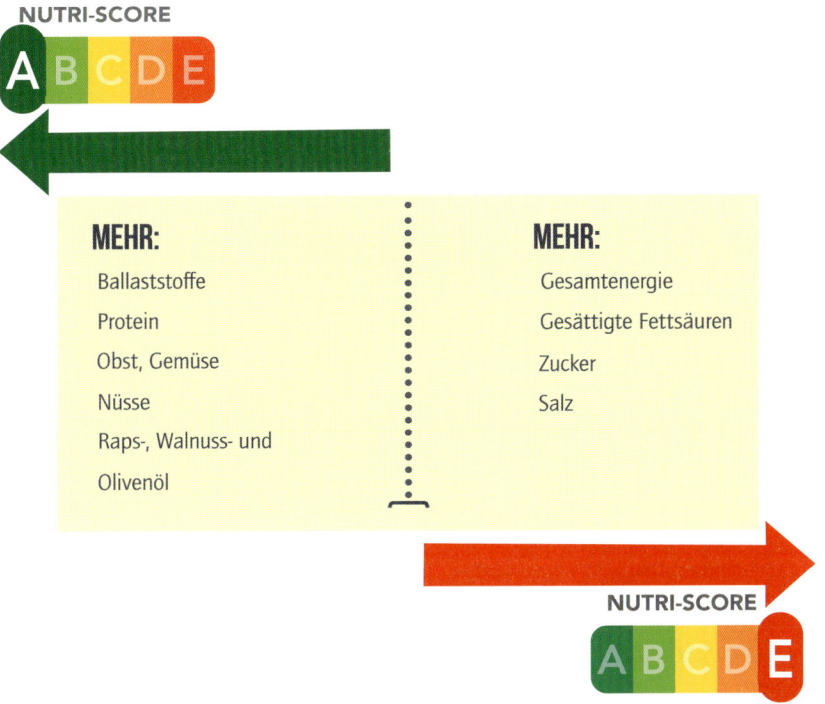

IS(S) GUT JETZT!

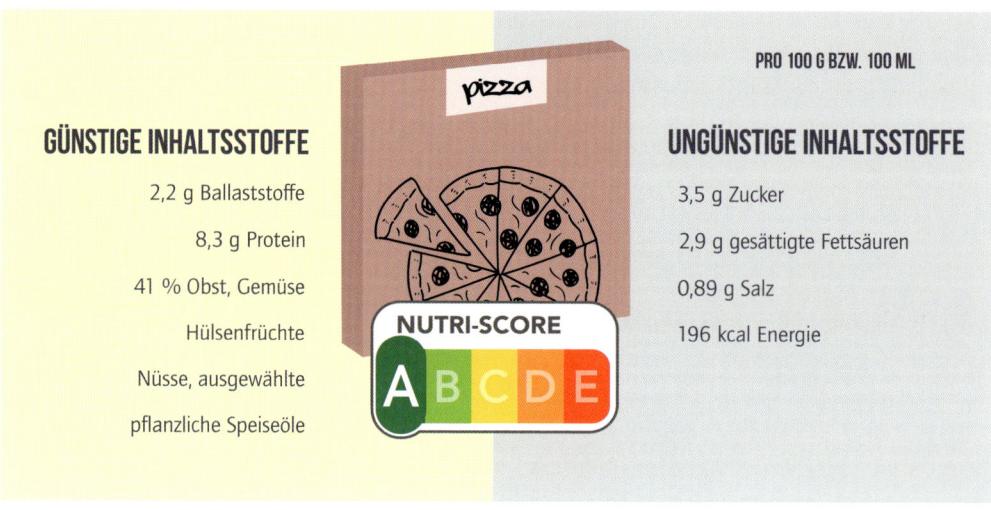

GÜNSTIGE INHALTSSTOFFE

2,2 g Ballaststoffe

8,3 g Protein

41 % Obst, Gemüse

Hülsenfrüchte

Nüsse, ausgewählte

pflanzliche Speiseöle

PRO 100 G BZW. 100 ML

UNGÜNSTIGE INHALTSSTOFFE

3,5 g Zucker

2,9 g gesättigte Fettsäuren

0,89 g Salz

196 kcal Energie

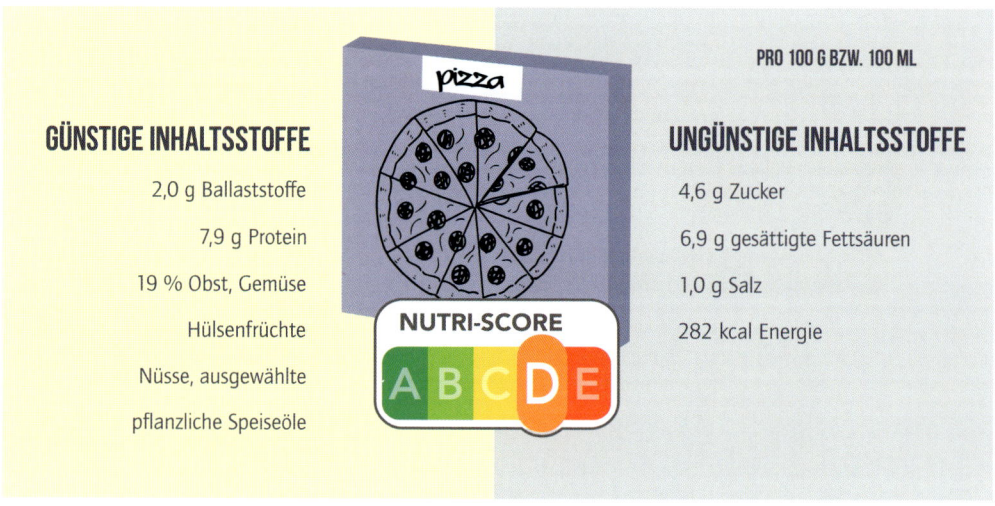

GÜNSTIGE INHALTSSTOFFE

2,0 g Ballaststoffe

7,9 g Protein

19 % Obst, Gemüse

Hülsenfrüchte

Nüsse, ausgewählte

pflanzliche Speiseöle

PRO 100 G BZW. 100 ML

UNGÜNSTIGE INHALTSSTOFFE

4,6 g Zucker

6,9 g gesättigte Fettsäuren

1,0 g Salz

282 kcal Energie

Grafiken modifiziert nach https://www.verbraucherzentrale.de/wissen/lebensmittel/kennzeichnung-und-inhaltsstoffe/nutriscore-das-bedeutet-die-kennzeichnung-76209

Die EU-Kommission arbeitet an einem Vorschlag für eine europaweit einheitliche und verpflichtende Nährwertkennzeichnung auf der Vorderseite der Verpackung. Ob es der Nutri-Score sein wird, ist offen. Und wie hilfreich sie dann beim Einkauf für uns alle ist, ebenso.

Unabhängig vom Nutri-Score helfen unter anderem eine Datenbank von *Open Food Facts*, die *Yuka*-App mit Bewertungen für über 2,5 Millionen Lebensmittelprodukte und Nennung von gesünderen Alternativen, sowie *lebensmittelklarheit.de*, einen besseren Durchblick zu bekommen.

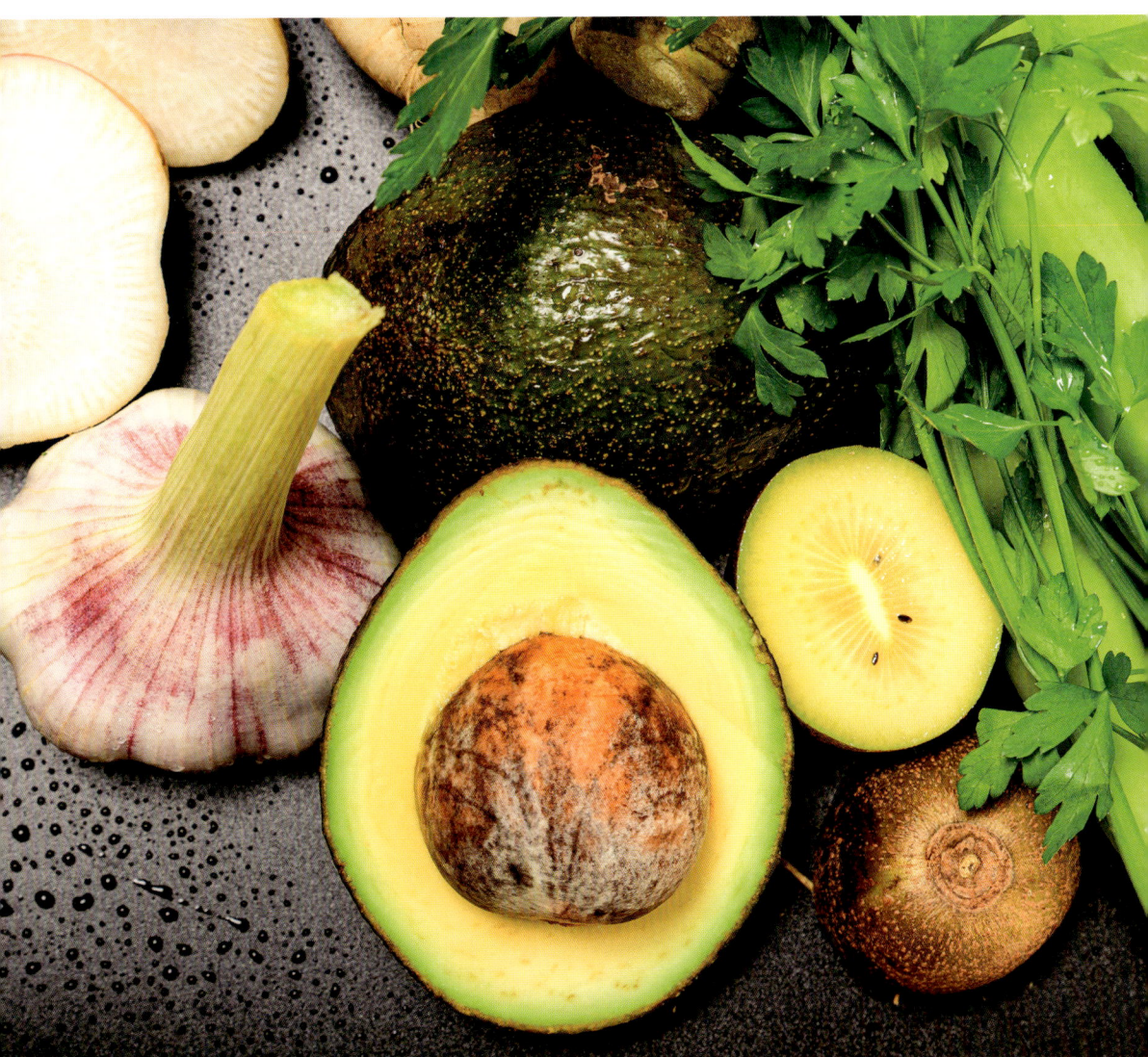

IS(S) GUT JETZT!

UNSER ESSEN: ENERGIELIEFERANT UND GEMEINSCHAFTSGUT

UNSER ESSEN: ENERGIELIEFERANT UND GEMEINSCHAFTSGUT

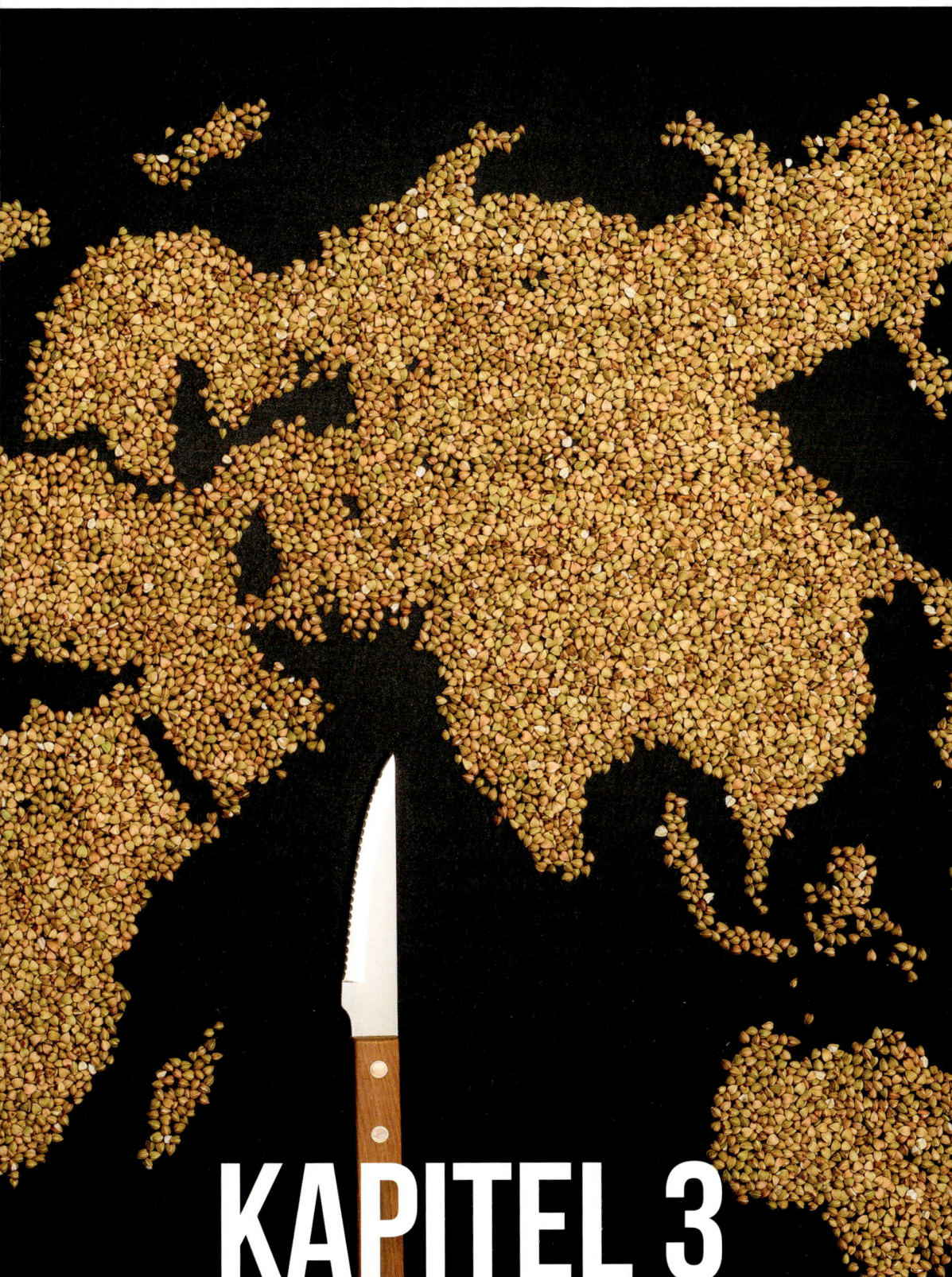

KAPITEL 3

IS(S) GUT JETZT!

Essen beziehungsweise Ernährung ist zunächst einmal unsere Versorgung mit Nahrung, unser Energielieferant und somit überlebenswichtig. Aber Essen ist noch viel mehr. Essen ist Erlebnis, Genuss, Geschmack, Gesellschaft, Gemeinschaftsgut. Wir gehen aus und gönnen uns etwas Leckeres, sitzen beisammen und erzählen in netter Runde, während wir essen. Für Familien ist das Abendessen in der Woche und ein gemeinsames Frühstück am Wochenende oft sehr wichtig und wir können uns austauschen, zuhören und teilen.

Manchmal wird Essen auch zu einem Statussymbol gemacht, zu einer Identität[475], einer Ideologie oder zu einer Art Ersatzreligion[476]. Es gibt unendlich viele Food Blogs, Influencer mit vielen bunten Rezeptideen und zahlreichen Produktempfehlungen. Aber ein Produkt alleine macht weder schlank noch glücklich oder gar gesund.

Häufig ist Essen auch Mittel zum Zweck und reiner Sattmacher, Hilfsmittel zur Stress- oder Emotionsbewältigung oder Suchtmittel – ob in Form von zu viel oder zu wenig Essen. Dabei ist Essen und alles, was damit einhergeht, ein Privileg. Wir haben eine abwechslungsreiche Auswahl und können mit einer bunten Kombination aus vielen verschiedenen Lebensmitteln eine gute Grundlage für unsere Gesundheit legen.

Selbst wenn wir in der Vergangenheit viel Ungesundes gegessen haben, können wir durch die Umstellung unserer Ernährung unsere Gesundheit in Zukunft positiv beeinflussen. Dabei können wir verschiedenste Geschmäcker erleben, mit unserer Zunge verschiedene Konsistenzen, Kälte, Wärme und Schmerz zum Beispiel in Form von Schärfe wahrnehmen, wir können Essen anschauen und es sogar hören, weil es brutzelt, knuspert oder fließt.

Meist passiert vieles davon unbeachtet und ganz nebenbei. Aber Essen hat es durchaus verdient, mal wieder eine Hauptrolle zu spielen, voll in unserem Fokus zu stehen und in all seinen Facetten wahrgenommen zu werden. Nehmen wir uns doch einfach mal wieder mehr Zeit.

Denn wenn wir es nicht tun, wer tut es dann?

Bevor wir gleich noch kurz auf die einzelnen Energielieferanten eingehen, nimm dir also einen Moment, schnappe dir Zettel und Stift, deinen Computer oder dein Handy und überlege, was Essen eigentlich für dich bedeutet. Nimm dir eine halbe Stunde Zeit dafür. Die folgenden Fragen sind eine Hilfestellung. Du kannst einfach darauf antworten.

UNSER ESSEN: ENERGIELIEFERANT UND GEMEINSCHAFTSGUT

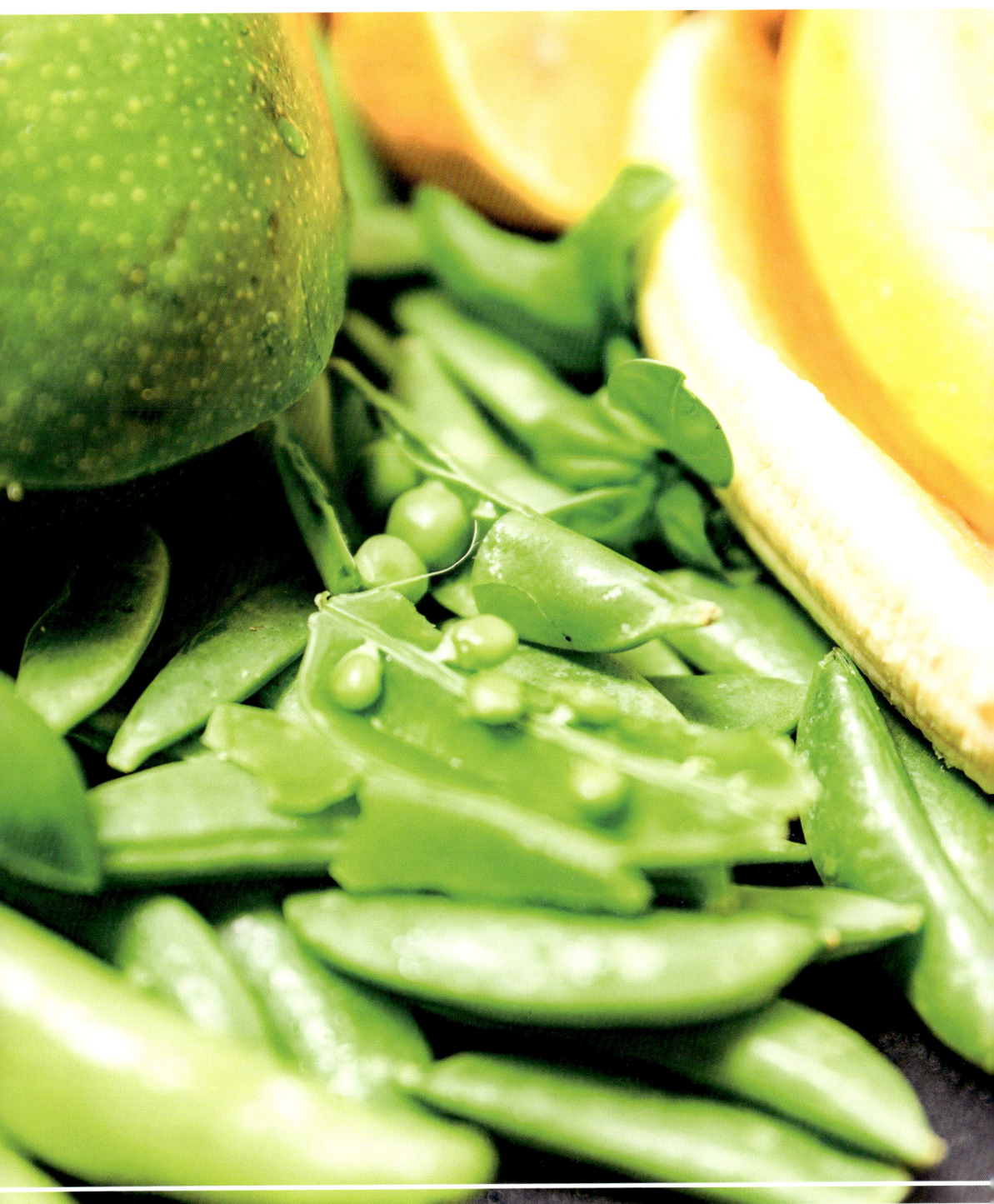

IS(S) GUT JETZT!

FRAGEBOGEN

Welchen Geschmack magst du am liebsten? _____

Bist du eher Typ süß, salzig, sauer oder scharf? _____

Was magst du gar nicht? _____

Wann und wo isst du? _____

Also zu welchen Tageszeiten? _____

Geregelt? _____

Wann es gerade passt? _____

Oder immer, wenn es etwas Leckeres gibt? _____

Isst du meist aus Hunger oder Appetit? _____

Auch mal aus Langeweile, vor lauter Stress oder weil du zum Beispiel traurig bist? _____

Was könntest du stattdessen machen? _____

Nimmst du dir ausgiebig Zeit für dein Essen? _____

Isst du mit Genuss? _____

Isst du gerne alleine? _____

Hast du dabei dein Handy in der Hand, den Fernseher oder Computer an? _____

Liest du dabei ein Buch? _____

Isst du gerne in Gesellschaft? _____

Welches Gefühl auf der Zunge magst du gerne? _____

Das von kaltem Eis? _____

Von warmer Suppe oder scharfen Chilis? _____

Eher von schaumigen oder knusprigen Dingen? _____

Machst du dir Gedanken, welche Auswirkungen dein Essen auf deinen eigenen Köper hat?
_____

Machst du dir Gedanken, welche Auswirkungen dein Essen auf die Umwelt hat? _____

Was würdest du in Bezug auf Essen zukünftig gerne anders machen und ändern? _____
_____

SEHEN, HÖREN, RIECHEN, FÜHLEN, SCHMECKEN

Stelle dir einmal vor, was dein Essen in deinem Körper bewirkt.
Was passiert auf der Zunge, was im Kopf?
Wieso denken wir „hm lecker" oder „igitt"?
Wie geht es mit deinem Essen im Bauch weiter und wie kommen die Vitamine aus dem Apfel eigentlich in dein Blut?

Wie werden deine Knochen mit Mineralstoffen versorgt und wie arbeitet der Darm?

Vielleicht hast du früher einmal *Es war einmal das Leben* gesehen? Unser Körper mit all seinem Können ist ein wahres Wunderwerk. Wir dürfen ruhig dankbar dafür sein und ihn mit einer natürlichen bunten Kost belohnen – ganz in Ruhe, auch mal mit Hingabe und vollem Bewusstsein.

Sehen, hören, riechen, fühlen, schmecken. Genießen, kauen, schlucken, verdauen. Nur weil der Körper vieles nebenbei erledigen kann, müssen wir nicht auch nebenbei essen. Wir müssen uns nicht mit Essen ablenken, trösten oder vollfuttern. Wir müssen auf nichts Gutes verzichten oder Angst vor bestimmten Inhaltsstoffen haben.

Gerne sind das abwechselnd – häufig medial angetrieben – Fette oder Kohlenhydrate. Damit alle mitreden können und wissen, wie eine gute Ernährung tatsächlich aussehen könnte, möchte ich dir deshalb ein wenig Basiswissen zu unseren drei Makronährstoffen an die Hand geben: Kohlenhydrate, Proteine und Fette.

3.1 KOHLENHYDRATE – DIE QUAL DER WAHL

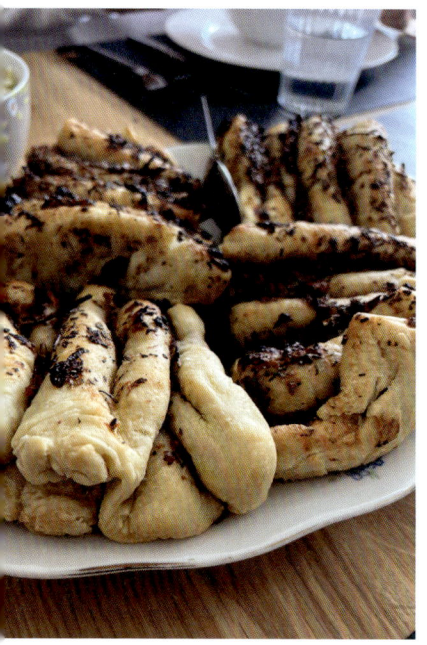

Kohlenhydrate bilden bei vielen von uns die Basis der Ernährung: Brot, Nudeln, Pizza, Reis, Kuchen und andere Süßigkeiten, Süßspeisen, süße Getränke und Obst sind Hauptquellen für den Energielieferanten. Kohlenhydrate sind in unserem Alltag allgegenwärtig und haben großen Einfluss auf uns – neben der Versorgung mit Kalorien.

3.1.1 KOHLENHYDRATE UND IHRE ROLLEN

Kultur und Gewohnheit: Deutschland ist ein Schlaraffenland für Backwaren. Laut Deutschem Brotinstitut gibt es alleine über 3.000 Brotspezialitäten[477]. Es gibt auch die Wahl zum Brot des Jahres. Nach dem Holzofenbrot und dem Kürbiskernbrot in 2023 hat der wissenschaftliche Beirat vom Deutschen Brotinstitut das Weizenvollkornbrot zum Brot des Jahres 2024 gewählt. Neben vielen Klassikern sind auch neuartige Kreationen wie ein weltmeistergekürtes Blaubeer-Pilz-Kastanien-Brot immer gefragter.

Dazu kommen Kleingebäck wie Brötchen und Brezeln, Kuchen und andere – auch internationale – Teigwaren. Wegen dieser weltweit einzigartigen Vielfalt nahm die Deutsche UNESCO-Kommission e.V. die deutsche Brotkultur 2014 ins „Bundesweite Verzeichnis des immateriellen Kulturerbes" auf. Etwa 40 bis 50 Kilo pro Haushalt kaufen wir davon pro Jahr[478]. Allerdings werfen wir hierzulande auch eine Menge davon weg – wohl beim Bäcker als auch zu Hause[479].

Die Sache ist die: Brote und Backwaren aus industrieller Herstellung werden oft als Teiglinge tiefgekühlt, dann in den Discounter, Backshop, an die Tankstelle oder den Imbiss geliefert, vor Ort aufgetaut und aufgebacken. Sie verteilen einen köstlichen Duft, liegen noch warm und scheinbar frisch für uns bereit. Weil sie zudem deutlich günstiger sind als handgebackene Brote und Brötchen, verleiten sie zum Kauf[480]. Wir greifen zu und was wir nicht essen, kommt halt in den Müll.

Diese Massenprodukte enthalten häufig zugesetzte Enzyme und andere Verarbeitungshilfsstoffe, die zum Beispiel für Haltbarkeit, eine vollkornartige Farbe und hohe Knusprigkeit sorgen[481]. Zeit, um den Teig in Ruhe gehen und wachsen zu lassen, ist selten. Zwar gelten gesetzlich festgelegte Leitsätze für Brot und Kleingebäck, in denen die Hauptzutaten und zum Beispiel die Backmethoden festgelegt sind[482].

Aber wie *foodwatch*-Gründer Thilo Bode in seinem Buch *Supermarktkompass* schreibt, müssen Zusätze wie Enzyme bei der Vorbereitung des Teigs nicht angegeben werden, weil sie im Backprozess „denaturiert" und somit inaktiv werden sollen und laut Herstellern dann keine Bedeutung mehr für die Konsumenten haben[483].

Stimmung: Kohlenhydrate stehen in Zusammenhang mit guter Laune, denn sie sind beteiligt an einer vermehrten Aufnahme der essenziellen Aminosäure Tryptophan, die wiederum für die Bildung des „Glückshormons" Serotonin nötig ist[484]. Daher kann es sein, dass wir bei einer plötzlichen Low-Carb-Ernährung anfangs verstimmt oder schlecht gelaunt sind, Kopfschmerzen bekommen und permanent zur Toilette müssen, um Wasser zu lassen.

Kohlenhydrate werden in Form von Glykogen in der Leber und zu kleinen Teilen auch in der Muskulatur gespeichert[485] – insgesamt ein paar hundert Gramm. „Beim Verzicht auf Kohlenhydrate und beim Verbrauch der Glykogenspeicher geht das sogenannte assoziierte Wasser verloren[486]", was zumindest am Anfang deutlich spürbar ist. „Dabei sind etwa drei Gramm Wasser an ein Gramm Glykogen gebunden", so Professor Dr. Hans Hauner.

Nach ein paar Tagen passt sich der Stoffwechsel aber an und der Wasserverlust nimmt ab. Sind die ersten Tage Verzicht auf Kohlenhydrate oder ein allgemeines Fasten geschafft, hört man aber immer wieder auch hier von guter Laune und neuer Energie.

Leistungsfähigkeit: Da Kohlenhydrate uns Energie bringen, können unsere geistige und körperliche Leistungsfähigkeit unter einer kohlenhydratarmen Ernährung anfangs leiden. Insbesondere bei sportlicher Aktivität kann ein plötzlicher Mangel an Kohlenhydraten von Nachteil sein.

Aber grundsätzlich ist es so, dass wir theoretisch keine Kohlenhydrate über unsere Ernährung zu uns nehmen müssten, denn der Körper kann aus Aminosäuren (in Proteinen) sowie aus gespeichertem Muskelglykogen selbst Glucose bilden. Dafür gibt es verschiedene Vorgänge im Körper: die Gluconeogenese, die Glykogenolyse und die Ketogenese – also die Neusynthese von Glukose aus verschiedenen Kohlenhydratvorstufen und aus Fettsäuren[487]. Damit könnten wir getrost auf große Mengen an Kohlenhydraten verzichten und dennoch leistungsfähig sein.

In einem Paper der Eidgenössischen Technischen Hochschule Zürich heißt es: „Bei einer Fastenzeit von 48 bis 72 Stunden sind die Glykogenspeicher allmählich aufgebraucht und der Körper ist vermehrt auf andere Energiequellen angewiesen." „Muskeln sind flexibel und können sowohl Glukose als auch Fettsäuren verbrennen, um Energie zu gewinnen", so Hauner.

Einige Leute ernähren sich bewusst ketogen mit möglichst wenigen oder ganz ohne Kohlenhydrate – wobei auf molekularer Ebene auch in Proteinen und Fetten ein Kohlenhydratanteil enthalten ist. Eigentlich dürfte man also korrekterweise immer nur von „low carb" sprechen[488].

Wir dürfen nicht vergessen, dass Kohlenhydrate wichtig sind, wenn wir schnelle Energie benötigen, zum Beispiel in einem Sportwettkampf. Außerdem liefern Kohlenhydrate in Form von Vollkorn, Kartoffeln und zum Beispiel Obst unverzichtbare Vitamine, Mineralstoffe und Ballaststoffe. Die wiederum senken bei ausreichendem Verzehr das Sterberisiko und das Risiko für zahlreiche ernährungsbedingte Krankheiten[489], so die Deutsche Gesellschaft für Ernährung. Erwachsene sollten darauf abzielen, mindestens 30 Gramm Ballaststoffe pro Tag aufzunehmen[490].

Es geht also nicht darum, Kohlenhydrate grundsätzlich zu verteufeln und sie zu verbannen, sondern die richtige Auswahl zu treffen und je nach Konsumart und -menge auch mal eine Pause einzulegen. So können wir unsere Gesundheit und unsere Leistungsfähigkeit fördern – ob nun in sportlicher, beruflicher oder privater Hinsicht.

3.1.1.1 WIRKUNG AUF UNSEREN BLUTZUCKERSPIEGEL

Kohlenhydrate beeinflussen unseren Blutzuckerspiegel. Sobald Zucker auf der Zunge wahrgenommen wird, schickt das Gehirn eine Botschaft an die Bauchspeicheldrüse. Die Bauchspeicheldrüse produziert Insulin und schickt es in die Blutbahn, um den Zucker wieder abzubauen. Wenn wir nun zwischendurch ständig auch nur ein paar Bonbons, einen kleinen Becher Joghurt mit zugesetztem Zucker oder einen Milchkaffee zu uns nehmen, sind die Bauchspeicheldrüse und der Blutzuckerspiegel permanent in Aktion.

Außerdem wird immer, wenn Insulin im Blut ist, zusätzlich die Fettverbrennung gehemmt, denn es gibt eine Hierarchie der Substratverwertung, so Professor Hauner. Immer, wenn wir was Kleines naschen, einen Snack essen oder ein paar Schlucke Saft oder Schorle trinken, kommt Insulin ins Spiel, unser Fettstoffwechsel rutscht in die Warteschleife und das Fett wird großteils gespeichert – hier spricht man auch vom sogenannten *Insulinkorken*.

Außerdem ist es nicht gesundheitsförderlich ständig zuviel Insulin im Blut zu haben. Die Bauchspeicheldrüse wird überfordert und wir können eine sogenannte *Insulinresistenz* entwickeln, woraus unter anderem Diabeteserkrankungen entstehen können[491] – beides bekannte Wohlstandserkrankungen[492]. Zum Thema Süßstoffe und Insulinreaktion kommen wir noch.

3.1.1.2 KURZE ZUCKER, LANGE ZUCKER

Kohlenhydrate bestehen aus Zuckermolekülen in verschiedenen Zusammensetzungen und Längen[493]. Es gibt einfache, schnell verdauliche Zucker, längere, komplexe Zucker sowie sehr langkettige Zucker in Form von Pflanzenfasern, die als Ballaststoffe bezeichnet werden und nicht verdaulich sind.

Zu den einfachen Zuckern gehören Traubenzucker und Fruchtzucker – oder auch Glukose und Fruktose. Es folgen Doppelzucker – dazu gehören Malzzucker (Maltose), Milchzucker (Laktose) und unser handelsüblicher Haushaltszucker aus Zuckerrohr oder Zuckerrübe (Saccharose) – deshalb könnte man sagen, Zucker ist eigentlich Gemüse. Zum „Aber" kommen wir gleich.

Zu den komplexen Kohlenhydraten, den Vielfachzuckern oder Polysacchariden zählen Stärke aus Kartoffeln oder Mais und Zellulose[494], also Ballaststoffe aus pflanzlichen Fasern wie Gemüse, Obst und Vollkornprodukten. Sie sind zwar unverdaulich, aber durchaus sehr wichtig für uns[495].

„Ballaststoffe verzögern die Magenentleerung, regen die Darmtätigkeit an und fördern so die Verdauung. Zudem sättigen ballaststoffreiche Lebensmittel gut und können helfen das Körpergewicht zu halten bzw. zu senken. (...) Im Dickdarm entfalten Ballaststoffe probiotische

Wirkungen, das heißt, sie versorgen die dort ansässigen Mikroorganismen[496]", so die Deutsche Gesellschaft für Ernährung. Sie empfiehlt mindestens 30 Gramm täglich[497].

Ein Überschuss an Kalorien aus Kohlenhydraten wird im Körper zu Fett umgewandelt und gespeichert. Das gilt vor allem für den Einfachzucker Fruktose[498]. Fruktose wird ausschließlich in der Leber verstoffwechselt, dort in Fett umgewandelt und eingelagert. Durch einen häufigen Verzehr von verarbeiteten Nahrungsmitteln mit zugesetzter Fruktose kann die Folge eine Fettleber sein[499].

Viele Menschen nehmen Fruktose häufig in Form von Getränken auf. Sie kommt „nicht nur in Fruchtsäften, sondern auch in vielen Süßgetränken" vor – also Softdrinks, Energydrinks und Fertig-Eistees, aber auch in Smoothies, die viel Obst enthalten. „Auch der normale Haushaltszucker, also Saccharose, besteht zur Hälfte aus Fruktose[500]", wie man auf der Homepage von Diabetiker Niedersachsen lesen kann.

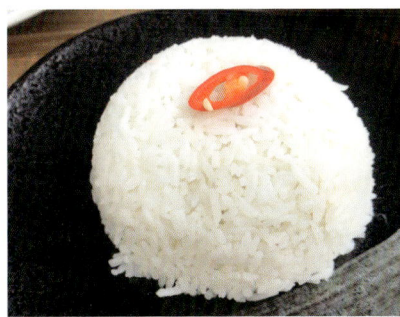

Aus meinen Food Coachings weiß ich, dass viele Leute regelrechte Angst vor Kohlenhydraten haben. Dennoch finden sich häufig Brot, Brötchen, Nudeln und Süßigkeiten auf dem Speiseplan, weil es eben schnell gehen muss. Immer wieder gibt es süße Teilchen vom Bäcker, abends eine Pizza und gerne das eine oder andere farbenfrohe Erfrischungsgetränk. Solche Produkte haben zudem einen hohen glykämischen Index, also vereinfacht gesagt, einen großen Einfluss auf den Blutzuckerspiegel[501] – und das bei häufig wenig Volumen und vielen Kalorien. Hier spricht man auch von einer hohen Energiedichte.

Im Vergleich dazu haben vollwertige, natürliche Lebensmittel wie Kartoffeln und Reis sowie Gemüse und Obst viel Volumen, wenig Kalorien, eine hohe Nährstoff- und eine geringe Energiedichte. Sie enthalten zwar teilweise ebenfalls Fruktose. Diese ist aber nicht künstlich, sondern natürlich, kommt aber dort in Kombination mit Vitaminen und Ballaststoffen daher, weshalb wir sie bevorzugen sollten[502].

3.1.2 WIE VIELE KOHLENHYDRATE AM TAG?

Die Empfehlungen der Deutschen Gesellschaft für Ernährung besagen, dass wir die Hälfte oder etwas mehr als die Hälfte unserer Energie aus Kohlenhydraten aufnehmen sollten. Aber wenn wir zum Beispiel jobbedingt viel sitzen – im Auto, in der Bahn, im Büro – und kaum Sport machen, ist es eine Überlegung wert, vor allem die einfachen Kohlenhydrate deutlich zu reduzieren. Die letzte Überarbeitung zum Thema Kohlenhydrate auf der Homepage der DGE war im Jahr 2000[503].

Somit sollten wir zumindest eigenständig schauen, aus welchen Quellen unsere Kohlenhydrate stammen, wie viele wir wie oft am Tag verzehren und ein bisschen mehr variieren. Hier einmal ein wenig Inspiration durch andere Modelle:

3.1.2.1 VOLLWERTERNÄHRUNG | EMPFEHLUNGEN DER DGE[504]

Kohlenhydrate 55 Prozent – Fett 30 Prozent – Proteine 15 Prozent (0,8 g/kgKG) der aufgenommenen Energie

Je nach Alter, Geschlecht und Aktivitätslevel (PAL = Physical Activity Level[505]) reichen die Empfehlungen von 1.700 bis 3.100 Kilokalorien. Wenn wir beispielhaft mit einem Wert von 2.000 Kilokalorien rechnen, entspricht das am Tag etwa folgender Nährstoffzusammensetzung:

> 1.100 Kilokalorien Kohlenhydrate (275 Gramm)
> 600 Kilokalorien Fett (66 Gramm)
> 300 Kilokalorien Proteine (75 Gramm)

EMPFEHLUNG

3.1.2.2 PALEOERNÄHRUNG WELTWEIT[506]

Die Bezeichnung **Paleodiät** steht für eine Ernährungsweise, die zu Zeiten des Paläolithikums, der Altsteinzeit, vorherrschend war, erklärt die Deutsche Gesellschaft für Ernährung. Daher wird die Paleodiät auch als Steinzeiternährung bezeichnet. Auf Lebensmittel wie Getreide, Hülsenfrüchte, Zucker, Milch und Milchprodukte wird verzichtet.

Kohlenhydrate aus Obst – vornehmlich Beeren und andere Sorten mit niedrigem glykämischen Index, ab und an Honig und bedingt aus Kartoffeln oder Reis werden verzehrt[507]. Die ungefähre Aufnahme von Kohlenhydraten, Fetten und Proteinen in Energieprozent unterscheidet sich je nach Forschungsgrundlage und Herausgeber nur leicht.

Kohlenhydrate 30 Prozent – Fette 40 Prozent – Proteine 30 Prozent

Wenn wir beispielhaft mit einem Wert von 2.000 Kilokalorien rechnen, entspricht das am Tag etwa folgender Nährstoffzusammensetzung:

600 Kilokalorien Kohlenhydrate (150 Gramm)
800 Kilokalorien Fette (88 Gramm)
600 Kilokalorien Proteine (150 Gramm)

EMPFEHLUNG

Kohlenhydrate 4 kcal/g
Proteine 4 kcal/g
Fette 9 kcal/g
Infos nach DGE: https://www.dge.de/wissenschaft/referenzwerte/energie/

INFO

3.1.2.3 ISS, WAS DU BIST

Eine spannende Aufstellung unserer benötigten Energie aus Makronährstoffen, oder, besser gesagt, welche Makronährstoffe unser Körper zur Energiebereitstellung bereithält, gibt es im Buch *Perfect Health Diet*. Die Autoren zeigen auf, wie ein Körper im Durchschnitt zusammengesetzt ist[508]:

70 Kilogramm Gewicht für einen durchschnittlichen Mann. Davon:

42 Kilogramm Wasser

13,5 Kilogramm Fett = 121.500 Kilokalorien

10,6 Kilogramm Protein = 42.400 Kilokalorien

3,7 Kilogramm Mineralstoffe

0,5 Kilogramm Glykogen = 2.000 Kilokalorien

Das entspricht den folgenden Makronährstoffanteilen im Körper:

Kohlenhydrate 1,2 Prozent   Fett 73,2 Prozent   Proteine 25,6 Prozent

Da Kohlenhydrate und Proteine vier Kilokalorien pro Gramm haben und Fette neun Kilokalorien, ergibt sich daraus laut der Autoren folgendes Energieprofil im menschlichen Körper:

Fettsäuren = 106.900 Kilokalorien = 64,4 Prozent

Aminosäuren = 37.300 Kilokalorien = 22,5 Prozent

Kohlenhydrate = 21.700 Kilokalorien = 13,1 Prozent

In Anlehnung daran und frei nach dem Motto „Iss, was du bist" ergibt sich also eine deutlich kohlenhydratreduzierte Ernährungsweise. Legen wir hier zum besseren Vergleich ebenfalls eine tägliche Kalorienzufuhr von 2.000 Kilokalorien zugrunde, wären 13,1 Prozent Kohlenhydrate gleich 262 Kalorien und damit 65 Gramm.

Noch weniger Kohlenhydrate werden bei einer ketogenen Ernährungsweise verzehrt, nämlich maximal 20 Gramm. Bei der **LOGI-Methode** (Low Glycemic and Insulemic Diet) sind es am Tag rund 80-130 Gramm Kohlenhydrate – die aber die hauptsächlich aus Lebensmitteln mit einem geringen glykämischen Index stammen und damit eine geringe Energiedichte aufweisen.

Wenn wir jetzt noch unseren Kalorienbedarf beachten, der sich aus dem Grundumsatz, dem PAL-Faktor und dem Leistungsumsatz ergibt, dann muss vermutlich jeder ganz für sich alleine herausfinden, wie viele Kohlenhydrate er wirklich braucht, verträgt und essen möchte.

IS(S) GUT JETZT!

Faustregel Energiebedarf = Grundumsatz + PAL-Faktor + Leistungsumsatz

GU circa 1,0 kcal/kg/KG pro Stunde

+ PAL-Faktor = Physical Activity Level[509] (1,6-2,0)

+ Leistungsumsatz LU (Sport)

Dabei kommt es nicht auf jeden einzelnen Tag an. Es darf auch mal mehr und mal weniger sein. Es macht aber definitiv Sinn, sich genauer mit dem Thema zu befassen, Kohlenhydrate bewusst zu verzehren und zum Beispiel echte Essenspausen einzulegen.

Wenn wir die Abstände zwischen zwei Mahlzeiten auch mal größer gestalten, kleine Snacks weglassen oder ab und zu intermittierend fasten, bekommt der Körper Zeit, um sich auszuruhen, den Blutzuckerspiegel auf einem niedrigen Niveau zu halten und zwischendurch richtig aufzuräumen. So können zum Beispiel alte Zellen abtransportiert und bei Bedarf in Energie umgewandelt werden – das nennt man *Autophagie*[510].

Diese Frischekur für unseren Körper können wir unterstützen, indem wir manchmal auch ganz auf eine Mahlzeit verzichten (intermittierend fasten) oder zum Beispiel manche Tage ganz ohne Kohlenhydrate gestalten. Das bringt Abwechslung in den Ernährungsplan und gibt schnell ein Gefühl von mehr Leichtigkeit, Vitalität und Leistungsfähigkeit.

Mit dem Essen ist es eben wie mit dem Sport: Wenn jede Woche alles gleich abläuft, wir zweimal die Woche fünf Kilometer laufen gehen, ist das wunderbar, macht uns aber irgendwann nicht mehr schneller. Wir bleiben auf dem gleichen Level. Je mehr Abwechslung wir schaffen, desto eher können wir etwas verändern und vielleicht sogar verbessern.

Außerdem trainiert unser Körper zudem, seine metabolische Flexibilität weiter auszubauen und kann so im besten Falle schneller zwischen den verschiedenen Energiequellen umschalten[511].

Zwischen den Essenspausen und in den Kohlenhydratmahlzeiten sollten dann vor allem vollwertige Kohlenhydrate in den Speiseplan integriert werden – nicht also das weiße Brötchen, um schnell satt zu werden, sondern zum Beispiel Pellkartoffeln, hochwertiges Bio-Vollkornbrot oder selbstgemachtes Müsli auf Getreidebasis mit Obst oder Trockenobst. Hinzu kommen viel buntes Gemüse sowie Hülsenfrüchte und Nüsse. Diese Lebensmittel liefern sekundäre Pflanzenstoffe, besitzen ein großes Volumen, machen entsprechend länger satt und sorgen für eine gute Darmbewegung.

Wer körperlich sehr aktiv ist, eine bewegungsintensive Arbeitstätigkeit ausübt oder viel Denkarbeit leisten muss, der verbrennt insgesamt mehr Kalorien und kann sich auch gut mal einfache Zucker gönnen. Wer viel sitzt, kaum Sport macht und viele einfache Kohlenhydrate isst, wird schnell merken, dass sie irgendwann ansetzen.

Natürlich sind auch hier schnelle Zucker kein Tabu, aber man sollte nicht den Überblick verlieren und Süßes am besten direkt nach einer kohlenhydrathaltigen Mahlzeit essen. Dann kann das Insulin geballt arbeiten, wird aber nicht jede Weile ausgeschüttet, weil wir immer wieder naschen. Heißt: nach der Pasta gerne noch die Schokolade. Und zu einem Wrap darf es auch gerne mal ein süßes Getränk sein. Und dann auch am liebsten mit gutem Gewissen.

Auch hier gilt wieder: Iss nicht, um satt zu werden, sondern um deinem Körper das zu geben, was er braucht. Mehr dazu im Coaching in Kapitel 4.

3.1.3 ZUCKER – VOM WURZELGEMÜSE ZUR SÜSSEN SÜNDE

Zucker wird aus Zuckerrüben oder Zuckerrohr hergestellt, wobei Zuckerrüben zum Wurzelgemüse und Zuckerrohr zu den Gräsern zählen[512]. Als frische Lebensmittel sind sie allerdings nur bedingt geeignet. Deshalb werden daraus vor allem Zucker, Zuckersirup und Tierfutter hergestellt.

3.1.3.1 ZUCKERROHR UND ZUCKERRÜBEN

Die Zuckerrübe wird unter anderem in Europa angebaut und sorgt für 21 Prozent des weltweit produzierten Zuckers. Alleine in Deutschland werden pro Jahr rund 25-30 Millionen Tonnen Zuckerrüben geerntet und verarbeitet[513]. „Die Zuckerrübe ist dann im Schnitt 700-1.000 Gramm schwer und enthält rund 17-19 Prozent Zucker. Aus rund sieben Zuckerrüben wird am Ende ein Kilogramm Zucker[514]", erklären die Wirtschaftliche Vereinigung Zucker und der Verein der Zuckerindustrie. Dazu sind viele Produktionsschritte nötig und Zucker ist somit ein hoch verarbeitetes Lebensmittel.

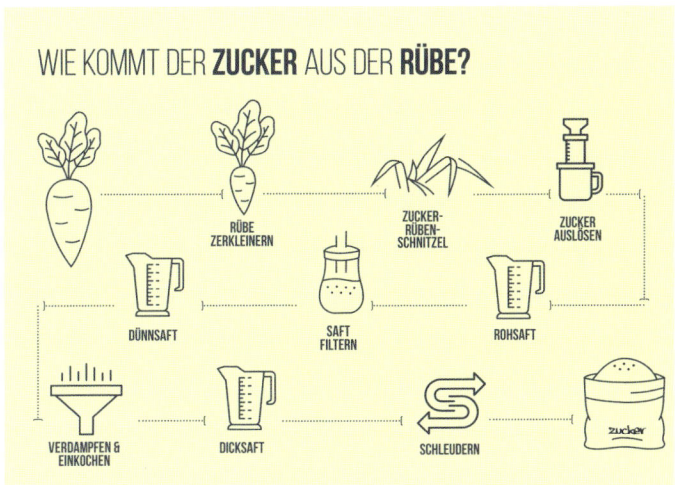

Modifiziert nach
https://www.zuckerverbaende.de/wir-sind-zucker/verarbeitung-der-zuckerruebe/zuckergewinnung/

IS(S) GUT JETZT!

Immerhin haben deutscher und europäischer Zucker halbwegs kurze Transportwege – im Gegensatz zu Zuckerrohr aus warmen Ländern wie Brasilien, Kuba oder Australien. Sein Anteil macht rund 79 Prozent der Zuckergewinnung aus. Aus beiden Pflanzen werden so jährlich fast vier Millionen Tonnen Zucker produziert[515] und mit Vorliebe – und manchmal auch unwissentlich – verzehrt. In Deutschland sieht die Nutzung so aus:

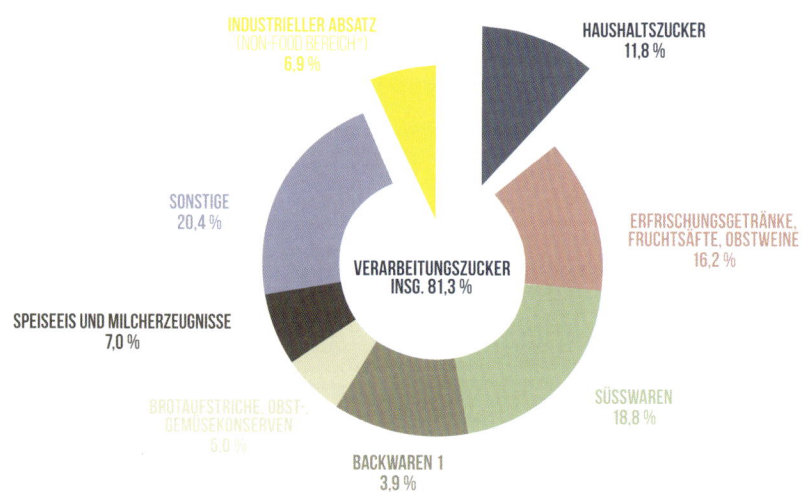

Modifiziert nach https://www.zuckerverbaende.de/zahlen-fakten/deutschland/

Während früher ehrfürchtig vom „Honig ohne Bienen" gesprochen wurde[516], reden wir heute eher kritisch als Dickmacher über Industriezucker, der für viele ernährungsbedingte Krankheiten mitverantwortlich ist. Übrigens sollten wir nicht glauben, dass brauner Zucker gesünder ist als weißer Zucker. Hierbei handelt es sich entweder um Rohrzucker, der von Natur aus brauner ist, oder um braun eingefärbten Zucker.

„Für die Herstellung von Vollrohrzucker wird Zuckerrohr ausgepresst, und der erhaltene Zuckerrohrsaft wird gefiltert, unter Hitze eingedickt, getrocknet und gemahlen. Vollrohrzucker ist kräftig braun gefärbt und schmeckt nach Karamell[517]", so die Verbraucherzentrale Südtirol. Rübenzucker wird manchmal karamellisiert und mit Sirup braun eingefärbt[518].

Süßer Geschmack ist natürlich evolutionsbedingt eine tolle Sache und hat auch noch einen positiven Effekt. Eine Studie der Medical School Berlin in Zusammenarbeit mit der Universität Magdeburg hat herausgefunden, dass sich Probanden nach einem süßen Geschmackserlebnis bei darauffolgenden Entscheidungen sozialer verhalten hätten. Allerdings ist das nicht an Industriezucker gebunden, sondern funktioniert genauso mit natürlicher Süße aus Früchten und Co.

Vermutlich sind unter anderem frühkindliche Erfahrungen wie der süße Geschmack von Muttermilch eine mögliche Ursache. Die Ergebnisse sind zwar nicht einfach replizier- und verallgemeinerbar, aber vielleicht ein möglicher Hinweis darauf, wie komplex Geschmackswahrnehmungen auf unser Denken und Verhalten wirken können, so der *Informationsdienst Wissenschaft*[519].

3.1.3.2 ZUCKER IN NAHRUNGSMITTELN – NATÜRLICH ODER ZUGESETZT?

Neben dem natürlich vorkommenden Zucker in Obst, Milch und zum Beispiel Getreide, der sowohl in unseren frischen als auch in verarbeiteten Lebensmitteln vorkommt, können Lebensmittelhersteller also industriell gewonnenen Zucker zusetzen. Entweder greifen sie zu Rohr- oder Rübenzucker oder Zuckersirup. Oder sie umgehen den konventionellen Zucker und setzen zum Beispiel Fruchtsüße zu[520].

In der Nährwerttabelle, wo die Kalorien, Fette, Proteine und Kohlenhydrate angegeben sind, lässt sich nicht erkennen, um welche Art von Zucker es sich handelt. Dort steht zwar dann „davon Zucker", aber ob dieser natürlich oder zugesetzt ist, wird erst klar, wenn man die Zutatenliste liest. Und genau da wird es kompliziert. Denn Zucker hat über 70 Namen, aber dazu gleich mehr.

Zucker macht aber nicht nur süßer. „Zucker macht Speisen wie zum Beispiel Kuchen fülliger, ist konservierend, bindet Wasser und verstärkt den Geschmack. Er kann teurere Zutaten wie beispielsweise Früchte im Joghurt einsparen und damit den Unternehmensgewinn des Herstellers erhöhen[521]", so die Verbraucherzentrale Deutschland. Außerdem sorgt Zucker für eine längere Haltbarkeit[522].

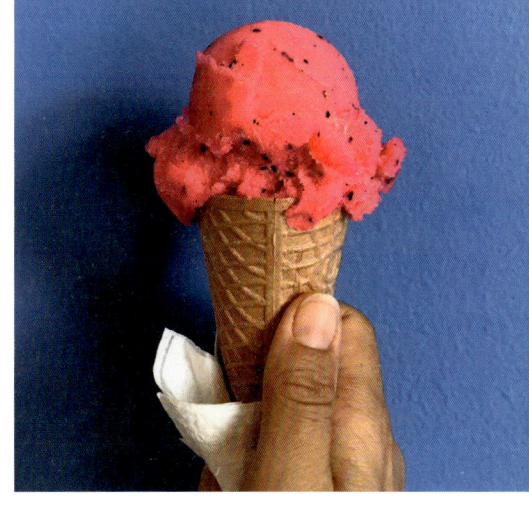

Vielleicht kennst du das – du kaufst einen abgepackten Hefekuchen zum Nachmittagskaffee. Ein Teil bleibt übrig und ist auch nach Wochen noch essbar. Und der gezuckerte Joghurt ist auch Monate nach Ablauf des Mindesthaltbarkeitsdatums noch gut. Irgendwie ist das doch ein bisschen abschreckend, oder?

Zucker bringt dabei vor allem leere Kalorien – also keine Vitamine oder zusätzliche Ballaststoffe. Die Deutsche Gesellschaft für Ernährung schreibt: „Eine hohe und häufige Zuckerzufuhr steht unter anderem im Zusammenhang mit Übergewicht beziehungsweise Adipositas, erhöhten Risiken für zahlreiche mit Übergewicht assoziierten Erkrankungen wie Diabetes mellitus Typ 2 und kardiovaskulären Erkrankungen sowie der Entstehung von Zahnkaries[523]." Weil Konsumenten deshalb immer häufiger auf Zucker verzichten möchten, werden den Produkten eben Zutaten zugefügt, die nicht Zucker heißen, aber trotzdem welcher sind.

3.1.3.3 ZUCKER UND SEINE 70 NAMEN

Die Verbraucherzentralen haben bei einem Marktcheck 70 weitere Bezeichnungen für Zucker oder andere süßende Zutaten gefunden[524]. Viele enden auf **-ose**. Hier mal ein paar Beispiele für beliebte Süßmacher:

Glukose-(Sirup), Fruktose-(Sirup), Maltose, Saccharose, Dextrose, Laktose, Traubenzucker, Glukose-Fruktose-Sirup, Milchpulver, Fruchtsaft, Süßmolkenpulver, konzentrierter Fruchtsaft, Invertzuckersirup, Maltodextrin oder Molkenerzeugnisse, Karamellsirup, Gerstenmalzextrakt. Außerdem kommt Süße in Form von Honig, Traubenfruchtsüße, Dattelpulver, Dicksäften wie Agavendicksaft und zum Beispiel Fruchtkonzentraten oder -pürees[525].

Alle haben den gleichen Effekt, denn sie lassen den Blutzuckerspiegel mehr oder weniger schnell in die Höhe schießen und verführen unseren Geschmackssinn – ob im fertigen Müsli, Joghurt, Saft oder im Brot, Krautsalat, Getränken oder unseren beliebten Kaffeedrinks aus dem Kühlregal.

OHNE ZUCKERZUSATZ, ZUCKERFREI, WENIGER SÜSS?

Nun gibt es ein paar gesetzliche Festlegungen zu Begrifflichkeiten wie „zuckerfrei", „zuckerreduziert" und „weniger süß"[526]. Die EU-Lebensmittel-Kennzeichnungsverordnung regelt, wie Zucker in Lebensmitteln angegeben werden muss.

„Ohne Zuckerzusatz" bedeutet zum Beispiel, dass einem Produkt kein Einfach- oder Zweifachzucker hinzugefügt worden sein darf, heißt aber nicht automatisch ganz „ohne Zucker". So kann ein Müsli mit Rosinen und getrockneten Aprikosen trotzdem recht viel natürlichen Zucker enthalten, ohne dass Haushaltszucker oder ein anderer Süßmacher zugesetzt wurden. „Zuckerfrei" heißt, dass höchstens 0,5 Gramm Zucker pro 100 Gramm oder 100 Milliliter enthalten sein dürfen.

Als „zuckerarm" darf ein Produkt bezeichnet werden, wenn es höchstens fünf Gramm Zucker pro 100 Gramm enthält. Bei flüssigen Lebensmitteln dürfen es maximal zweieinhalb Gramm Zucker pro 100 Milliliter sein. Um die Bezeichnung „zuckerreduziert" tragen zu dürfen, muss das Produkt mindestens 30 Prozent weniger Zucker enthalten als andere Produkte der gleichen Art. Und der Claim „weniger süß" ist keine Aussage über den tatsächlichen Zuckergehalt eines Produkts, sondern vor allen Dingen eine Frage des Geschmacks und ein psychologischer Verkaufstrick.

„Denn wenn die weniger süße Variante eines Milchprodukts für Kinder immer noch 10,6 Gramm Zucker pro 100 Gramm mitbringt, ist das nach wie vor nicht empfehlenswert[527]", so die Verbraucherzentrale Hessen. Die „weniger süße" Müslimischung kann also immer noch deutlich mehr Zucker enthalten als eine Müslimischung ohne Zuckerzusatz und der fertige Fruchtjoghurt ist garantiert ungesünder als ein Naturjoghurt mit frischen Früchten[528].

Dazu gibt es weitere Werbeaussagen und Botschaften, die durchaus irreführend sein können. Hier ein paar Beispiele der Verbraucherzentrale[529]:

- **„Mit (natürlicher) Fruchtsüße"** heißt nicht, dass das Lebensmittel keinen Zucker oder keine zuckerhaltigen Zutaten enthält oder besonders natürlich ist.
- **„Zuckerauszug aus Trauben"** bedeutet nicht, dass ein besonders gesunder Zucker verwendet wurde.
- **„Süße nur aus Früchten"** oder **„natursüß"** heißt nicht ungesüßt.
- **„Mit Stevia gesüßt"** heißt nicht, dass die Steviapflanze verwendet wurde. Erlaubt ist nur der Zusatz des Süßstoffes Steviolglykosid, der chemisch aus den süßen Inhaltsstoffen der Stevia-Blätter gewonnen wird.
- **„Ohne Zusatz von Süßungsmitteln"** bedeutet nicht, dass kein Zucker oder andere süßende Zutaten verwendet wurden, sondern nur, dass weder Süßstoffe noch Zuckeraustauschstoffe (Oberbegriff Süßungsmittel) im Produkt enthalten sind – Zucker hingegen darf drin sein.
- **„Mit Traubenzucker"** heißt nicht gesünder – im Gegenteil: Durch die geringere Süßkraft von Traubenzucker ist eventuell sogar mehr Zucker nötig.

Solche Bezeichnungen erwecken den Eindruck, ein Produkt sei gesünder. Und sie können dafür sorgen, dass Zucker von der Spitzenposition in der Zutatenliste vertrieben wird. Was an erster Position in der Zutatenliste steht, ist zwar in größter Menge im Produkt enthalten. Aber wenn Zucker in verschiedenen Formen zugesetzt wird, verteilt er sich gegebenenfalls auf den hinteren Positionen.

Im Bericht *Versteckspiel mit Zucker* erklärt die Verbraucherzentrale dies mithilfe zweier Beispiel: „Eine mit Schokolade überzogene gefüllte Waffel mit Cerealien enthält 11 Zutaten, die zum Zuckergehalt beitragen (Glukose-Fruktose-Sirup, Glukosesirup, karamellisierter Zucker, Maltodextrin, Milchzucker, Molkenerzeugnis, Süßmolkenpulver, Vollmilchpulver, Magermilchpulver, Zucker, gezuckerte Kondensmilch) und bringt es auf 45,4 Gramm Zucker pro 100 Gramm, obwohl Zucker als eigene Zutat erst im hinteren Mittelfeld der Zutatenliste aufgeführt ist."

Und „obwohl beim Cappuccinopulver (ungesüßt) kein Zucker in der Zutatenliste auftaucht, enthält das Pulver aber trotzdem rund 40 Prozent Zucker aus der Zutat Süßmolkenpulver" – drauf steht aber ganz legal „ohne Zuckerzusatz". Im Zweifel werden solche Aussagen mit einem Sternchen markiert. Aber die Erklärung dazu muss man erst einmal finden, dann lesen und dann auch noch verstehen. Adiós, Verbraucherfreundlichkeit.

3.1.3.4 WIE VIEL ZUCKER IST OKAY?

Die Empfehlungen für eine Höchstmenge an Zucker unterscheiden sich von Land zu Land und je nach Verband oder Organisation. Die Deutsche Gesellschaft für Ernährung und die Deutsche Diabetes-Gesellschaft raten, maximal 10 Prozent der gesamten Energiezufuhr aus Zucker zu verzehren. „Bei einer geschätzten Gesamtenergiezufuhr von 2.000 Kalorien pro Tag entspricht diese Empfehlung einer maximalen Zufuhr von 50 Gramm freien Zuckern[530]".

Die Weltgesundheitsorganisation sagt, dass es nicht mehr als 25 Gramm Zucker am Tag sein sollten[531]. In den amerikanischen Ernährungsempfehlungen ist ebenfalls von 50 Gramm pro Tag die Rede. Die Amerikanische Herz-Gesellschaft (American Heart Association) empfiehlt ein Zuckerlimit von 100 Kalorien für Frauen und maximal 150 Kalorien für Männer – was 24 bzw. 36 Gramm entspricht – bei Kindern sogar deutlich weniger[532].

Die Realität sieht aber anders aus. Tatsächlich verzehren wir in Deutschland pro Person durchschnittlich knapp 35 Kilogramm Zucker im Jahr – das sind rund 95 Gramm pro Tag[533]. Die Referenzmenge für Zucker ist zwar bei 90 Gramm angesetzt und somit zumindest in erreichbarer Nähe, aber wir wissen ja mittlerweile, dass ein Großteil davon natürlicher Zucker sein sollte. Laut Statista handelt es sich bei den 90 Gramm Zucker aber vor allem um verarbeiteten und zugesetzten Industriezucker[534].

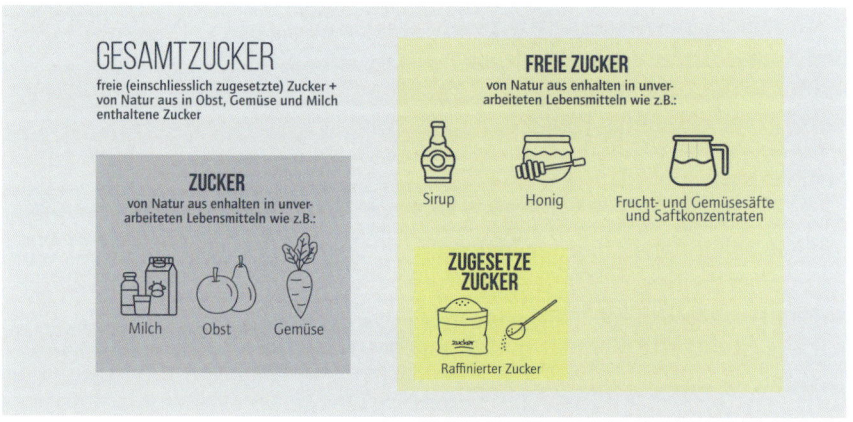

Modifiziert nach
https://www.efsa.europa.eu/sites/default/files/2021-07/Sugar_infographic_multilingual_DE.pdf

50 Gramm Zucker entsprechen etwa sechs gehäuften Teelöffeln Zucker. Aber oft enthalten schon eine Flasche 0,33 Liter Limo und eine Fertigpizza diese Menge. Dazu kommen dann Brötchen mit Belag oder Müsli zum Frühstück, Mittagessen, der eine oder andere Snack und unsere Getränke.

An dieser Stelle übrigens noch ein paar Worte zum Thema Fruchtzucker und Smoothies. Immer wieder heißt es ja, dass Smoothies dick machen. Das kann durchaus passieren, weil darin natürlich geballt und in flüssiger Form all die Kalorien stecken, die sonst in vielen hunderten Gramm Obst sind, die wir so vermutlich nur selten essen.

Wenn wir einen Smoothie allerdings als eine Art Mahlzeit oder gesunde Süßigkeit ansehen, nicht einfach in uns reinkippen, sondern auch ein bisschen kauen und uns darüber im Klaren sind, dass hier natürlich viel Fruchtzucker auf wenig Raum ist, können wir uns zu einer kohlenhydrathaltigen Mahlzeit oder auch mal als Ersatz durchaus den einen oder anderen Vitaminschub erlauben.

3.1.3.5   NEUE EMPFEHLUNGEN FÜR ZUCKER GEFÄLLIG?

Dänemark, Finnland, Island, Norwegen und Schweden reichten 2017 einen Antrag bei der EFSA ein mit der Bitte, die potenziellen Gesundheitsrisiken für die Verbraucher durch die übermäßige Aufnahme von Zucker durch Lebensmittel zu bewerten. Die Sachverständigen der EFSA haben ihre wissenschaftliche Bewertung abgeschlossen und 2022 veröffentlicht. Sie kommen zu dem Schluss, „dass die Aufnahme von zugesetzten und freien Zuckern so gering wie möglich sein sollte" ohne dabei konkrete Mengen zu nennen[535].

Sinnvoll scheint, dass man seinen Zuckerkonsum also – in welcher Zuckerform auch immer – möglichst gering hält. Eine Überlegung ist auch bei uns weiterhin eine Art Zuckersteuer, die die Weltgesundheitsorganisation zum Beispiel weltweit auf süße Getränke fordert[536] und in einigen Ländern schon positiv zur Kenntnis nimmt. Unsere Zuckerverbände sind dagegen, weil nicht nur eine Zutat der Buhmann sein sollte, sondern es auf die Gesamtkalorienbilanz ankäme[537].

Auch der Lebensmittelverband hält eine Besteuerung von Zucker nicht für den richtigen Weg[538]. Daran ist sicher etwas Wahres, aber eine entsprechend eindeutige Kennzeichnung auf Nahrungsmittelverpackungen und der Stopp von irreführender Werbung wären sinnvolle Veränderungen.

Tipp: Schaut immer genau auf die Nährwerttabelle und die Zutatenliste.

3.1.3.6   SÜSSUNGSMITTEL DER ANDEREN ART

Süßstoffe sind künstlich erzeugte Süßungsmittel, die schon lange sehr kontrovers diskutiert werden. Wir sollten wissen, wie wir sie erkennen und im besten Falle meiden.

Süßstoffe

Süßstoffe sind eine kalorienlose oder sehr kalorienarme Alternative zu Zucker, die synthetisch hergestellt werden. Sie zählen zu den Zusatzstoffen und müssen auf der Verpackung gekennzeichnet sein. In der EU sind 11 davon zugelassen[539]:

- » Acesulfam K (E950)
- » Aspartam (E951)
- » Cyclamat (E952)
- » Saccharin (E954)
- » Sucralose (E955)

- » Thaumatin (E957)
- » Neohesperidin DC (E959)
- » Steviolglycoside (E960)
- » Neotam (E961)
- » Aspartam-Acesulfam-Salz (E962) und
- » Advantam (E969)

Dank ihnen ist es möglich, Speisen und Getränke zu süßen, ohne Karies zu begünstigen – auch wenn wir die meisten davon nicht namentlich kennen. Man braucht nur recht wenig von ihnen, weil sie eine 30- bis 3.000-fach stärkere Süßkraft haben als Haushaltszucker[540]. Dadurch scheinen sie im ersten Moment vermeintlich besser für uns zu sein.

Aber stimmt das?

Und können sie uns helfen, Hüftgold zu vermeiden oder sogar zu reduzieren?

Süßstoffe sind mittlerweile in zahlreichen Nahrungsmitteln wie Joghurts, Süßigkeiten, Getränken, Soßen und Co. vorhanden – und sie sind gute Trickser. Sie sind süßer als herkömmlicher Zucker. Aber durch ihre Verwendung verändert sich die Zusammensetzung und die Textur eines Produkts.

Stelle dir einen Kuchen vor, in den 200 Gramm Zucker sollen. Wenn du diese Menge durch ein paar Tropfen Süßstoff ersetzen kannst, fehlt es an Masse. Produkte mit Süßstoffen brauchen also häufig weitere Zutaten und Füllstoffe, um ähnlich auszusehen und zu schmecken wie deren gezuckerte Alternativen[541]. Zudem werden sie häufig miteinander kombiniert, so das Bundeszentrum für Ernährung. Und dazu gesellen sich oft Aromen, denn ihr Eigengeschmack wäre vermutlich nicht unbedingt ein Verkaufsargument.

Allerdings scheinen manche Süßstoffe – vor allem die Sucralose[542] – eine mögliche Wechselwirkung mit anderen Süßstoffen und teilweise mit Füllstoffen wie dem Maltodextrin[543] zu haben und dadurch unser Gehirn und den Stoffwechsel durcheinanderzubringen. Maltodextrin ist ein Stärkeprodukt aus Mais, Weizen oder Kartoffeln.

„Möglicherweise kommt der Effekt daher, dass das Verdauungssystem falsche Informationen über die Zahl der aufgenommenen Kalorien an das Gehirn sendet. (...) Das Verdauungssystem könnte sowohl die Sucralose als auch das Maltodextrin registrieren und signalisieren, dass doppelt so viele Kalorien verfügbar sind wie tatsächlich vorhanden." Über längere Zeit könnten diese Fehlinformationen Auswirkungen auf unsere Wahrnehmung von Süße und die Reaktion im Gehirn haben[544].

Dummerweise enthalten auch Süßstofftabletten und einige Süßungspulver Sucralose und Dextrose oder Maltodextrin. Und Light-Getränke werden häufig mit stärkehaltigen Lebensmitteln gegessen, so dass diese mögliche ungünstige Kombination der Inhaltsstoffe vorkommen könnte. Deshalb sagen die Forscher der Studie, dass man ruhig mal eine Light-Limo trinken kann, aber ohne gleichzeitig ein Menü mit vielen Kohlenhydraten zu essen. Wenn Burger und Pommes, dann also ruhig auch mit einer Limo, die Zucker enthält.

Wer ab und zu mal Süßstoffe auf dem Speiseplan hat, sollte aber wissen, dass sie den Appetit anregen können[545]. Denn sie täuschen den Süßrezeptoren auf unserer Zunge, unserem Gehirn und auch unserem Verdauungstrakt Zucker vor. Wenn da aber kein echter Zucker ankommt, entsteht eine Art Lücke und der Körper fordert echten Zucker nach. Dabei entsteht häufig eine Art Heißhunger und viele nehmen dann noch mehr Kalorien nachträglich auf, als mit einem ohnehin gezuckerten Produkt. Zucker durch Süßstoffe zu ersetzen und so abnehmen zu wollen, funktioniert also nicht – das bestätigt auch die Weltgesundheitsorganisation[546].

Hinzu kommen zwei weitere Themen: Die Deutsche Gesellschaft für Gastroenterologie, Verdauungs- und Stoffwechselkrankheiten sagt, dass der Konsum von Süßstoff sich negativ auf das Mikrobiom auswirken könne[547] – das ist die Gesamtheit aller Mikroorganismen im Darm, die häufig auch als **Darmflora** bezeichnet wird[548].

Und trotz zahlreicher Aussagen haben Süßstoffe möglicherweise sehr wohl einen Einfluss auf den Blutzuckerspiegel, wie israelische Forscher festgestellt haben[549]. Da angeblich aber schon der reine Anblick von Essen eine Insulinausschüttung veranlassen kann[550], ist das ja durchaus denkbar. Ob es bei längerfristigem Verzehr von Süßstoffen auch zu einer Insulinresistenz kommen kann, dazu wird noch gestritten und geforscht[551].

Zuckeraustauschstoffe

Zuckeraustauschstoffe sind Zuckeralkohole auf Basis von Kohlenhydraten, die nur einen geringen Einfluss auf den Blutzuckerspiegel haben und nicht kariesfördernd wirken. Der Energiegehalt beträgt etwa zwei bis vier Kilokalorien pro Gramm und ist somit meist geringer als der von Zucker. Eine Ausnahme ist Erythrit, das sogar kalorienfrei ist.

Produkte müssen den Hinweis „mit Süßungsmittel(n)" tragen[552]. Sie werden häufig in zuckerfreien Bonbons und kalorienarmen Fertigprodukten eingesetzt. Allerdings können größere Verzehrmengen Durchfall verursachen. Deshalb muss bei einem Anteil über 10 Prozent im Produkt zusätzlich der Warnhinweis „Kann bei übermäßigem Verzehr abführend wirken" auf der Verpackung stehen.

In der EU sind acht Zuckeraustauschstoffe zugelassen[553]:

- » Sorbit (E420)
- » Mannit (E421)
- » Isomalt (E953)
- » Maltit (E965)
- » Lactit (E966)
- » Xylit (E967)
- » Erythrit (E968) und
- » Polyglyzitolsirup (E964)

IS(S) GUT JETZT!

Eine besondere Kennzeichnungspflicht gibt es für Aspartam und Aspartam-Acesulfam-Salz. Sind diese enthalten, muss der Hersteller auf eine „Phenylalaninquelle" im Produkt hinweisen – das ist wichtig für Menschen mit einer seltenen Stoffwechselkrankheit namens Phenylketonurie[554].

3.1.3.7 UNSICHTBARE GEFAHREN?

Vom Bundesinstitut für Risikobewertung gibt es dazu eine 54-seitige Stellungnahme aus dem Jahr 2023, in der es heißt: „Aus Sicht des BfR kann nach Auswertung der vorliegenden Studien keine eindeutige Aussage darüber getroffen werden, ob der Verzehr von süßungsmittelhaltigen Getränken das Risiko für bestimmte neurodegenerative Krankheiten erhöht oder die Darmflora in klinisch bedeutsamem Maße beeinflusst. In der Mehrheit der Studien wurde kein negativer Effekt der betrachteten Süßstoffe auf den Stoffwechsel (Blutzucker, Insulinsekretion, Insulinsensitivität) beobachtet. Auch ist nach derzeitigem Stand des Wissens nicht klar, ob Risikogruppen wie Kinder, Schwangere oder Personen mit bestimmten Vorerkrankungen stärker von möglichen negativen Effekten der Süßungsmittel betroffen wären. Die aktuelle Datenlage zur gesundheitlichen Wirkung von Süßstoffen reicht aus Sicht des BfR nicht aus, um eine abschließende gesundheitliche Risikobewertung vorzunehmen[555]."

Dennoch dürfen die Süßstoffe und Zuckeraustauschstoffe in unseren Nahrungsmitteln und Getränken verarbeitet und sogar beworben werden. Der beste Weg ist also vermutlich, die Werbung zu durchblicken, die Zutatenlisten genau zu lesen und den Konsum von Zucker, Süßstoffen und allen anderen Süßungsmitteln, so gut es geht, zu vermeiden. Denn je mehr Zuckerersatzstoffe wir konsumieren, desto mehr gewöhnen wir uns an den süßen Geschmack und wollen vermutlich mehr.

Die Verbraucherzentrale schreibt: „Letztlich sind Süßungsmittel keine gesündere Alternative zum klassischen Haushaltszucker. Wollen Sie gesünder leben, reduzieren Sie den Zuckerkonsum, um so die Süßschwelle nach und nach zu senken. Dadurch können Sie das Verlangen nach Zucker und zuckerhaltigen Speisen langfristig verringern[556]."

Ich möchte auch in meinem Coaching dabei helfen, euren Geschmack wieder auf weniger Süße zu trimmen und den natürlichen Geschmack von Lebensmitteln wieder zu trainieren. Mehr dazu in Kapitel 4.

3.2 PROTEINE – UNVERZICHTBARE KRAFTPAKETE

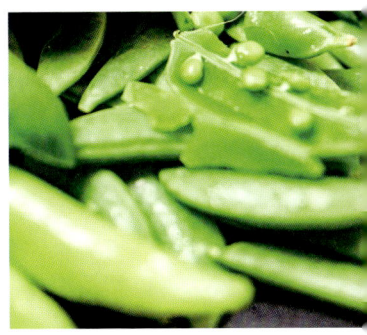

Proteine sind Makronährstoffe aus der Nahrung, die aus einer Vielzahl von Aminosäuren bestehen[557] – so wie die Kohlenhydrate aus verschiedenen Zuckermolekülen. Aminosäuren sind zum Teil essenziell, das heißt, sie müssen über die Nahrung aufgenommen werden[558]. Damit der Körper die Aminosäuren zu den Proteinen zusammenbaut, die er braucht und sie als Baumaterial für Zellen, Gewebe, Muskulatur und Immunsystem und im Energiestoffwechsel einsetzen kann, braucht er ein vielseitiges Angebot an Aminosäuren[559].

Und das können wir liefern, indem wir möglichst viele verschiedene proteinhaltige Lebensmittel essen und möglichst viele Proteinquellen kombinieren. Dabei ist eine Kombination aus pflanzlichen und tierischen Proteinquellen oder eine bunte Vielfalt von ausschließlich pflanzlichen Proteinquellen möglich.

Hier wird auch schnell klar, warum der oft benutzte Begriff Eiweiß nicht besonders passend ist, denn Eier und Eiweiß sind zwar eine wunderbare Quelle für Proteine, aber es gibt eben auch viele pflanzliche Möglichkeiten.

3.2.1 UNSER PROTEINBEDARF

Allgemein gilt, dass gesunde Erwachsene rund 0,83 Gramm Proteine pro Kilogramm Körpergewicht essen sollten[560]. Schwangere, Säuglinge, Kinder, Jugendliche und Menschen mit einigen Erkrankungen brauchen etwas mehr. Wer sehr aktiv ist, kann mit etwa einem Gramm rechnen. Das entspricht bei einer Person, die 70 Kilogramm wiegt, zwischen 56 und 70 Gramm.

Beispiel für rund 70 Gramm Proteine am Tag (gP = Proteine pro 100 Gramm)

Frühstück (15 Gramm Proteine): 50 Gramm Haferflocken (14 Gramm) mit 1 EL Kürbiskernen (19 Gramm), eine Banane (ein Gramm) und 200 Milliliter Sojamilch (3,3 Gramm)

Mittagessen (17 Gramm Proteine): zwei Scheiben Vollkornbrot (13 Gramm) mit 1 EL braunem Bio-Mandelmus (23 Gramm) und Frischkäse (auch vegan fünf Gramm)

Snack (13 Gramm Proteine): je 20 Gramm Walnüsse (15 gP), Cashews (18 gP) und Sonnenblumenkerne (21 gP), Soja-/Kuhmilchkaffee drei Gramm

Abendessen (25 Gramm Proteine): 150 Gramm Ofenkartoffeln (2,5 gP) mit 150 Gramm Kräuterquark (12 gP) oder Tofu (8 gP), dazu Brokkolisalat (3 gP) mit Brokkolisprossen (3 gP)

3.2.2 MYTHEN RUND UM PROTEINE

1. Veganer bekommen nicht genug Proteine!?

Auch heutzutage wird gerne noch behauptet, Veganer würden nicht genug Proteine zu sich nehmen (können) und nur mit einem ordentlichen Stück Fleisch könne man kräftig werden. Die *EPIC-Studie* und einige weitere Zahlen widerlegen das aber. Veganer essen zwar im Vergleich zu Allesessern zum Teil weniger Proteine, liegen aber mit 0,99 g/kgKG immer noch über dem empfohlenen Minimum[561].

Und in einer kleinen Studie mit Fleisch- und Pflanzenessern in Bezug auf Krafttraining wurde kürzlich belegt, dass beide Gruppen bei einem 12-wöchigen Training eine vergleichbare Muskelmasse aufbauen konnten[562]. Tierische Proteine haben zwar eine höhere Bioverfügbarkeit – sie sind dem menschlichen Körper sozusagen bauähner und können schneller resorbiert werden. Aber pflanzliche Proteine bestehen aus denselben Aminosäuren und werden über dieselben Wege und Prozesse abgebaut und in den Blutkreislauf geschleust. Es gibt am Ende also keinen relevanten Unterschied für uns[563].

Durch eine abwechslungsreiche und vielseitige Kombination kommt es, wie eben aufgeführt, zu keinerlei proteinbedingten Defiziten[564]. Im Gegenteil: Laut einer *Harvard-Studie*, die Daten von über 130.000 Teilnehmenden auswertete, senkt pflanzliches Protein im Gegensatz zu tierischem Protein durch ein verringertes Auftreten von Herz-Kreislauf-Erkrankungen sogar die Sterblichkeit[565].

2. Sportler brauchen besonders viele Proteine!?

Die International Society of Sports Nutrition sagt: Wer etwa fünf Stunden pro Woche Sport macht, der kann je nach Sportart und Intensität 1,4 bis zu 2 g/kg/Tag essen[566] – das wären 98 bis 140 Gramm am Tag. Isst man sie nach dem Training, können sie möglicherweise zu einer besseren Regeneration der Muskulatur beitragen[567]. Dabei komme es aber eher auf die Qualität als die Quantität an, so die Experten.

Die Deutsche Gesellschaft für Ernährung schreibt dazu: „Im Ernährungsalltag der Sportler gibt es keinen physiologischen Grund, warum die Proteinzufuhr durch Supplemente ergänzt werden müsste. Auch die Empfehlungen zur Pre- oder Post-Workout-Proteinzufuhr lassen sich durch eine geeignete Lebensmittelzusammenstellung erreichen. Lediglich bei Lebensmittelunverträglichkeiten, Notwendigkeit zur Energierestriktion oder besonders intensiven oder neuen Trainingsinhalten kann eine Supplementation sinnvoll sein[568]."

Das Extra an Proteinpulver in Form von Shakes, Proteinriegeln oder High-Protein-Produkte sind also weder für Hobbysportler noch für ambitionierte Sportler nötig. Im Leistungssportbereich sollte der Verzehr von Extraproteinen zur Prävention oder Regeneration unter medizinischer Betreuung stattfinden.

3.2.3 HIGH PROTEIN – DER TRÜGERISCHE TREND

Dennoch ist ein enormer High-Protein-Trend in unserem Alltag angekommen – auch außerhalb des Sports. Angeknüpft an den Low-Carb-Trend, kam das Hoch der Proteine in die Supermarktregale und verleiht auch ungesunden Produkten ein super Fitness-Image. Es gibt High-Protein-Puddings, die aber deutlich weniger Proteine haben als so manch andere Produkte und mit ihrer Werbung dafür auch noch vom enorm hohen Zuckergehalt ablenken.

Mehr Beispiele für High Protein sind Eiweißbrötchen, Proteinriegel als Snack für zwischendurch, Protein-Pasta, Chili aus dem Glas – die Grundzutaten sind Bohnen, gefolgt von Erbsenprotein aus Isolaten und Extrakten, Erbsenfaser und Schinkenwürfeln. Der Küchenkunst wird also bei zahlreichen Produkten freien Lauf gelassen.

Mein Highlight ist ein High-Protein-Vanilleeis. Vorne ist ein großer Infokasten aufgedruckt, in dem steht: „29 Gramm Proteingehalt pro 290-Gramm-Becher." Das entspricht 10 Gramm pro 100 Gramm Eis. Darunter steht noch dick „fettarm". Allerdings enthält das Eis mit fast 15 Gramm auch eine riesige Menge Zucker in Form von Haushaltszucker, gezuckerter Kondensmagermilch, Karamellsirup und Stärke und dazu unter anderem zig hoch verarbeitete Zutaten und sechs Zusatzstoffe. Dennoch prahlt auf der Frontseite ein großes, grünes A für den besten Nutri-Score. Warum auch immer.

Nach der Health-Claims-Verordnung dürfen Hersteller ein Lebensmittel nur dann mit dem Wort „Protein" oder „Proteinquelle" bewerben, wenn es, bezogen auf die Kalorien, einen Proteingehalt von mindestens 12 Prozent hat. Als proteinreich darf es nur bezeichnet werden, wenn es einen Proteingehalt von mindestens 20 Prozent, bezogen auf die Kalorien, aufweist[569].

Allerdings sollten wir einige Dinge nicht vergessen. Zum einen sind die enthaltenen Proteine oft künstlich zusammengesetzte Aminosäuren-Cocktails[570]. Dazu kommen Süßstoffe und andere Zutaten, die das Produkt zu einem hochverarbeiteten Nahrungsmittel machen. Und High-Protein-Produkte sind im Vergleich zu anderen proteinhaltigen Produkten ohne Extra-Werbung oft deutlich teurer[571].

Fazit der Verbraucherzentrale: „Proteinangereicherte Produkte sind grundsätzlich nicht nötig, um den Eiweißbedarf zu decken. Das ist mit völlig unspektakulären Lebensmitteln wie Hülsenfrüchten, Eiern, Milchprodukten sowie Fisch und Fleisch möglich. Auch vegan essende Menschen sind bei ausreichender Energiezufuhr mit pflanzlichen Proteinen aus gezielter Kombination von Getreide, Hülsenfrüchten und Kartoffeln gut versorgt[572]."

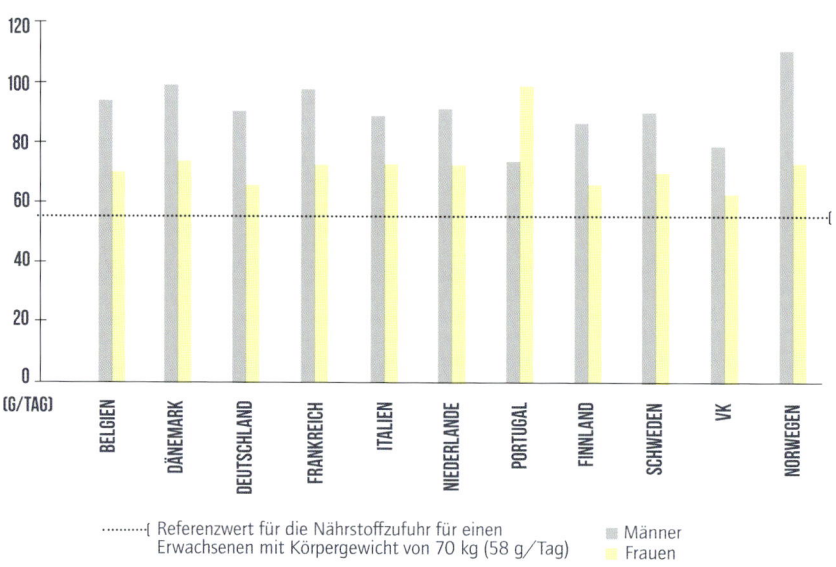

Modifiziert nach https://knowledge4policy.ec.europa.eu/health-promotion-knowledge-gateway/dietary-protein-overview-countries-6_en

Günstiger in jeglicher Hinsicht ist es also, dem Körper natürliche statt hoch verarbeitete Proteinquellen zu liefern – das gilt auch für pflanzliche Produkte. Im Zweifel ist also ein fermentierter Sojablock besser als eine Sojawurst mit vielen weiteren Zusätzen. Auch veganer Käse und Fischersatz sind hoch verarbeitete Nahrungsmittel.

Wichtig zu wissen ist auch, dass es hierzulande und in der EU in keiner Bevölkerungsgruppe eine Unterversorgung mit Proteinen gibt[573], so die Europäische Behörde für Lebensmittelsicherheit – das gilt auch für Sportler. In Zentralafrika und Südasien leiden vor allem Kinder häufig an einer Unterversorgung mit den nötigsten Proteinen[574], aber in Europa ist das kein Thema.

Eher müssen wir in unseren Breiten aufpassen, nicht zu viele Proteine zu essen – und zwar vor allem tierischen Ursprungs. Ein dauerhaft zu hoher Verzehr ist nicht zu empfehlen, weil dies zu Verdauungsproblemen, Beeinflussung der Nierentätigkeit sowie der Blutgefäße führen könnte[575] und je nach Verzehrmenge eine verminderte Hydrierung zur Folge haben könnte – gerade bei erhöhtem Sportpensum ein Risiko, das die Leistungsfähigkeit und die Elektrolyteversorgung negativ beeinflussen könnte[576].

Proteine werden zu Aminosäuren abgebaut und diese bestehen, wie der Name schon verrät, unter anderem aus Säuren[577]. Ein Zuviel kann außerdem das Säure-Basen-Verhältnis unseres Ökosystems Körper beeinflussen, so Professor Hans Hauner. Dabei geht es nicht um einen sauren Geschmack der Produkte, sondern dass sie sauer verstoffwechselt werden[578]. Das kann übrigens unter anderem zu saurem Schweißgeruch und einen schlechtem Atem führen[579]. Auch eine vermehrte Bildung von Harnsäure kann Folge von zu hohem Proteinkonsum sein – was wiederum zu Gicht führen kann[580].

Und schon 1929 wusste man: „Ein Überschuss überlastet und reizt die Organe, was zu Verminderung der Ausdauer, einem früheren Ermüden und einer Abnahme der Leistungsfähigkeit führt", so steht es im Buch *Die Küche der Zukunft – auf fleischloser Grundlage* von 1929 geschrieben.

Es macht also sehr viel Sinn, sich seinen Essensplan mal ein paar Tage genau anzusehen.

» Auf wie viele Proteine kommst du am Tag und im Wochendurchschnitt?

» Wie viele Proteine benötigst du?

Je nach Alter, Gesundheitszustand und Sportpensum ist es sinnvoll, erst einen Status quo zu erfassen und dann zu schauen, welche Stellschrauben man für eine Proteinversorgung in der natürlichen Ernährung drehen kann, statt unüberlegt High-Protein-Produkte, Pulver und Shakes einzuwerfen. Die enthalten nämlich in der Regel zusätzliche Füllstoffe, Zucker oder Süßstoffe, zugesetzte Vitamine und für die Sicherheit dieser Produkte sind vornehmlich die Hersteller selbst verantwortlich, so das *Department of Nutrition* an der *Harvard T.H. Chan School of Public Health*.

Sie können zudem vermehrt Rückstände von Schwermetallen oder BPA[581] enthalten. Nur weil ein Proteinprodukt oder -pulver vermarktet werden kann, muss es noch lange nicht sicher oder gar gesund sein. Langzeitstudien fehlen häufig[582].

Eher werden Ergebnisse aus Tierversuchen generalisiert und auf Menschen übertragen, so libanesische Ernährungsforscher[583]. Und dennoch gehören Proteine zu den am häufigsten genutzten Nahrungsergänzungsmitteln[584].

Wie einfach es ist, so ein Mittel auf den Markt zu bringen und zum Beispiel online zu vertreiben, haben die Kollegen von *WDR Quarks* in einem kleinen Experiment gezeigt, zu finden bei YouTube® unter *Wir bringen giftiges Nahrungsergänzungsmittel auf den Markt*[585]. Hier geht es zwar um wild zusammengewürfelte Vitamine und Stoffe aus einer giftigen Pflanze, aber für Proteine in Nahrungsergänzungsmitteln gelten die gleichen Gesetze. Mehr zum Thema Nahrungsergänzungsmitteln in Kapitel 3.4.

Eine zusätzliche Gabe von Proteinen sollte also – wenn nötig – nur gezielt und unter ärztlicher Betreuung stattfinden[586] und ansonsten holst du dir deine Proteine am besten aus natürlichem und frischem Essen. Wie du das hinbekommst, zeige ich dir in meinem Coaching.

IS(S) GUT JETZT!

EIWEISSPFLANZENSTRATEGIE DER BUNDESREGIERUNG

Dass die Versorgung mit pflanzlichen Proteinen zukünftig eine wichtige Rolle spielt, spiegelt sich in der Eiweißpflanzenstrategie der Bundesregierung wider. Dabei geht es um die Verbesserung der Rahmenbedingungen für den Leguminosenanbau in Deutschland, also zum Beispiel Erbsen, Ackerbohnen, Lupinen, Klee und Soja und darum, eine Produktion mit verbesserten Anbaumaßnahmen durch emissionsärmere Verarbeitungstechnik zu fördern[587].

Hülsenfrüchte sind laut dem Bundesministerium für Ernährung und Landwirtschaft wesentliche Bestandteile einer nachhaltigen Landwirtschaft, weil sie in der Lage sind, Stickstoff aus der Luft zu binden und als Nährstoff zu nutzen. Dafür, dass sie nebenbei noch wertvolle Proteine, Ballaststoffe, Vitamine und Mineralstoffe liefern, kommen sie noch relativ selten auf unsere Teller. Der Pro-Kopf-Verbrauch in Deutschland liegt nach Schätzungen des Bundesinformationszentrums Landwirtschaft bei etwa zwei Kilogramm pro Jahr[588].

Ziel ist es, zehn Prozent der Ackerfläche bis 2030 für Leguminosen zu nutzen. Vielleicht essen wir bis dahin ja auch mehr davon. Allerdings ist ein Großteil davon immer noch für die Tierfütterung vorgesehen, so die Bundesanstalt für Landwirtschaft und Ernährung.

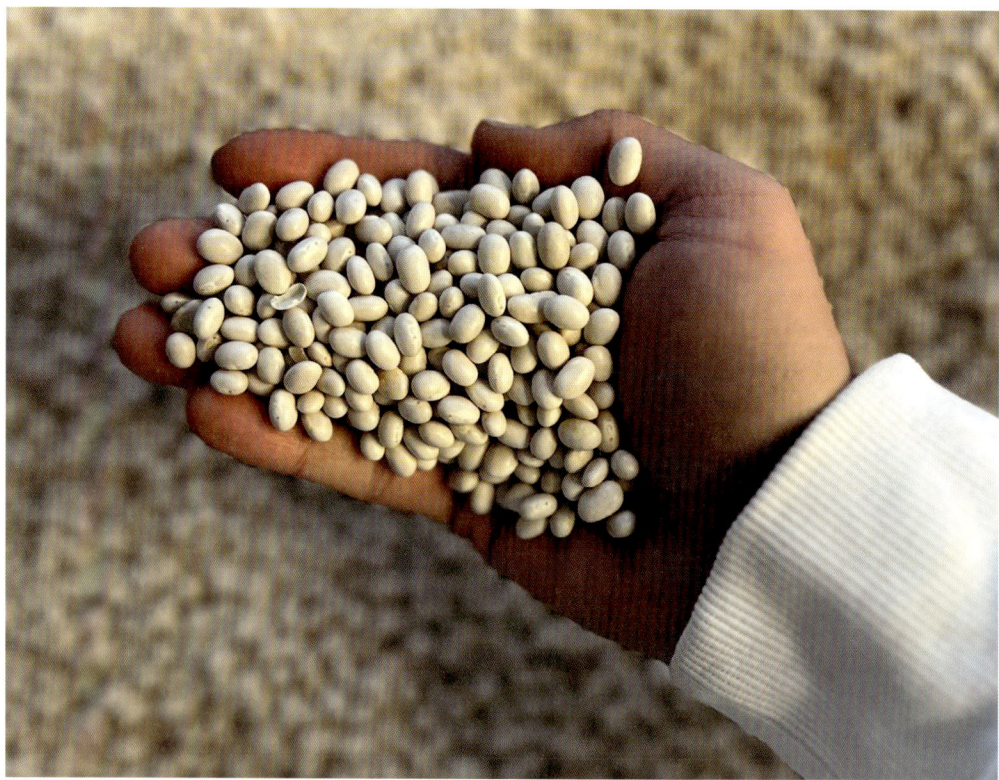

EXKURS GLUTEN

Ein Teil der Leguminosen, wie zum Beispiel die Ackerbohne, könnte zukünftig vermehrt als nährstoffreiche Zutat für Brot und Backwaren genutzt werden und damit den Ballaststoffanteil erhöhen, da sind sich das Bundeszentrum für Ernährung und das Forschungsinstitut für biologischen Landbau einig[589].

Mehl und Schrot aus der Ackerbohne sind genauso wie zum Beispiel Linsen- und Kichererbsenmehl glutenfrei, so könnte man beides wunderbar zusammen mit anderen Sorten wie Buchweizen-, Walnuss-, Quinoa- oder Amarathmehl verarbeiten und damit zwischendurch eine köstliche Scheibe Brot ohne das oft unerwünschte Klebereiweiß genießen. Übrigens ist Buchweizen kein Weizen, sondern ein Knöterichgewächs und als Nicht-Getreide glutenfrei[590].

Mehlsorten aus Weizen, Dinkel und Roggen hingegen enthalten Gluten. Das steht laut Bundeszentrum für Ernährung im Verdacht, Immunreaktionen auszulösen: „Weizenkörner bestehen zu etwa 70 Prozent aus Stärke. Ihr Eiweißanteil liegt in der Regel bei zehn bis zwölf Prozent. Gluten, das sogenannte Klebereiweiß, macht davon mit etwa 75 bis 80 Prozent (...) aus. Es handelt sich bei Gluten um ein Stoffgemisch aus verschiedenen Eiweißmolekülen. Diese lassen sich grob in zwei Untergruppen einteilen: die „Gliadine" und die „Glutenine". Insbesondere die Eiweißgruppe der Gliadine steht im Verdacht, unerwünschte Immunreaktionen hervorzurufen[591]."

Im Buch *Perfect Health Diet* erklären die Jaminet-Autoren es so: „(...) als Immunreaktion möchte der Körper das Gluten entfernen, bevor es sich ansammelt[592]." Das Fazit der Autoren lautet hier: „Getreidekörner können (...) die Verdauung beeinträchtigen (...). Sie können Autoimmunerkrankungen auslösen und Übergewicht fördern." Dass man direkt ganz auf Brot verzichten solle, wie die beiden Autoren vorschlagen, ist definitiv nicht nötig und wegen der wertvollen Ballast- und Mikronährstoffe auch nicht sinnvoll.

Aber fermentiertes Getreide im Sauerteigbrot oder zum Beispiel glutenfreies Brot zum Beispiel aus Kokos-, Buchweizen- oder Hirsemehl haben durchaus eine Daseinsberechtigung[593]. Und hier und da mal ganz auf die dicke Stulle aus dem Backshop zu verzichten und sie gegen einen Apfel oder Salat auszutauschen kann, sicher nicht schaden. Wie du das hinbekommst, erkläre ich dir im Online-Coaching.

Hier geht es zum Online-Coaching:

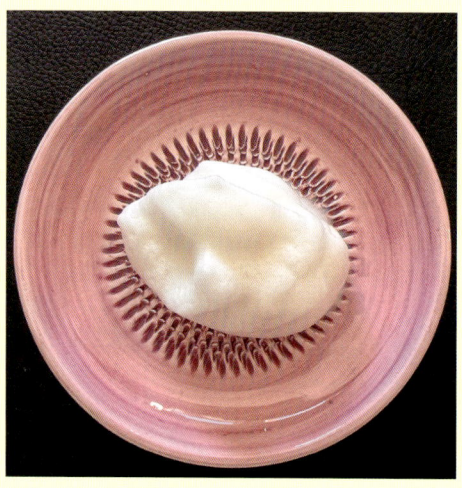

Eine beliebte Proteinquelle war schon immer die Kuhmilch. Und wie bei allen Lebensmitteln und Produkten gibt es Befürworter und Widersacher. Manch ein Ernährungswissenschaftler sagt, dass eigentlich ein Warnhinweis auf jeder Milchtüte stehen müsste[594]. Manche Studien besagen wiederum, dass Milch in Maßen gesund ist, unter anderem gut für starke Knochen sei[595] und keine Gesundheitsrisiken mit sich bringe[596]. Wir können auf jeden Fall festhalten, dass Milch ein tierisches Produkt zur Fütterung der Kälber ist, Vitamine, Mineralstoffe wie Kalzium und Fette enthält.

EXKURS MILCH UND PFLANZENDRINKS

Gleichzeitig liest man immer wieder, „dass der Eiweißgehalt den Körper übersäuert, wodurch das so wichtige Kalzium vermehrt ausgeschieden wird[597] und dass die Knochengesundheit neben Kalzium auch von vielen weiteren Faktoren abhängt[598]. Auch enthalten sind Hormone, die für ein schnelles Wachstum der Kälber sorgen[599].

Irgendwann ist die natürliche Fütterung mit Kuhmuttermilch zu Ende – Menschen hingegen trinken Milch oft ein Leben lang und essen Milchprodukte wie Käse und Joghurt. Die Milchwirtschaft sorgt für nicht artengerechte Massentierhaltung und einen enormen CO2-Fußabdruck. Insgesamt ist der Konsum von Milch und Milchprodukten laut Bundesinformationszentrum Landwirtschaft zwar rückläufig, wofür unter anderem die höheren Preise für Käse und Butter ein Grund sein könnten[600]. Aber der Pro-Kopf-Verbrauch von Milch liegt immer noch bei 46,1 Liter.

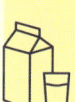

Ob aus Tierschutz- und Umweltgründen, wegen Unverträglichkeiten oder weil man tierische Produkte aus gesundheitlichen Gründen vermeiden möchte – immer mehr Menschen greifen zu Ersatzprodukten[601]. Diese dürfen aber nicht Milch heißen, denn die Bezeichnung „Milch" ist laut EU-Verordnung ausschließlich für Produkte zulässig, „die durch ein- oder mehrmaliges Melken aus der normalen Eutersekretion von Tieren gewonnen werden[602]".

Des Weiteren dürfen Bezeichnungen wie „Butter", „Käse" oder „Joghurt" nur für Produkte verwendet werden, die aus Milch gewonnen werden. „Ausnahmen bestehen für Kokosmilch, Kakaobutter, Erdnussbutter (...)[603]". Deshalb werden Alternativen oft als Pflanzendrink bezeichnet[604] und zum Beispiel auf Basis von Soja oder Erbsen, Getreide wie Dinkel und Hafer, Nüssen wie Cashews oder Mandeln und auf Reis- oder Kokosbasis hergestellt, so das Bundeszentrum für Ernährung.

Ihnen fehlen im Vergleich zur Kuhmilch einige Mineralstoffe und Vitamine, die entsprechend zugesetzt werden können. Pflanzendrinks haben in der Regel eine bessere Ökobilanz als Kuhmilch, sind dafür aber hoch verarbeitete Lebensmittel der Industrie[605], die je nach Grundzutat und Marke – bis auf Sojadrinks – weniger Proteine liefern als Kuhmilch und bis zu 10 Gramm Kohlenhydrate enthalten können – zum Teil auch durch zugesetzten Zucker[606]. Das solltest du nicht vergessen, wenn du einen Blick auf deine Protein- und Kohlenhydratzufuhr wirfst.

Eine neue Erfindung sind solche Milchalternativen übrigens kein bisschen. Mandelmilch zum Beispiel war als „vegetabiler" Ersatz für Kuhmilch und als erfrischendes Sommergetränk schon in den Jahren 1800 bekannt, bevor günstige Limos ihr Konkurrenz gemacht haben, schreibt Lebensmittelhistoriker Uwe Spiekermann auf seiner Homepage[607].

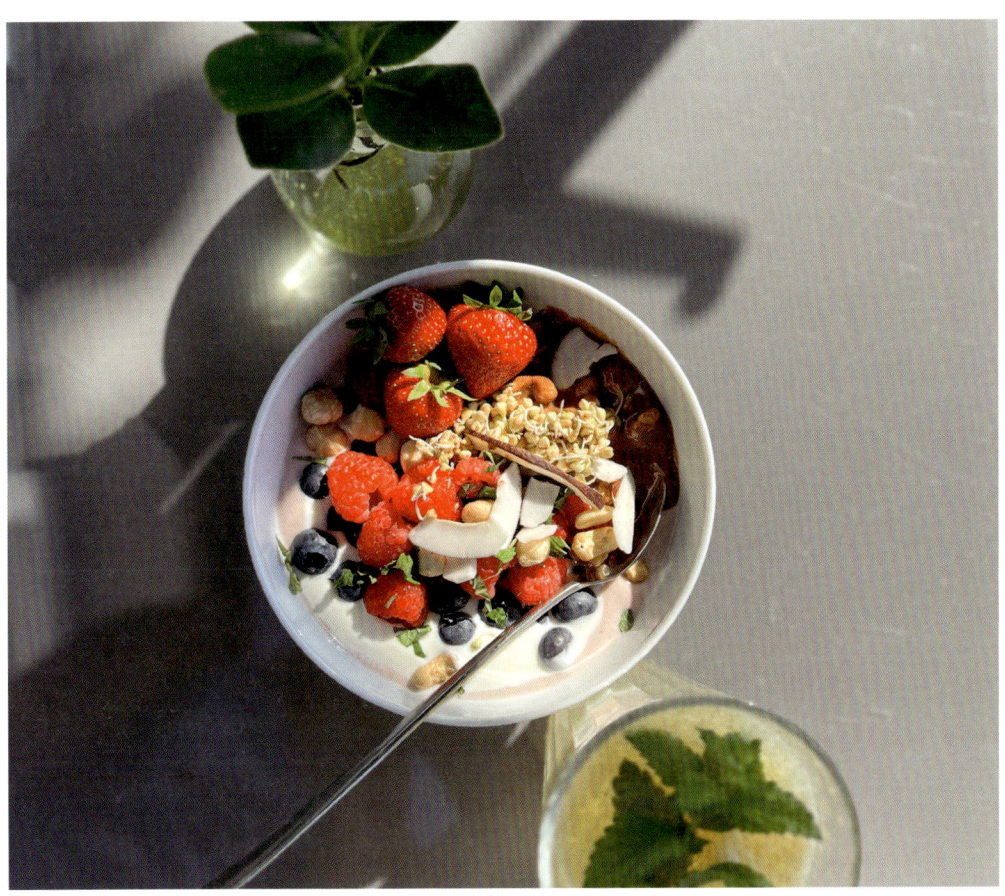

IS(S) GUT JETZT!

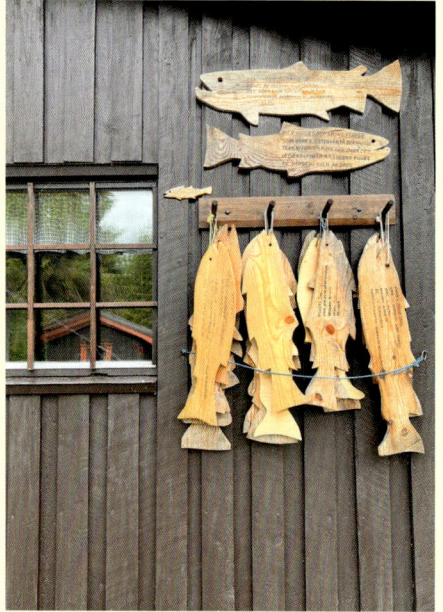

Neben Fleisch ist auch Fisch eine beliebte Proteinquelle. Thunfisch, Lachs und Forelle enthalten pro 100 Gramm rund 20 Gramm davon, Hering, Barsch und Makrele zwischen 17 und 19 Gramm und andere Arten zum Teil etwas weniger. Der Durchschnittsdeutsche konsumierte 2021 rund 12,7 Kilogramm Fisch[608] – im europäischen Vergleich ist das sogar wenig und im Vergleich zu den Vorjahren ist der Verzehr hierzulande gesunken. Weltweit steigt der Fischkonsum aber stetig an[609] und stellt eine Belastung für das Ökosystem dar.

So war laut *Aquaculture Stewardship Council* (ASC) schon am 06. März 2023 und damit so früh wie noch nie der „Fischerschöpfungstag"[610] in Deutschland – also der Tag, den dem unsere heimischen Fischressourcen rechnerisch aufgebraucht sind[611]. Das ASC ist eine unabhängige, gemeinnützige Organisation, die 2010 gemeinsam vom *World Wide Fund for Nature WWF* und der Initiative für nachhaltigen Handel gegründet wurde.

EXKURS FISCHKONSUM

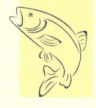

Und auch wenn der Großteil der bei uns konsumierten Fische aus Zucht in Aquakulturen und nicht aus Wildfang stammt, ist das ein Problem. Denn sowohl Überzüchtung als auch Überfischung hat negativen Einfluss auf das Ökosystem und die Biodiversität. Verschiedene Labels zeigen Nachhaltigkeit und andere Versprechen an, für Verbraucher sind die aber oft genauso ein Dschungel wie alle anderen Angaben auf den Verpackungen.

Hinzu kommen Maßnahmen wie dauerhafte Preissenkungen, wie sie kürzlich einige Discounter angepriesen haben. So soll laut *Lebensmittelzeitung* tiefgekühlter Fisch in einigen Läden dauerhaft noch billiger werden[612].

Auch was unsere Gesundheit angeht, dürfen alle Menschen einmal ihren eigenen Fischkonsum unter die Lupe nehmen. Denn, als würde es nicht reichen, dass prophylaktischer Medikamenteneinsatz zur Eindämmung von Krankheiten[613] und Schwermetalle sowie Mikroplastik gleich mit auf unseren Tellern landen, werden auch noch häufig andere Fischarten verarbeitet als angegeben[614] und es wird mit farbgebenden Futtermitteln gearbeitet, damit der Lachs zum Beispiel schön rosa ist und Krebstiererzeugnisse so aussehen, wie sie aussehen.

Im Buch *Die Wahrheit über unser Essen* schreibt Tim Spector, Verbrauchertäuschung sei hier häufig an der Tagesordnung. So ist der Alaska-Seelachs gar kein Lachs, sondern ein Dorsch, dürfe aber so genannt werden. Und bei der Lachszucht werde ein Farbstoff namens Astaxanthin für das rosa Farbbild eingesetzt – ein Farbstoff aus Algen, der hier zugefüttert wird, während ein Lachs in freier Natur diese Farbe nach und nach durch den Verzehr von Shrimps, Algen und Krill bekommt[615].

Und im *Deutschen Lebensmittelbuch* steht für die Herstellung und Bezeichnung des Lebensmittels Surimi[616] – also Fischzubereitungen aus extrahiertem Fischmuskeleiweiß für die Herstellung von Krebstiererzeugnissen oder zum Beispiel Fischstäbchen: „Surimi-Erzeugnisse werden unter Verwendung von mindestens 30 Prozent Surimi-Halbfertigerzeugnis sowie mit Bindemitteln, Zuckerarten, Aromen, auch anderen Zutaten einschließlich Lebensmittelzusatzstoffen hergestellt. Sie werden durch thermische Behandlungen, Formung oder faserige Strukturierung in Form von Fischerzeugnissen gebracht (z. B. Stäbchen, Stücke/Stückchen oder Nachbildungen von Krebstier- oder Weichtiererzeugnissen). Surimi-Erzeugnisse werden meist gefärbt."

Wer jetzt nicht mehr allzu viel Appetit auf Fisch und Fischprodukte hat, kann für den Meeresgeschmack und als Proteinquelle auch Algen als Alternative nutzen. Auch sie haben natürlich ihre Vor- und Nachteile. Aber es gibt ja auch zahlreiche pflanzliche Alternativen als Proteinquelle und wir wissen ja mittlerweile: Die Mischung macht es.

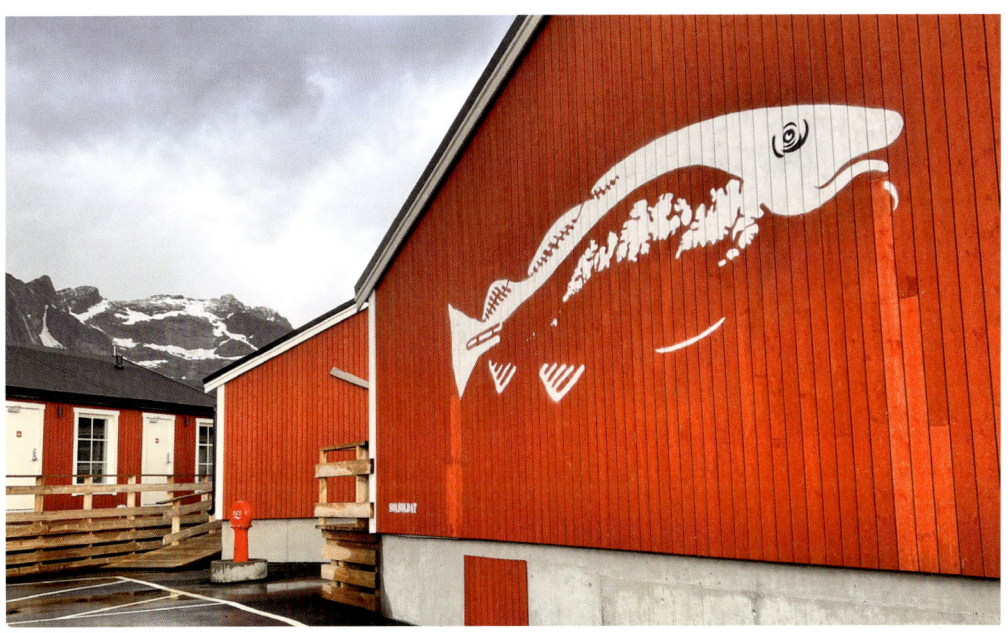

EI-ERSATZ

Aquafaba: Mit dem Abtropfwasser von Kichererbsen oder dicken Bohnen aus dem Glas kannst du wunderbar pflanzlichen Eischnee herstellen. Aquafaba mit etwas Salz und wenn du magst einem Teelöffel Backpulver zwei bis vier Minuten im Mixer aufschlagen, fertig. Aquafaba gibt es seit einiger Zeit übrigens auch als eigenes Produkt im Supermarktregal. Im Tetra Pak wird das, was die meisten von uns in den Abfluss kippen, für teures Geld als neue Innovation verkauft.

Apfelmus: Selbstgemacht oder gekauft (am besten zuckerfrei) hast du mit Apfelmus ein saftig-süßes Bindemittel für Kuchen und Quiches. Bei herzhaften Speisen funktioniert alternativ auch Kürbispüree. Wer mehr Luftigkeit will, mischt Backpulver unter.

Backpulver: Backpulver mit Mineralwasser mixen – wer es etwas schwerer braucht, nimmt noch zwei Esslöffel Mehl und einen guten Schuss Pflanzenöl dazu. Probiere es mal.

Banane: Wenn du eine Banane mit der Gabel zerdrückst, zieht sie wunderbare Matschfäden und die sind perfekt für eine satte Bindung in euren Rezepten. Denke an den Eigengeschmack.

Kichererbsenmehl: Eine wunderbare pflanzliche Alternative zu Eiern, wenn man es mit (Mineral) Wasser anmischt und kurz aufquellen lässt. Gilt auch für Sojamehl.

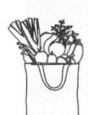

Leinsamenschrot: Geschroteter Leinsamen mit der doppelten Menge Wasser vermischt, ergibt eine Art pflanzlichen Pudding, der wunderbar bindet und problemlos das Ei beim Backen ersetzt.

Seidentofu: Drei Esslöffel Seidentofu können wunderbar in süße und deftige Speisen integriert werden und bringen eine gute Bindefähigkeit, zum Beispiel für Käse- oder Pfannkuchen und als dicke Soße im Auflauf.

Ohne alles: In den meisten Fällen kannst du sowohl das Ei als auch den Ersatz einfach weglassen, ohne dass der Teig oder Auflauf komplett zusammenfallen. Sei mutig.

3.3 FETTE UND ÖLE

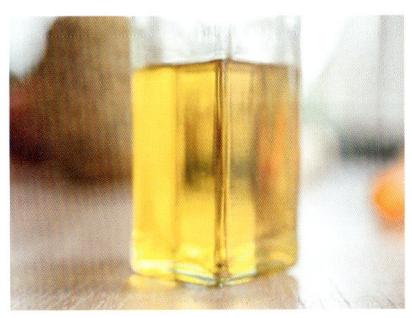

Fette sind essenzielle Lieferanten für Fettsäuren, Energie und bringen Vitamine sowie Aroma mit sich. Aus meinen Food Coachings und den vielen Ernährungsplänen weiß ich, dass Fette oft als lästiges Übel oder Dickmacher empfunden werden oder als Mittel zum Zweck, um zum Beispiel Kartoffeln anzubraten oder eine Salatsauce zu machen. Gerne wird Fett sparsam verwendet, das dann allerdings meist recht wahllos. Im Vorrats- oder Kühlschrank stehen gerne Butter und Sonnenblumenöl bereit, damit wird gebraten, begossen und gebacken. Allerdings ist nicht jedes Öl zum Erhitzen oder Braten geeignet. Die bunte Auswahl der vielen verschiedenen Fette und Öle wird nur selten genutzt – dabei bieten Öle aus Walnuss, Kürbiskern, Hanf, Traubenkern, Lein, Oliven und Avocado tolle Geschmacksvarianz und viele gute Inhaltsstoffe. Auch gehärtete Fette wie Kokosöl und Butter oder Margarine haben ihre Vorzüge.

3.3.1 BACKEN UND BRATEN[617]

Sobald hohe Temperaturen wie beim Backen und Braten gebraucht werden, solltest du dir gut überlegen, welches Öl oder Fett du nutzt. Feste Fette wie Butter, Butterschmalz oder Ghee, Margarine und Kokosöl eignen sich am ehesten für scharfes Anbraten. Auch Sonnenblumen-, Distel-, Maiskeim- und Sojaöl können in der Pfanne und im Ofen verwendet werden, wenn wir dabei nicht vergessen, dass diese ein ungünstiges Omega-3-zu-Omega-6-Verhältnis und viele gesättigte Fettsäuren haben – je mehr gesättigte Fettsäuren, desto hitzebeständiger ist ein Öl allerdings. Häufig liest man zudem von raffinierten Bratölen oder High-Oleic-Ölen – die sind aber hergestellt aus speziell gezüchteten Ölsaaten und stark industriell verarbeitet, werden entschleimt, entsäuert und gebleicht[618]. Daher sollten sie eher selten genutzt werden.

Raps- und Olivenöle sind bei einer geringen Schmorr-/Brattemperatur durchaus geeignet, besser verwendet man sie aber nur lauwarm oder kalt. Dafür brät man in einer beschichteten Pfanne ohne Öl und gibt sie erst am Ende dazu. Das kannst du auch beim Backen von Ofengemüse so machen.

Insgesamt sollte man nie zu heiß anbraten und es sollte kein Rauch entstehen. Das passiert unter anderem, wenn in kalt gepressten Ölen noch Wasser aus den Ölfrüchten und Fruchtstücke enthalten und wenn viele ungesättigte Fettsäuren enthalten sind. Je nach Hitzebeständigkeit der Fettsäuren können unter anderem Transfettsäuren entstehen und diese gelten als gesundheitsgefährdend[619]. Auch von mehrmaligem Erhitzen aller Fette und Öle rät die Deutsche Gesellschaft für Ernährung ab.

Pflanzliche, kalt gepresste Öle solltest du am besten kalt verwenden, kalt und dunkel lagern und zeitnah aufbrauchen. So bleiben die guten Inhaltsstoffe und die Aromen enthalten. Ein gutes Omega-3- zu Omega-6-Verhältnis haben Lein- und Rapsöl. Ein ungünstiges Verhältnis haben zum Beispiel Sonnenblumen- und Distelöl[620].

Bringt wieder mehr Abwechslung in Sachen Öle und Fette, probiert verschiedene Sorten und lasst es auch ruhig einmal ein bisschen mehr sein. Hilfreiche Informationen zu diesem Thema gibt es bei der Verbraucherzentrale, dem Max-Rubner-Institut und beim Bundeszentrum für Ernährung[621].

Als Faustregel gilt: feste Fette für das Braten, flüssige Öle für kalte Speisen. Die Vielfalt auskosten und mehr variieren. Wenn du gesund leben möchtest, beschäftige dich mit dem Thema, recherchiere, lies und probiere aus. Die Welt der Öle und Fette ist reichhaltig und sehr lecker.

3.3.2 FETTHALTIGE LEBENSMITTEL

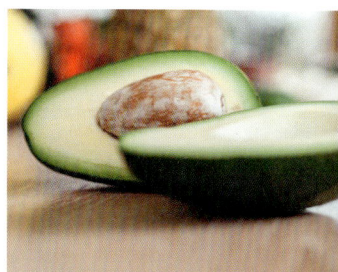

Neben den direkten Ölen und Fetten gibt es natürlich auch viele Lebensmittel, die von Natur aus fetthaltig sind, wie zum Beispiel zahlreiche Nüsse und Samen, Avocado, einige Fischarten oder zum Beispiel Vollmilch. Auch verarbeitete Produkte wie Chips, Saucen, Fertigprodukte, Wurst- und Fleischwaren und auch Schokoladenprodukte enthalten viele Fette.

Weil sie aber nicht sofort so direkt erkennbar sind, wie zum Beispiel bei in Öl eingelegten Tomaten oder eine vor Öl triefenden Pizza, nennt man sie gerne auch versteckte Fette[622].

Immer wieder werden Fette verteufelt und fettarme Nahrungsmittel hoch in den Himmel gelobt. Die empfohlene Verzehrmenge legt die Deutsche Gesellschaft für Ernährung wie folgt fest: „Seitens sportmedizinischer Fachgesellschaften besteht (...) Konsens darüber, dass der Fettverzehr besonders im Ausdauersport 30 Energieprozent (En%) nicht über- und 20 (En%) nicht unterschreiten sollte[623]".

Dabei sind vor allem die Qualität und die Mischung wichtig – so wie bei den anderen zwei Makronährstoffen auch. Öle und Fette aus natürlichen Quellen sind auf jeden Fall prima Geschmacksträger, Energielieferanten, Sattmacher, überaus köstliche und unentbehrlich für einen funktionierenden Fettstoffwechsel[624].

Wir können Fette und Öle einteilen in gesättigte und ungesättigte Fette sowie tierische und pflanzliche Fette[625]. Aktuell sind Omega-3-Fettsäuren in aller Munde, es gibt spezielle Omega-3-Öle, Kapseln als Nahrungsergänzung und zig andere Produkte, die mit Omega-3-Fettsäuren beworben werden.

Aber was hat es damit auf sich?

3.3.3 DER OMEGA-3-HYPE

Es gibt rund 300 verschiedene Fettsäuren, aus denen die verschiedenen Fette bestehen[626]. Eine davon ist die Omega-3-Säure, eine andere die Omega-6-Fettsäure. Beide sind essenziell und sollten in einem bestimmten Verhältnis im Körper vorhanden sein. „Noch vor 50-100 Jahren bot die durchschnittliche Ernährung die gesunde Balance von ‚Omega-6/Omega-3' von etwa 3:1[627]", schreibt Chemiker Professor Doktor Siegfried Hünig der Universität Würzburg.

Da wir heute ernährungsbedingt aber eher omega-6-lastige und industriell verarbeitete Nahrungsmittel zu uns nehmen, stimmt das Verhältnis häufig nicht mehr. „In der heutigen westlichen Welt liegt das reale Verhältnis im Durchschnitt bei 20:1 von Omega-6- zu Omega-3-Fettsäuren. Folgt man den Empfehlungen der deutschen Gesellschaft für Ernährung, sollte es bei unter 5:1 liegen. Um dies zu erreichen, sollten Sie mit Rapsöl, Leinöl und Hanföl kochen und auf Distel- und Sonnenblumenöl verzichten[628]."

Die EFSA schreibt dazu: „Eine tägliche Aufnahme von 250 Milligramm langkettigen Omega-3-Fettsäuren durch Erwachsene könnte das Risiko für Herzkrankheiten senken[629]."

Nun ist die eine Möglichkeit, Omega-6-Riesen wie Fleisch, Wurst und verarbeitete Produkte zu reduzieren und zu natürlichen Omega-3-Quellen wie Raps- und Leinöl, Algen, Walnüssen, Lein- und Chiasamen zu greifen[630]. Die zweite Möglichkeit ist, so weiterzumachen wie bisher und einfach teure Omega-3-Produkte in Kapselform zu kaufen[631].

Diese stammen für Europa zum Teil aus den Händen von Unilever, Herbalife und Nestlé[632], sind aber bei einer gesunden und ausgewogenen Ernährung nicht nötig und können sogar Nebenwirkungen haben, so die Seite *klartext-nahrungsergaenzung.de* der Verbraucherzentralen: „Die Deutsche Gesellschaft für Ernährung hält daher 0,5 Prozent Omega-3-Fettsäuren (ALA) bezogen auf die täglichen Kalorien für angemessen. Das entspricht bei einem Erwachsenen (2.400 Kilokalorien) etwa 1,3 Gramm ALA, enthalten in einem Esslöffel Rapsöl[633]."

Es gibt auch ausgewiesene Omega-3-Öle, die oft ein Gemisch aus verschiedenen Ölen sind, zum Teil Aromen von Blutorange, Zitrone, Rosmarin oder Lavendel enthalten und mit gesund anmutenden Labels auf der Frontseite ein gutes Gefühl vermitteln wollen. Hinzu kommen Werbeversprechen wie „100 Milliliter Algenöl – mehr Omega-3-Fettsäuren als 60 Kilo Fisch" zu einem Preis von 29,99 Euro pro Flasche.

Es gibt natürlich auch entsprechende Gesetze, die gewisse Begriffe und Beschreibungen in Sachen Omega-3-Fettsäuren vorgeben, aber die sind wie so oft nicht selten in gewissem Maße Auslegungssache. Die Industrie hat auf jeden Fall allen Grund zur Freude, denn der Hype funktioniert, wenn man verschiedensten Marktforschungsinstituten trauen darf[634].

Laut *GfK Consumer Panel*[635] ergibt sich folgendes Bild: „Die Omega-3-Produkte innerhalb der Nahrungsergänzungsmittel erreichen zwischen Januar bis Mai 2023 vs. Vorjahresperiode einen Anstieg der Käuferreichweite um 11,1 Prozent. Es haben deutlich mehr Haushalte im Regal zu den Omega-3-Produkten gegriffen als noch in den Monaten zwischen Januar bis

Mai 2022. Während zwar der Umsatz um 3,5 Prozent gesunken ist, kann das Segment in der Menge um 4,9 Prozent wachsen. Im Hinblick auf die Entwicklung der letzten Jahre lässt sich erkennen, dass das Jahr 2022 im Vergleich zu der Zeit vor Corona im Jahr 2019 deutlich an Menge und Umsatz wachsen konnte."

Ob nun durch zusätzliche Öle oder Kapseln oder durch verarbeitete Lebensmittel – Fakt ist, dass wir insgesamt zu viele gesundheitlich ungünstige Fette essen[636]. Gepaart mit zu vielen leeren Kohlenhydraten und zu wenig Bewegung kommt dabei raus, dass wir langsam, aber stetig Fett einlagern und zunehmen[637]. Und diese Pfunde wieder loszuwerden, ist meist harte Arbeit – fettreduzierte Produkte sind dabei allerdings selten die Lösung.

Es gibt eine spannende Rechnung, die zeigt, wie viel überschüssige Energie wir zum Teil mit uns rumtragen: Ein Gramm reines Nahrungsfett liefert neun Kalorien[638]. Ein Gramm Körperfett wird allerdings mit rund sieben Kilokalorien berechnet, weil es nicht nur aus Fetten besteht, sodass ein Kilogramm Körperfett etwa 7.000 Kalorien freigeben kann[639]. Wenn wir nun fünf Kilo Körperfett abbauen wollen, müssen wir rund 35.000 Kalorien verbrennen – das entspricht gut 15 Marathons oder 12 Tagen Fasten.

> ➔ 1 Gramm Körperfett = 7 Kilokalorien ➔ 1 Kilogramm Körperfett = 7.000 Kilokalorien
>
> ➔ 5 Kilogramm Körperfettabbau = 5 x 7.000 Kilokalorien = 35.000 Kilokalorien

Für gesündere Ernährungsgewohnheiten sollten wir unseren Fettkonsum genauer betrachten, dabei ein Augenmerk auf die Qualität und natürliche Fettquellen legen. Fette durch die Bank weg zu verteufeln oder als reine Dickmacher abzutun, ist weit gefehlt. Unser Körper braucht Fette und kann sie in äußerst gesunder und schmackhafter Form bekommen. Wer Gewicht verlieren möchte, muss und sollte dabei nicht auf natürliche Fette verzichten. Mehr dazu im Online-Coaching.

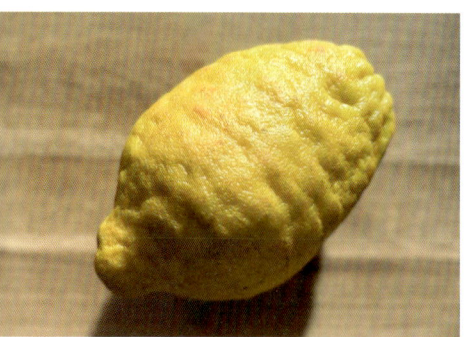

3.4 MIKRONÄHRSTOFFE

Das Thema Mikronährstoffe umfasst alle Vitamine und Mineralstoffe. Allerdings könnte man dazu ein ganz eigenes Buch schreiben – wie zu allen anderen Kapiteln auch. Deshalb halte ich mich hier bewusst kurz und gebe dir nur ein paar Fakten und Faustregeln an die Hand.

3.4.1 VITAMINE

Im Wort *Vitamin* steckt der Begriff *Vita* für *Leben* – und das nicht ohne Grund. Vitamine sind keine Energieträger, aber Lieferanten für lebensnotwendige organische Stoffe, die verschiedenste Funktionen in unserem Körper übernehmen.

Gesunde Menschen, die sich ausgewogen und vollwertig ernähren, können alle nötigen Vitamine über die natürliche Nahrung aufnehmen. Dabei brauchen die fettlöslichen Vitamine A, D, E und K eine gewisse Menge Fett für die Aufnahme im Körper. Bei Mangelerscheinungen, in bestimmten Bevölkerungsgruppen und je nach Alter, Arbeit und zum Beispiel sportlicher Aktivität sind Ergänzungen unter medizinischer Aufsicht möglich.

Eine zusätzliche Vitamineinnahme durch Pulver, Pillen oder andere Nahrungsergänzungsmittel ist in der Regel nicht nötig und auch nicht empfehlenswert. Wenn du deine Ernährung weg von industriell verarbeiteten Produkten hin zu natürlichen Lebensmitteln veränderst, sollte deine Versorgung gegeben sein – im Zweifel konsultierst du deinen Arzt.

3.4.2 MINERALSTOFFE

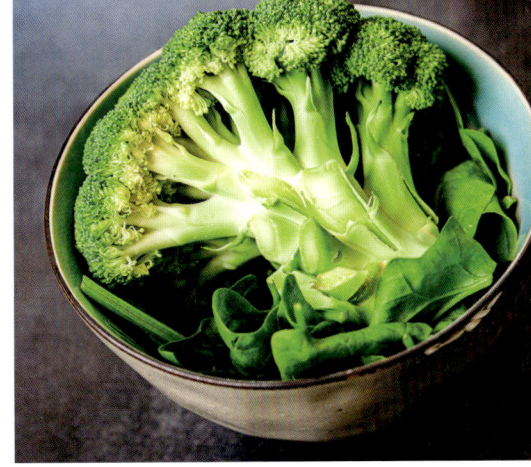

Mineralstoffe sind anorganische Nahrungsbestandteile, die in pflanzlichen und tierischen Lebensmitteln vorkommen und unter anderem eine große Rolle im Elektrolyt- und Wasserhaushalt spielen, für das Immunsystem sowie für den Aufbau und die Funktion von Knochen, Muskeln und Zähnen unverzichtbar sind. Dazu zählen unter anderem Kalzium, Kalium, Magnesium, Natrium und Phosphor sowie die Spurenelemente Eisen, Jod, Zink, Selen, Kupfer.

„Sie werden für den Sehvorgang und das Nervensystem gebraucht und sind auch an der Blutgerinnung und an Prozessen der Fortpflanzung, Zellteilung und Zelldifferenzierung beteiligt", so das Bundesinstitut für Risikobewertung[640]. „In Deutschland sind Unterversorgungen mit Mineralstoffen bei gesunden Menschen mit einer abwechslungsreichen Ernährungsweise sehr selten."

Gerade bei einer rein pflanzlichen Ernährung gibt es zwar einige Nährstoffe[641], die ergänzt werden müssen. Durch buntes, abwechslungsreiches, vollwertiges und gut kombiniertes Essen können aber die meisten Mineralstoffe ausreichend und ganz natürlich aufgenommen werden. Und wir dürfen nicht vergessen, dass ein „Allesesser" mit einer ungesunden Ernährungsweise aus Fast Food und Süßigkeiten ebenso eine Unterversorgung aufweisen kann, wie ein Veganer, der nur Pommes oder Karotten isst.

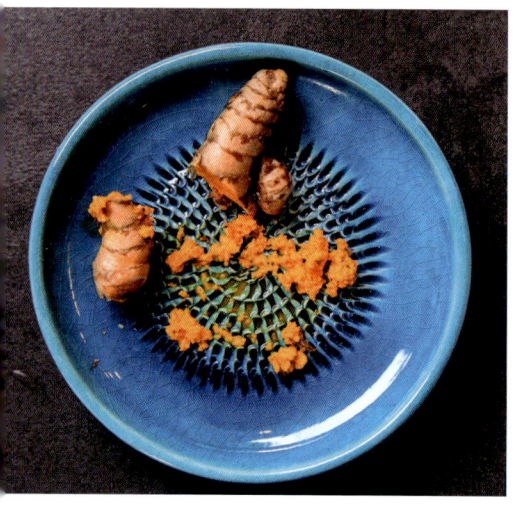

3.4.3 SEKUNDÄRE PFLANZENSTOFFE

Sekundäre Pflanzenstoffe sind die unverkennbaren Farb-, Duft- und Geschmacksstoffe in unserem Obst und Gemüse, in Kräutern, Hülsenfrüchten und Getreide. Wenn wir eine Tomatenpflanze oder Basilikum berühren, strömen uns schon intensive Gerüche entgegen. Erdbeeren und Rote Beete machen ordentliche Flecken auf unsere Kleidung und die Farben sind ein toller Hingucker auf unseren Tellern.

„Vermutlich gibt es bis zu 100.000 sekundäre Pflanzenstoffe, rund 10.000 davon kommen in unseren pflanzlichen Lebensmitteln vor", so die Verbraucherzentrale[642]. Sie sollen unter anderem antioxidativ, entzündungshemmend und blutdrucksenkend wirken – so richtig klar sind ihre Funktionen und Wirkweisen zwar bis heute nicht, aber es gilt als sicher, dass sich diese positiven Wirkungen auf natürliche Lebensmittel beziehen und nicht auf isolierte Stoffe oder Extrakte.

Auch hier gilt also: Greife zu frischen Früchten, zu Grünzeug und allem, was Farbe und verschiedene Formen hat – statt zu einheitlichen Pillen und industriell hergestellten Pulvern. Nichts kann eine natürliche Ernährung ersetzen.

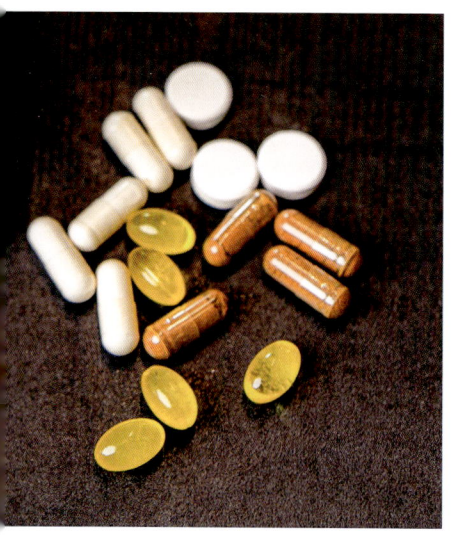

3.4.4 NAHRUNGSERGÄNZUNGSMITTEL

In Deutschland werden Nahrungsergänzungsmittel konsumiert, als wären es Bonbons: Vitamin C, Vitamin D, Magnesium, Eisen oder Mischungen aus verschiedenen Mikronährstoffen. Wenn die Verpackung ansprechend gestaltet ist, der Inhalt einen gesunden Eindruck vermittelt und das Produkt auf dem Markt ist, kann ja nichts daran schlecht sein. Oder?[643]

Das Bundesinstitut für Risikobewertung schreibt: „Ob Tabletten, Kapseln oder Flüssigkeiten – der Markt für Vitamine in Form von Nahrungsergänzungsmitteln wächst stetig[644]." Im Jahr 2023 gaben rund 60 Prozent der befragten Deutschen an, in den letzten 12 Monaten Vitamine als Nahrungsergänzungsmittel eingenommen zu haben – gefolgt von Mineralstoffen, Proteinen und Ölen[645].

Das Problem: Nahrungsergänzungsmittel durchlaufen kein behördliches Zulassungsverfahren. Für die Sicherheit und Wirksamkeit sind die Hersteller verantwortlich[646]. Jeder kann so ein Mittel mit einem einfachen Online-Meldeverfahren auf den Markt bringen[647] – nötig sind lediglich Angaben zum Namen des Produkts, zur Geschmacksrichtung und ein Upload des Etiketts.

Das Feld, in dem man versichern soll, dass das Produkt vorher noch nicht im Umlauf war, ist optional. Und auch die Zutatenliste, Rezeptur, Verzehrempfehlung und Angaben zu den Inhaltsstoffen, bezogen auf die maximalen Tagesverzehrsempfehlungen, sind freiwillige Angaben.

Leider achten viele Verbraucher nicht auf die Dosierung und konsumieren die NEMs nach eigenem Ermessen. Laut BfR heißt es: „Nahrungsergänzungsmittel sind für gesunde Personen, die sich normal ernähren, in der Regel überflüssig. (...) Auf der anderen Seite kann eine einseitige, unausgewogene Ernährungsweise nicht durch Einnahme von Nahrungsergänzungsmitteln ausgeglichen werden."

Mein Rat ist, nicht eine ungesunde Ernährung mit Nahrungsergänzungsmitteln zu ergänzen, sondern auf eine gesunde Ernährung umzustellen. Auch Sportler greifen gerne zu NEMs, oft ebenso aus Lust und Laune, vermeintlichem Bedarf und dann mal eine Weile täglich, dann wieder gar nicht. Allerdings wissen die meisten – ob Sportler oder nicht – selten, was wirklich drin steckt.

Nahrungsergänzungsmittel können Süß- und Füllstoffe, Überzugsmittel und industriell hoch verarbeitete Vitamine und Mineralstoffe in Pulverform enthalten – mit natürlichen Nährstoffen hat das nichts mehr zu tun. Im Falle einer Erkrankung oder eines erwiesenen Mangels kann ein Arzt gezielt Empfehlungen aussprechen, aber NEMs unüberlegt einzuwerfen, ist keine gute Idee. Bei einer Überdosierung und Überversorgung kann es laut Bundesregierung auch zu negativen Folgen für die Gesundheit kommen.

IS(S) GUT JETZT!

Auch nicht zu vergessen ist, dass es im Internet einen großen Handel mit Nahrungsergänzungsmitteln gibt. Teilweise kommen sie aus Nicht-EU-Ländern, in denen dortige national Vorschriften gelten können und somit Zutaten enthalten sein können, die bei uns anderen Bewertungen unterliegen.

„Im Onlinehandel stellen nicht zulassung pflichtige Nahrungsergänzungs mittel ein hohes Risiko dar. Demnach gelten NEM(s) (...) als 'die wohl problematischste Produktgruppe im Internet' sowie als potenzielle Gesundheitsgefahr und Herausforderung für Public Health. Häufige Probleme sind (...) die Konzentration und Zusammensetzung zum Teil mit pharmakologischen, nicht zugelassenen oder gesundheitsgefährdenden Inhaltsstoffen (...) sowie einer fehlerhaften Kennzeichnung[648]."

Bei bestimmten Ernährungsweisen wie zum Beispiel rein pflanzlicher Ernährung oder in Lebensphasen wie einer Schwangerschaft oder in bestimmten Altersgruppen gibt es auch Nahrungsergänzungsmittel, die sinnvoll oder teilweise unbedingt nötig sind, so zum Beispiel Vitamin B12 und zum Teil Selen bei Veganern oder Folsäure bei Schwangeren[649].

Aber auch hier gilt: erkundigen, mit Fachleuten sprechen und nicht einfach ohne Plan Pillen, Pulver oder sonstige Sachen essen und trinken, die im Zweifel nur Geld fressen und nichts nützen – oder schädlich sein können.

Ich möchte dich mit dem Buch wieder für das sensibilisieren, was du zu dir nimmst – und das sollte immer mit bestem Wissen und Gewissen passieren. NEMs steht also stellvertretend durchaus auch für Nicht-Einfach-Nehmen.

UNSER ESSEN: ENERGIELIEFERANT UND GEMEINSCHAFTSGUT

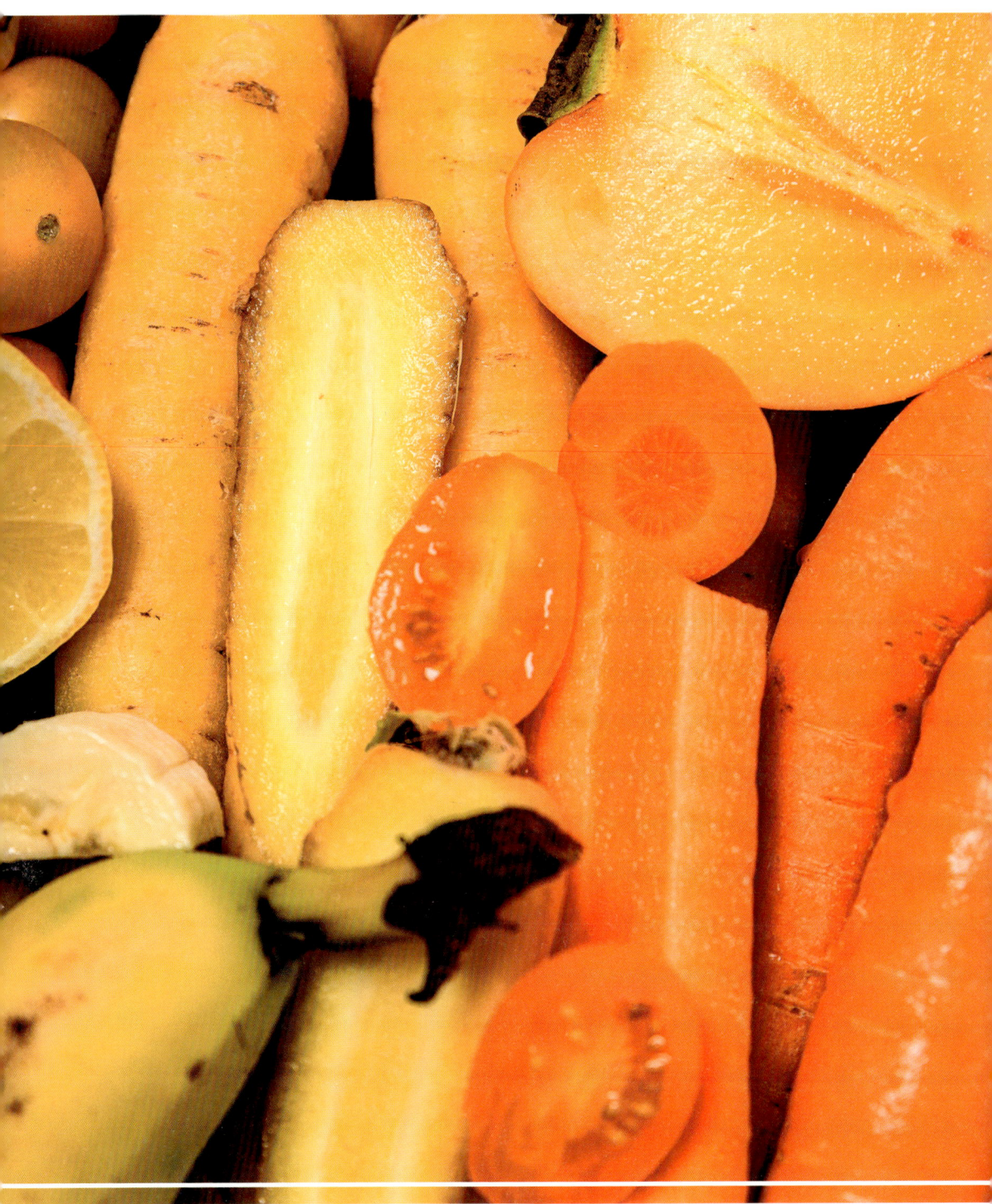

IS(S) GUT JETZT!

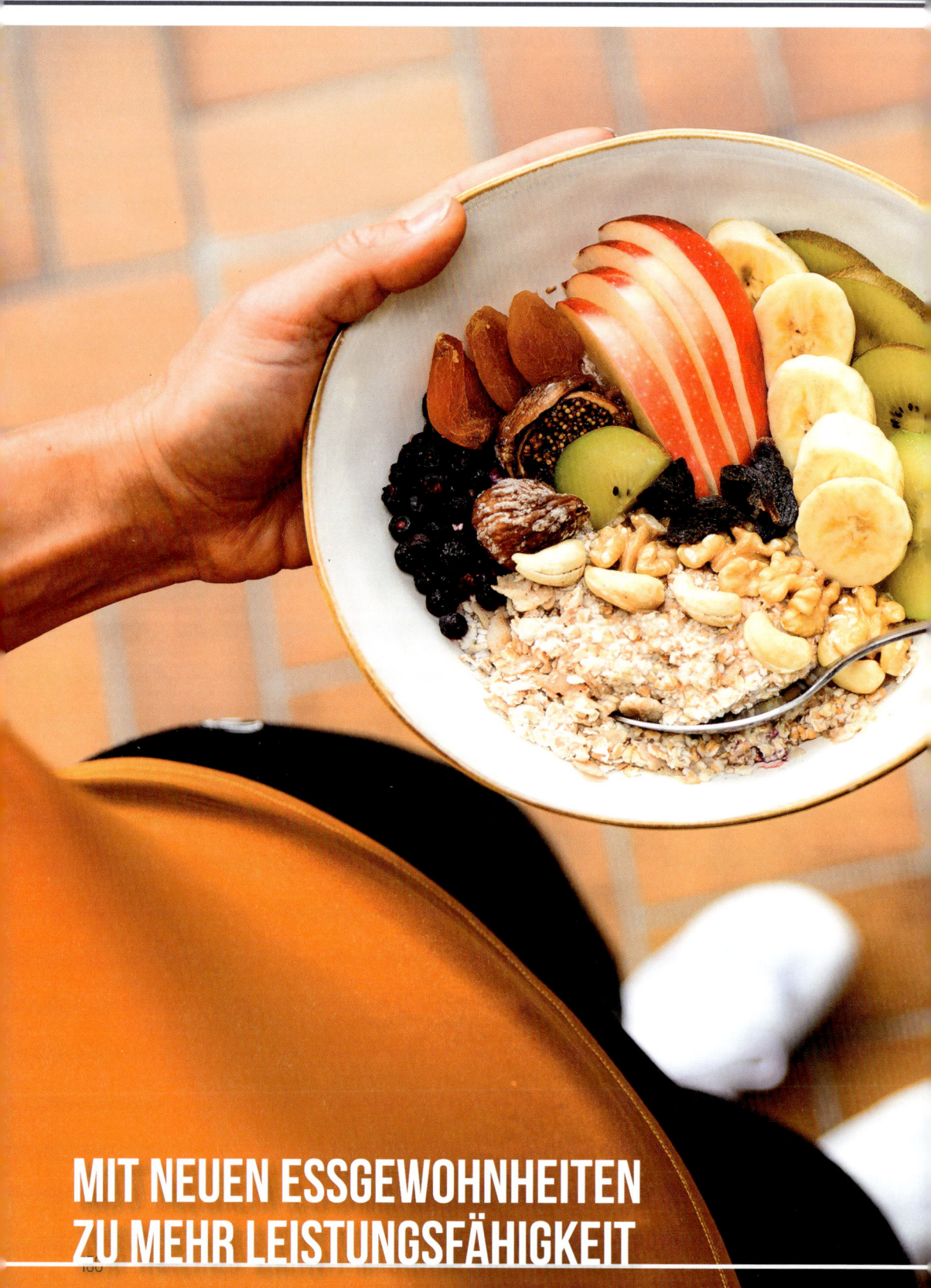

MIT NEUEN ESSGEWOHNHEITEN
ZU MEHR LEISTUNGSFÄHIGKEIT

MIT NEUEN ESSGEWOHNHEITEN ZU MEHR LEISTUNGSFÄHIGKEIT

KAPITEL 4

4.1 DEINE GEWOHNHEITEN, DEINE UMSTELLUNG, DEIN COACHING

Du hast bis zu diesem Kapitel schon viel gelesen – hartes Brot, um es mal im Food-Jargon zu sagen. Vielleicht ist dir an der einen oder anderen Stelle auch der Appetit vergangen. Aber das Wissen, das du dir so angeeignet hast, ist die einzige, funktionierende Basis für eine dauerhafte und sinnvolle Ernährungsumstellung.

In meinen Food Coachings schreibe ich niemals reine Ernährungspläne. Denn einfach nachkochen und nach zwei Monaten nicht weiterwissen, ist keine Lösung. Bei mir gibt es auch keine verbotenen Lebensmittel. Weder Schokolade noch Nudeln oder Burger sind böse Übeltäter. Die Mischung macht es. Mein Ziel ist es, dir die nötige Starthilfe zu geben, den Rest kannst nur du alleine schaffen. Dafür braucht es zunächst einmal den Willen. Aber du bist ja hier und das ist der richtige Anfang.

Mache dir unbedingt noch einmal bewusst, dass Essen unser Kraftstoff ist. Ein Auto fährt auch nur kurz oder gar nicht mit dem falschen oder mit gepanschtem Sprit. Klar können wir auch mit Butterbroten und dem täglichen Stück Kuchen alt werden. Aber wenn wir immer nur essen, um satt zu werden, bleiben der Genuss, die Gesundheit und das gute Gewissen irgendwann garantiert auf der Strecke.

Deshalb denke immer daran: Iss, um deinem Körper das zu geben, was er braucht. Dazu gehört es auch, zu wissen, was er nicht braucht – und das haben wir in den ersten drei Kapiteln ja schon einmal geklärt.

Nun geht es zunächst um dich und viele Fragen, die ich an dich habe. Es geht um deine Ziele, deine Zeit, die du investieren kannst und darum, deine Gewohnheiten zu erkennen. Denn nur dann können wir diese Gewohnheiten einordnen:

Sind sie gut?

Können sie bleiben?

Oder wollen wir sie durch andere Gewohnheiten ersetzen?

Eine große Aufgabe, denn schließlich sind sie über Jahre oder Jahrzehnte entstanden und gewachsen. Sie haben sich regelrecht verselbstständigt und neue Gewohnheiten brauchen Zeit – viel Zeit –, um sich zu etablieren.

Deshalb: Nimm dir Zeit – für ein angeleitetes Reset mithilfe von 12 spannenden Aufgaben.

4.2 DEIN RESET

Die Art und Weise, wie wir essen, wurde uns zum Teil schon in die Wiege gelegt, gefolgt von einer mehr oder weniger bewussten Ernährungserziehung in unserer Kindheit.

Wie wurde zu Hause gekocht und gegessen?

Saßen alle gemeinsam am Tisch?

Gab es strenge Regeln oder wurde von der Hand in den Mund geknabbert, während man vor dem Fernseher rumturnte?

Auch die Schule und unsere Zeit danach – in Ausbildung, Studium und Job – haben uns geprägt.

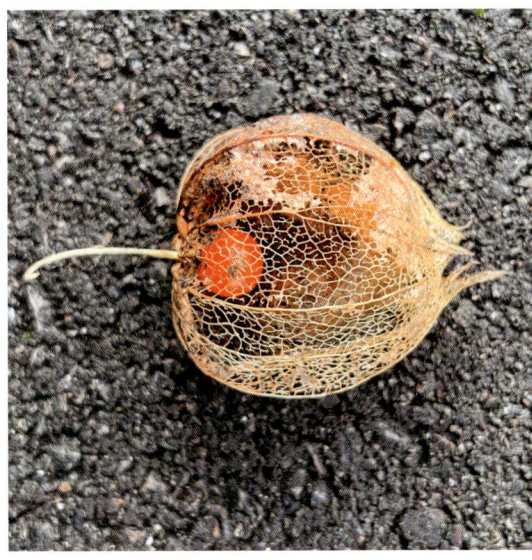

Was wir uns jahrelang angeeignet haben, lässt sich nicht einfach mal eben wieder abstellen – und wenn doch, dann ist es meist nicht von langer Dauer. Wir haben eine natürliche Ernährung häufig verlernt. Kennen weder wahren Hunger noch Durst, sind umzingelt von Essen und überladen von Werbung.

Aber wir können wieder lernen, auf unseren Bauch zu hören – mit ein wenig Geduld und Zeit, die wir investieren müssen. Wir brauchen den Willen und die richtigen Wegweiser. Den Willen hast du. Die Wegweiser findest du hier in diesem Buch.

4.3 GEWOHNHEITEN ERKENNEN, DURCHBRECHEN UND ERSETZEN

Ich möchte dir mit dem Buch helfen, deine Ernährungsgewohnheiten zu erkennen und sie neu zu sortieren. Den Resetknopf zu drücken. Zurück zum Start gehen. Denn mit Essen, das dir guttut und mit neuen Ernährungsgewohnheiten kannst du mühelos deine volle und sogar noch mehr Leistung erbringen – im Sport, im Job und im Alltag. Du kannst dich wohler fühlen, überflüssige Pfunde loswerden und eine neue Dimension von Gesundheit erfahren.

IS(S) GUT JETZT!

4.4 WIE FUNKTIONIERT SO EIN RESET?

SCHRITT 1

In Schritt 1 finden wir heraus, welcher Essenstyp du bist und was deine Ziele sind. Wir schauen, welche Gewohnheiten du hast und wie sich dein Ernährungsalltag gestaltet.

- » Wie gehst du einkaufen?
- » Was lagert alles in deinem Kühlschrank und im Vorratsraum?
- » Wie bereitest du dein Essen zu?
- » Wie isst du?
- » Und wann?
- » Wenn du gerade Hunger hast?
- » Wenn es gerade passt?
- » Wenn die anderen auch essen oder weil du gerade Stress oder Langeweile hast?
- » Welchen Stellenwert hat Essen in deinem Alltag und wie viel Zeit investierst du in deine Ernährung?

Du schreibst eine Woche lang ein Ernährungstagebuch und schaffst damit ein neues Bewusstsein für deine Art, dich zu ernähren. Die perfekte Basis für Schritt 2.

SCHRITT 2

In Schritt 2 startest du mit der ersten von 12 spannenden Aufgaben. Zunächst werfen wir ungewollte, unnütze und ungute Gewohnheiten über Bord und räumen auf – in deinem Kühlschrank, aber auch in deinem Kopf und Körper. Wir schaffen Platz für Neues und bereiten dich voller Motivation auf das vor, was danach kommt.

SCHRITT 3

In Schritt 3 schaffen wir eine Grundlage für neue Ernährungsgewohnheiten. Wir rütteln alles ein bisschen auf, rühren um und mit jedem Tag mehr kannst du die neu ausprobierten Dinge fester etablieren.

Zum Abschluss kommt das Krönchen – die Siegerehrung sozusagen. Du hast einmal alles auf links gedreht, dich hinterfragt und dir Gedanken gemacht, was dein Körper wirklich braucht. Du hast viel gelernt und kannst dir stolz auf die Schulter klopfen.

MIT NEUEN ESSGEWOHNHEITEN ZU MEHR LEISTUNGSFÄHIGKEIT

Essen ist ein Privileg und wir haben eine riesige Auswahl – aber nicht alles ist gut für uns und für die Umwelt. Jeder Cheat Day hat seine Berechtigung, solange natürliche Lebensmittel die Basis bilden.

Stelle dir vor, du baust ein Puzzle aus Essen – so wie auf dem Titelbild. Im wahren Leben besteht dies aus Abermillionen von mundgerechten Stücken: Äpfel, Brot, Käse, Kiwis, Chips, Pommes, Kartoffeln, Weingummi, Pizza, Bananen, Orangen, Kräutern und Co. Und du wirst es schon ahnen: Ein ungesundes Nahrungsmittel oder eine ungesunde Zutat alleine machen das Puzzle weder unansehnlich noch instabil. Aber ein Übermaß an industriell verarbeitetem Essen bringt das feine Konstrukt durchaus ins Wackeln. Du kannst jedoch immer gegensteuern und mit gesundem Essen ein stabiles und sehr schönes Puzzle bauen. Du alleine kannst für dich, deinen Körper und deine Gesundheit sorgen. Fange heute damit an.

» Denn wenn du es nicht machst, wer macht es dann?

Wenn du nicht bereit bist, eine Orange zu schälen, aber Gesundheit auf Knopfdruck willst, wird die Umstellung schwierig. Wenn du lieber Vitaminpillen futterst, als frisches Obst zu essen, stelle dir dein Inneres als riesige Verarbeitungshalle vor:

» Was würden all diese wunderbaren Maschinen wohl bevorzugen?
» Wozu ist der Körper gemacht?
» Was kann er leisten, wenn er den richtigen Kraftstoff bekommt?
» Und wie geht es dir wohl, wenn du plötzlich merkst, wie viel Energie du verspürst?
» Werde leistungsfähiger, glücklicher und verspüre ein schöneres Sättigungsgefühl. Bist du dabei?

4.5 DEINE VORBEREITUNG

Ab jetzt wird es gesund. Du hast viel vor und ich helfe dir, deine Ziele umzusetzen. Was du nun brauchst, ist ein unbändiger Wille und dieses Coaching. Damit helfe ich dir, Schritt für Schritt vorzugehen. Nimm dir so viel Zeit, wie du brauchst. Keiner hetzt dich.

Schnappe dir einen Stift und einen Extrazettel oder dein Handy. Wobei echtes Schreiben in diesem Fall sehr viel mehr Ich-Zeit bringt. Probier´s doch einfach mal wieder. Wir starten mit drei Fragen, die die Basis des Coachings bilden. Los geht es!

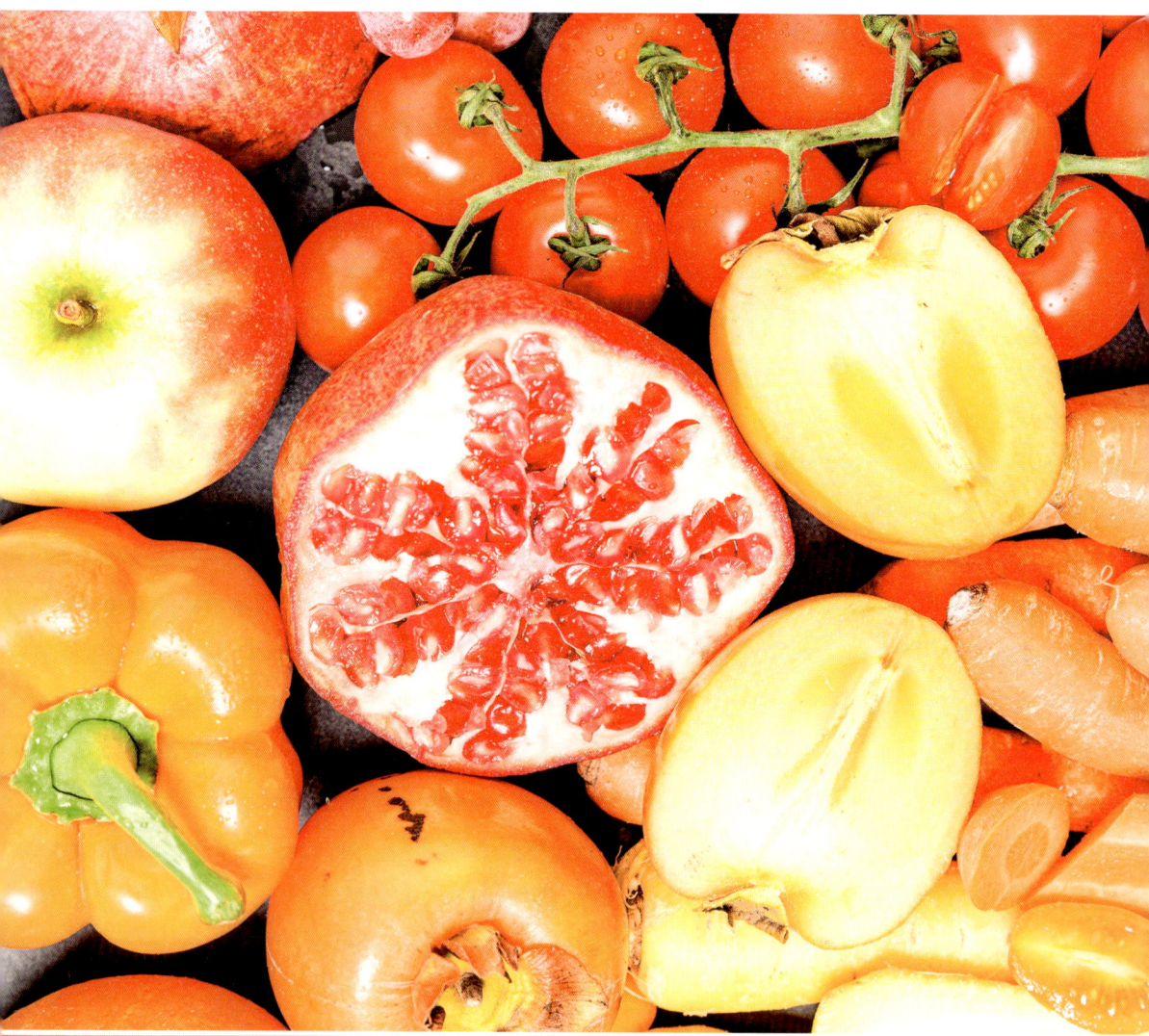

MIT NEUEN ESSGEWOHNHEITEN ZU MEHR LEISTUNGSFÄHIGKEIT

1. WER BIST DU?

Schreibe deinen Namen, Größe und Gewicht, auf, beschreibe dein Aussehen mit allem, was du magst und nicht so magst. Wenn es dir leichter fällt, kannst du dich auch malen oder ein Foto aufkleben. _____
_____
_____
_____
_____
_____
_____
_____
_____
_____
_____
_____
_____

Als was und wieviel arbeitest du? _____
_____

Wie geht es dir damit und welchen Einfluss hat dein Job auf dein Essverhalten? _____
_____

Was ist dein Lieblingsessen? _____

Welches Lebensmittel oder Gericht magst du am meisten? _____
_____

Welche Mahlzeit magst du am liebsten? _____

Frühstück? _____

Mittag- oder Abendessen? _____

Snacks?_____

Was ist dir beim Essen wichtig? _____
_____

Ob alleine zu Hause, im Job oder mit Freunden im Restaurant? _____

IS(S) GUT JETZT!

2. WAS SIND DEINE ZIELE?

Was möchtest du erreichen? _____

_____

Willst du fitter, schlanker oder leistungsstärker werden? _____

Möchtest du wieder mehr Bewusstsein für dein Essverhalten erlangen? _____

_____

Schreibe alles auf!

Notiere das heutige Datum und ergänze jederzeit ein paar Sätze, wenn du ein neues Ziel hinzunehmen möchtest.

Vielleicht setzt du dir Etappenziele oder ein Zieldatum.

Möchtest du zum Beispiel bis zum Jahresende etwas Bestimmtes erreichen? _____

_____

Möchtest du einfach voller Energie sein, mehr Leistung im Sport abrufen? _____

_____

Im Alltag nicht mehr so müde sein und endlich wieder etwas für dich tun? _____

_____

Wie kannst du diese Ziele mit Hilfe deiner Ernährung erreichen? _____

_____

Wann könntest du dir mehr Zeit für deine Einkäufe, das Zubereiten und Genießen deiner Mahlzeiten nehmen?

_____

Wo könntest du möglicherweise dafür Zeit gewinnen? _____

Sprich auch gerne mit deinem Partner oder deiner Partnerin, mit deiner Familie oder Freunden oder mache ein Planspiel. Alles, was dir hilft, ist gut.

Bist du eher jemand, der seine Woche durchplant, mit dem Handykalender arbeitet und digitale Einkaufszettel schreibt?

Oder bist du spontan und analog unterwegs?

Ist die Art und Weise, wie du deine Ernährung umsetzt, gut so, oder wäre es vielleicht an der Zeit, etwas zu ändern und als ein Ziel die Umstellung auf digitale Helfer aufzuschreiben?

Sei so konkret wie möglich in deinen Formulierungen und überlege dir, was du erreichen möchtest.

3. WIE IST DEIN IS(S)T-ZUSTAND? SCHREIBE EIN ERNÄHRUNGSTAGEBUCH!

Um deine Gewohnheiten zu erkennen, brauchen wir eine visuelle Grundlage. Das ist Schritt 1 im Reset-Programm. Wenn ich dich jetzt fragen würde, wie du so isst, würdest du vielleicht wie viele andere in meinen Coachings antworten: eigentlich recht gesund. Klar gibt´s hier und da auch einmal Ausnahmen, aber grundsätzlich esse ich gesund. Allerdings gehen Selbstwahrnehmung und Realität doch oft weit auseinander und deshalb arbeiten wir hier einfach mit harten Fakten.

Du hast verschiedenste Möglichkeiten, so ein Tagebuch anzulegen. Entweder zu schreibst alles auf einen Zettel oder in deine Handynotizen oder du legst dir eine Tabelle auf deinem Computer an. Aber du brauchst etwas Platz. Mache neun Spalten. Du kannst dein Essen und deine Getränke auch fotografieren oder später in dein Ernährungstagebuch übertragen. Am besten nutzt du unsere Vorlage und druckst sie siebenmal aus.

Blanko-Vorlage Ernährungstagebuch online zum Download:

IS(S) GUT JETZT!

MO (DI) MI DO FR SA SO	WIE VIEL UHR? WIE LANGE?	WAS?	ZUTATEN
MORGENS	06.30-06.45	KAFFEE SCHWARZ	
	07.45-07.16	WASSER	
	09.15-09.35	PORRIDGE	HAFERFLOCKEN
			HAFERMILCH
			APFEL
			BANANE
			NÜSSE
			MANDELMUS
MITTAGS	14.00-14.20	GEMÜSEMISCHUNG MIT REIS	
	14.20-14.30	STREUSELKUCHEN	
ABENDS	22.00-23.00	CHIPS	

ERNÄHRUNGSTAGEBUCH

NÄHRSTOFFE

MENGEN	WO? WIE? WIESO?	GEFÜHL? DABEI/DANACH	MAKROS KH, P, F*	MIKROS
3 EL/50G	HUNGER	SATT	85 40	B- VIT.
CA. 150 ML	AM TISCH,	ZUFRIEDEN	14	E, MAG,
1 X	MIT HANDY,	NOCH LUST AUF MEHR		KALIUM,
1 X	LANGSAM,			C-VIT,
1 HD.	MIT GENUSS,			CALCIUM,
1 EL	ABER ABLENKUNG			EISEN
		MÜDE		
	- MIT KOLLEGEN			
	IM GESPRÄCH			
	- SCHNELL GEGESSEN			

* KH = KOHLEHYDRATE
P = PROTEINE
F = FETTE

IS(S) GUT JETZT!

MO DI MI DO FR SA SO	WIE VIEL UHR? WIE LANGE?	WAS?	ZUTATEN

MORGENS

MITTAGS

ABENDS

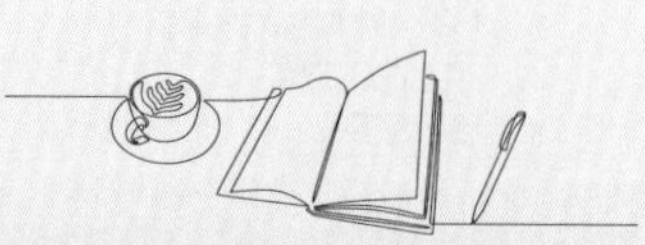

ERNÄHRUNGSTAGEBUCH

NÄHRSTOFFE

MENGEN	WO? WIE? WIESO?	GEFÜHL? DABEI/DANACH	MAKROS KH, P, F*	MIKROS

* KH = KOHLEHYDRATE
P = PROTEINE
F = FETTE

IS(S) GUT JETZT!

Sieben Tage lang wirst du alles notieren, was du isst und trinkst. Das ist ein guter Zeitraum, um sowohl eine reguläre Woche als auch das Wochenende abzudecken, um kleine Ausuferungen und den Standard abzubilden und vor allem, um alles einmal auf einen Blick zu sehen.

WICHTIG SIND DABEI FOLGENDE PUNKTE:

» Uhrzeit und Dauer deiner Mahlzeit – um die Abstände zwischen deinen Mahlzeiten zu sehen.
» Die ungefähre Menge deiner Mahlzeit. Bei einem belegten Brötchen und einer Pizza kann man die Menge durchaus abschätzen, aber bei einem Curry oder einem Müsli können die Portionsgrößen sehr unterschiedlich sein.
» Zutaten: Wenn du selbst kochst, schreibe alle einzelnen Zutaten auf, mit ungefährer Mengenangabe. Wenn du vorgefertigte Gerichte kaufst, schreib die wichtigsten Zutaten und Nährwerte mit auf: Hat dein Joghurt zugesetzten Zucker? Schaue dafür in die Zutatenliste und notiere alles, was dir wichtig erscheint.
» Lege ein besonderes Augenmerk auf deine Snacks und Zwischenmahlzeiten. Schreibe jeden Schluck Wasser, aber auch Säfte, Limos, Kaffees und Tees auf und vor allem, wie du sie trinkst: Mit Milch und Zucker? Süßstoff? Schwarz?
» Wie und wieso hast du gegessen? Schnell oder langsam? Vor Hunger oder Stress?
» Wie fühlst du dich beim und nach dem Essen? Zufrieden? Überfüllt? Noch immer hungrig? Arbeite mit Smileys oder einer gemalten Uhr für Stress. Entwickle hier am besten dein eigenes System – sodass es dir Spaß macht und auf einen Blick klarmacht, wie deine Mahlzeit war.

Nach der Bestandsaufnahme machst du zwei, drei Tage oder eine Woche Pause und setzt dich dann mit deinem Ernährungstagebuch hin. Nimm dir ein paar farbige Textmarker und markiere alle Mahlzeiten mit zugesetztem Zucker oder viel natürlichem Zucker rot, proteinreiche Mahlzeiten blau und Gemüsegerichte grün. Nimm dir einen zweiten Zettel dazu oder greife zu einem farbigen Stift, um nun mit einem Gesamtblick auf die Woche ein paar Notizen zu ergänzen:

Schreibe zu jeder Mahlzeit, zu jedem Snack und Getränk die ungefähren Nährwertangaben – also Kohlenhydrate, zugesetzten und natürlich vorkommenden Zucker sowie Ballaststoffe, Proteine und Fette. Dafür wirst du Zeit brauchen. Im Internet findest du Nährwertangaben zu gekauften Produkten und zu natürlichen Lebensmitteln. Stelle die Ergebnisse für deine Mahlzeiten grob zusammen und schaue für jeden Tag und die gesamte Woche auf deine verzehrten Mengen von Mikronährstoffen und auch grob auf deine Makronährstoffen.

Gleiche diese mit den nötigen, empfohlenen und maximalen Verzehrmengen aus Kapitel 3 ab. Du sollst dein eigener und treuester Food Coach werden und dafür brauchst du einen Überblick über deinen Is(s)t-Zustand und natürlich etwas Zeit. Nach und nach wirst du ein gutes Gefühl für das bekommen, was du so zu dir nimmst und wo es vielleicht Defizite oder Überschüsse gibt.

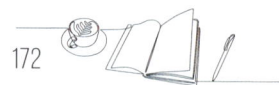

Versuche nun, auch Muster zu erkennen:

Wie lange sind deine Pausen zwischen den Mahlzeiten?

Male Pfeile in das Tagebuch, die die Abstände zeigen oder male ein dickes Ausrufezeichen daneben, wenn du von Mahlzeit zu Mahlzeit trudelst und dazwischen Snacks und Milchkaffees konsumierst.

Denn denke dran: Nur Wasser, ungesüßter Tee und schwarzer Kaffee gelten als Getränke. Alles andere zählt als Trinkmahlzeit und hat Auswirkungen auf den Blutzuckerspiegel.

GESCHAFFT! JETZT GEHT ES ANS EINGEMACHTE!

Du hast mittlerweile viel gelesen und die ersten Vorbereitungen für deinen Reset getroffen. Du hast also schon eine Menge Zeit in dich investiert – das ist wunderbar!

- » Bist du mit deiner bisherigen Ernährungsweise zufrieden oder gibt es Stellschrauben, an denen du drehen möchtest?
- » Was hat dich am meisten überrascht, als du dir dein Ernährungstagebuch nach sieben Tagen angeschaut hast?
- » Haben deine Ziele sich noch einmal verändert?
- » Und vor allem: Bist du bereit für alles, was jetzt kommt?

Ab jetzt erhältst du Aufgaben – 12 an der Zahl. Einige sind total simpel, andere sicher schwieriger umzusetzen. Einige liegen dir vielleicht nicht so sehr, andere dafür umso mehr.

Theoretisch lassen sie sich in 12 Tagen umsetzen, aber einen echten Lerneffekt bekommst du erst, wenn du dir mehr Zeit nimmst. Mein Rat ist deshalb, je eine Aufgabe pro Woche zu machen – und wenn du magst, sogar nur eine Aufgabe pro Monat. Dann hast du drei bis 12 Monate Zeit und Gelegenheit, um deine Gewohnheiten wirklich aufzudecken und neu zu entwickeln.

Das können kein Ernährungsplan und kein Coach – das kannst nur du selbst. Freue dich auf dein ganz persönliches Abenteuer.

IS(S) GUT JETZT!

4.6 DEINE 12 AUFGABEN

Ich freue mich, dass du hier bist. Jetzt kann es losgehen und du startest mit Schritt 2 im Reset-Programm. Auch hier gilt: Finde den Weg, der am besten zu dir passt.

Einigen hilft es, die Aufgaben auf kleine Klebezettel zu schreiben und gut sichtbar dort zu befestigen, wo man sie täglich sieht. Wenn es dir hilft, notiere deine Ergebnisse, schreibe weiter eine Art Tagebuch, wie es dir geht, was dir aufgefallen ist oder was du noch nicht verstehst. Das kann für Wörter gelten, die in der Zutatenliste stehen oder für Dinge, die du zukünftig nicht mehr kaufen willst. Erstelle dir damit einen Keinkaufszettel und fotografiere ihn ab, damit du im Supermarkt direkt darauf zugreifen kannst.

AUFGABE 1: VORRATS- UND KÜHLSCHRANK INSPIZIEREN UND AUFRÄUMEN

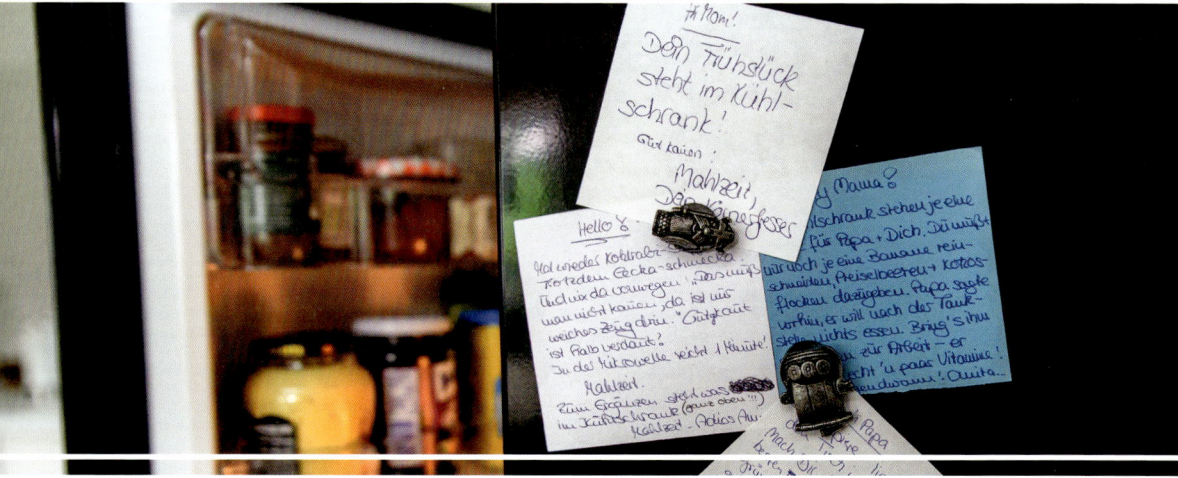

Wir kaufen häufig Dinge, die wir schon immer gekauft haben – meist ohne zu hinterfragen, warum oder was genau drin ist. Ebenso häufig sammeln wir Vorräte in Schränken an, die wir selten brauchen.

Nach drei Jahren sehen wir, dass das Glas Tomatensoße abgelaufen ist und werfen es weg. Gleiches gilt für das Gefrierfach – das ist gerne ein Friedhof für Frostware und verdient etwas mehr Aufmerksamkeit. Schaffe Platz in deinen Schränken und in deinem Kopf.

Nimm dir einen oder mehrere Tage Zeit und bearbeite einen Schrank nach dem anderen. Vorratsschrank, Kühlschrank, Gefrierschrank. Räume den ersten Schrank komplett leer, lege alles, was drin ist, in eine Kiste oder auf ein großes Tablett und nutze die Gelegenheit für einen kleinen Frühjahrsputz im Inneren des Schranks – symbolisch steht er ja möglicherweise für den Frühjahrsputz in deinem Kopf und Körper.

MIT NEUEN ESSGEWOHNHEITEN ZU MEHR LEISTUNGSFÄHIGKEIT

Bevor du jetzt alles, was draußen liegt, kopflos wieder einräumst, stelle dir eine Flasche Wasser bereit, mache es dir gemütlich, habe dein Handy in der Nähe und nimm dir jedes einzelne Nahrungsmittel, jede Dose und jede Packung vor. Fühle, rüttle, rieche und lies.

Schaue dir alles an, was vorne aufgedruckt ist und auch, was hinten steht. Befasse dich mit den Zutaten, den Nährwertangaben und lasse dein neu angelesenes Ernährungswissen Detektiv spielen.

- » Sind hier gute Zutaten verarbeitet?
- » Gibt es Zutaten, mit deren Namen du nichts anfangen kannst?
- » Sind möglicherweise Verarbeitungshilfsstoffe genutzt worden, die nicht aufgeführt werden müssen?
- » Wann und warum hast du dieses Produkt gekauft?
- » Schmeckt es dir wirklich?
- » Zu welchen Gelegenheiten bereitest du es zu?
- » Oder verkümmert es nur in einem Schrank?

Wichtig: Wenn du etwas nicht mehr essen möchtest, weil das Mindesthaltbarkeitsdatum überschritten wurde oder du keine Lust mehr auf ein Produkt hast, gib es an jemanden weiter, der sich noch darüber freut. Es gibt Vereine für Lebensmittelrettung und Tafeln, aber auch Freunde und Nachbarn essen diese Dinge vielleicht noch gerne.

Fülle trockene Produkte am besten in Gläser um – wie du weißt, können ungesunde Stoffe von Kunststoffverpackungen in das Essen übergehen. Je länger sie aufbewahrt werden, desto häufiger passiert es.

Wenn dein erster Schrank ausgeräumt, geputzt und neu sortiert eingeräumt ist, überlege dir, was du an Grundnahrungsmitteln wirklich auf Vorrat haben möchtest und entwickle ein System, wie du den Überblick behältst. Hilfreich kann eine Kreidetafel in der Küche sein, auf die du alles, was aufgebraucht ist, schreiben kannst. Handy geht natürlich auch.

Jeder ist individuell, manche kaufen nach dem Chaosprinzip ein, andere sind hoch organisiert. Du bist der Küchenchef und hast das Sagen. Überlege dir, wie es dir am liebsten ist und wie du es in Zukunft besser machst.

Gleiches gilt für deinen Kühlschrank und das Gefrierfach. Behandle dein Essen, als wäre es Gold in einem Tresor. Sei liebevoll und gutmütig. Sprich gerne auch mit Freunden, schaue in deren Kühlschränke oder recherchiere im Internet, wie andere es machen. Hole dir Inspiration und werde selbst kreativ.

Versuche dabei, Einwegmüll wie Alu- oder Frischhaltefolie zu vermeiden. Es gibt tolle, nachhaltige Aufbewahrungsboxen, Wachstücher, Backunterlagen und wiederverwendbare Deckel. Nutze die Gelegenheit und stelle deine Schränke und deine Gewohnheiten auf den Kopf. Einige neue Ideen werden sich festsetzen, andere wirst du wieder über Bord werfen. Und das ist vollkommen okay.

IS(S) GUT JETZT!

AUFGABE 2: ZUTATENLISTEN BEIM EINKAUF LESEN UND DIE WERBUNG AUSBLENDEN

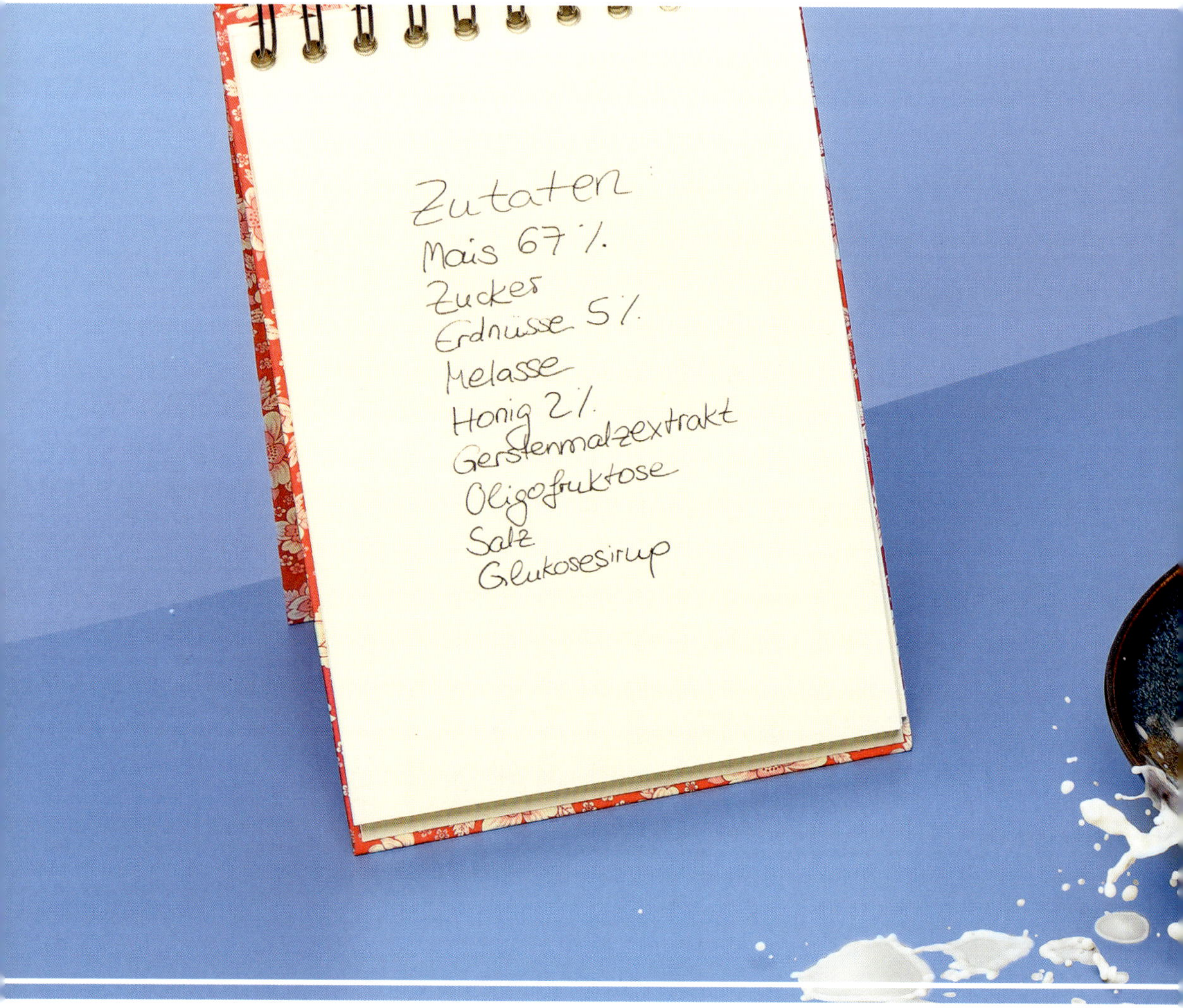

> Zutaten:
> Mais 67%
> Zucker
> Erdnüsse 5%
> Melasse
> Honig 2%
> Gerstenmalzextrakt
> Oligofruktose
> Salz
> Glukosesirup

Kennst du das?

Du eilst in den Supermarkt, greifst entweder nach dem, was dir gerade in die Hände fällt, ansprechend aussieht oder du legst halt das in den Einkaufswagen, was du immer in den Einkaufswagen legst. Wenn ich dich jetzt am Müsliregal abfange und frage: Was ist denn jetzt alles in deinem Wagen drin, dann wirst du vielleicht nur bedingt antworten können.

Deshalb lautet deine zweite Aufgabe: Mache alle deine Einkäufe ab sofort ganz bewusst. Lasse dir Zeit, lies von allem, was du anfasst, die Zutatenliste. Schaue dir die Frontseite genau an:

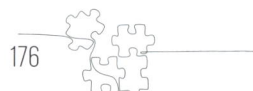

MIT NEUEN ESSGEWOHNHEITEN ZU MEHR LEISTUNGSFÄHIGKEIT

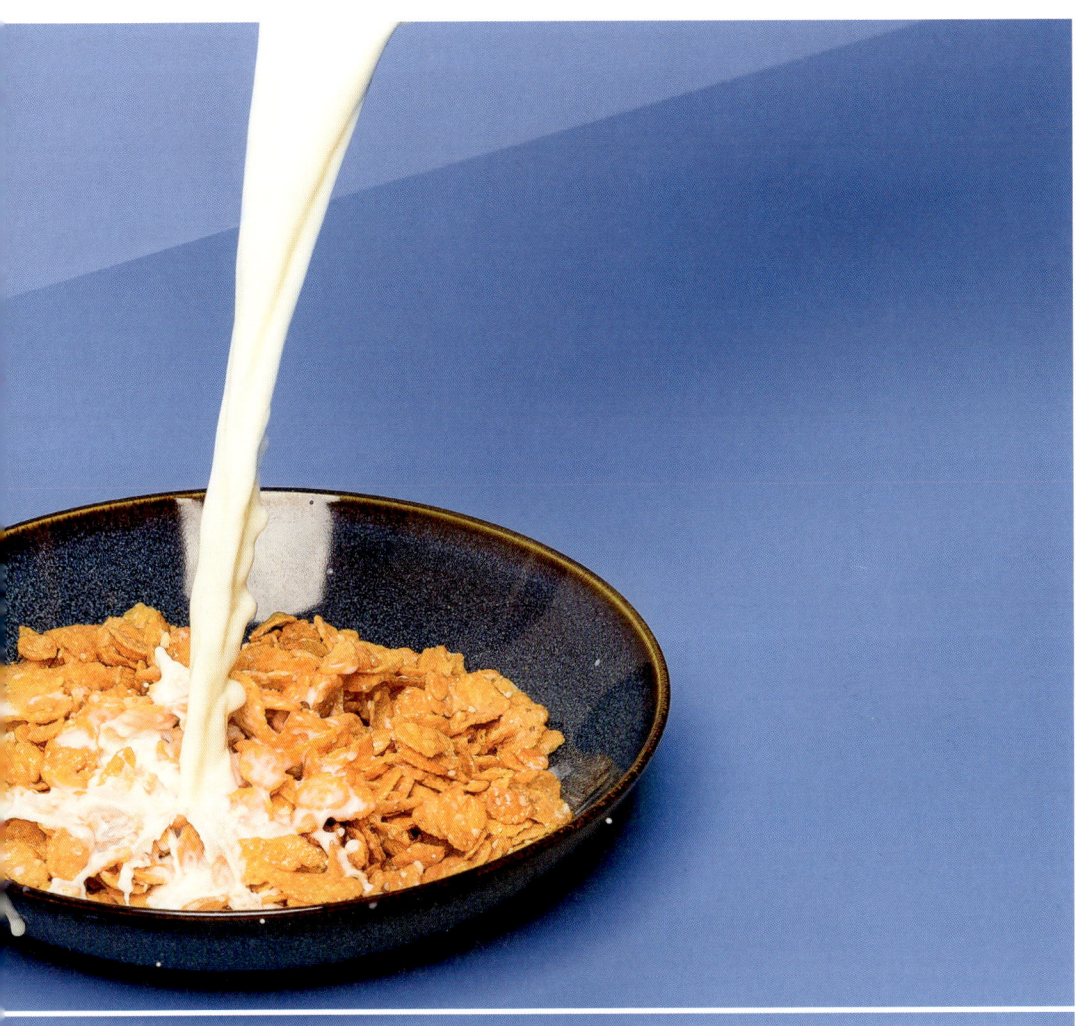

Womit wird geworben?

Und stimmt das mit dem überein, was wirklich drin ist?

Es gibt tolle Apps, die dir helfen können, Produkte auf einen Schlag besser einordnen zu können – zum Beispiel die *kostenlosen Apps Yuka* oder *Open Food Facts*. Auch die Seite *slowpedia.de* hilft.

IS(S) GUT JETZT!

AUFGABE 3: NEUE SUPERMÄRKTE ERKUNDEN

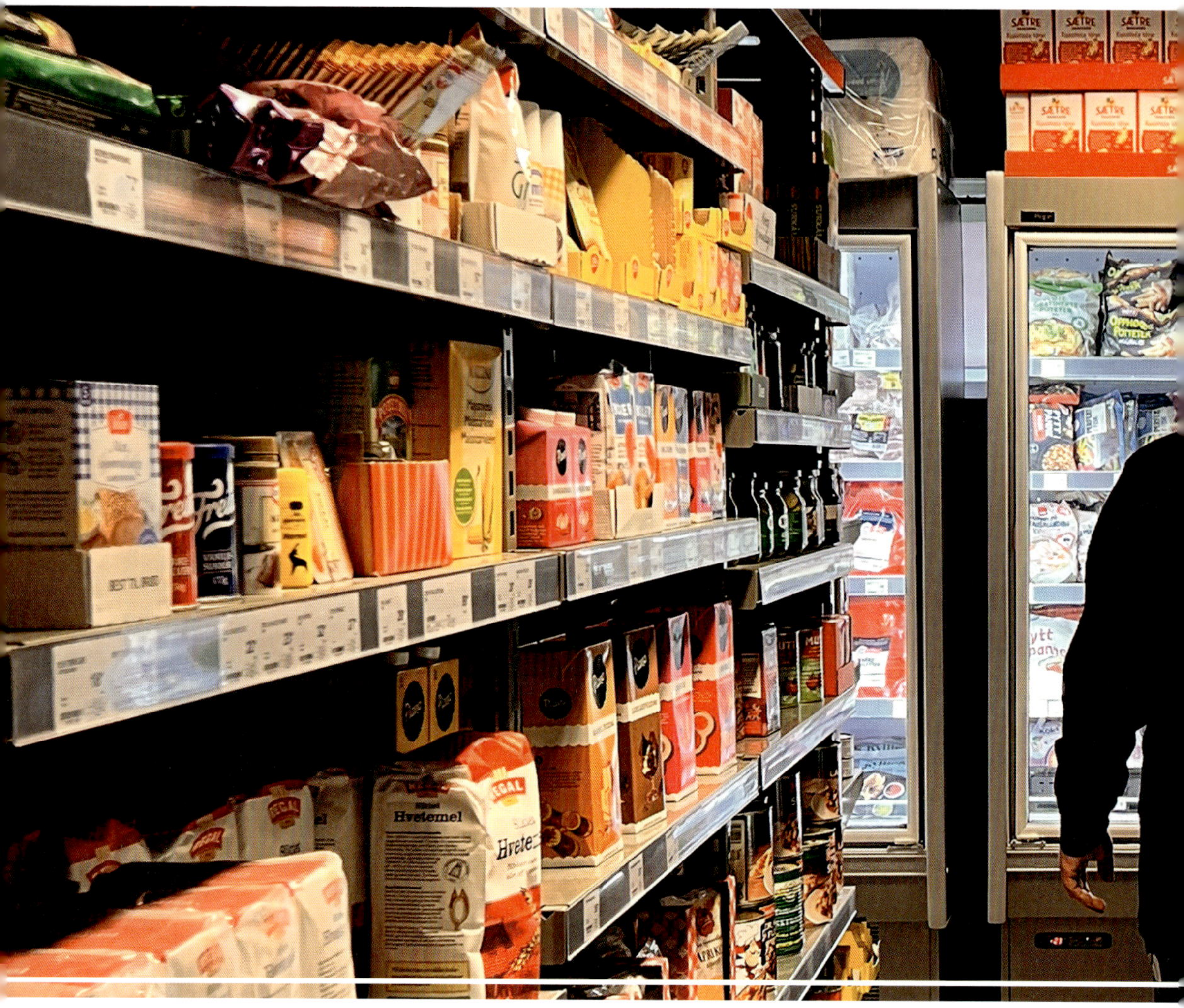

Zu unseren Gewohnheiten zählt es oft, dass wir immer in dieselben Supermärkte oder auf ein und denselben Markt gehen. Um unsere Gewohnheiten ein bisschen aufzubrechen, ist es spannend, neue Supermärkte zu erkunden.

Wer in der Stadt wohnt, hat sicher einige Alternativen zu Auswahl. Wer ländlicher lebt und sowieso fahren muss, kann trotzdem einmal nach Geschäften schauen, die ähnlich gut

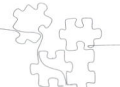

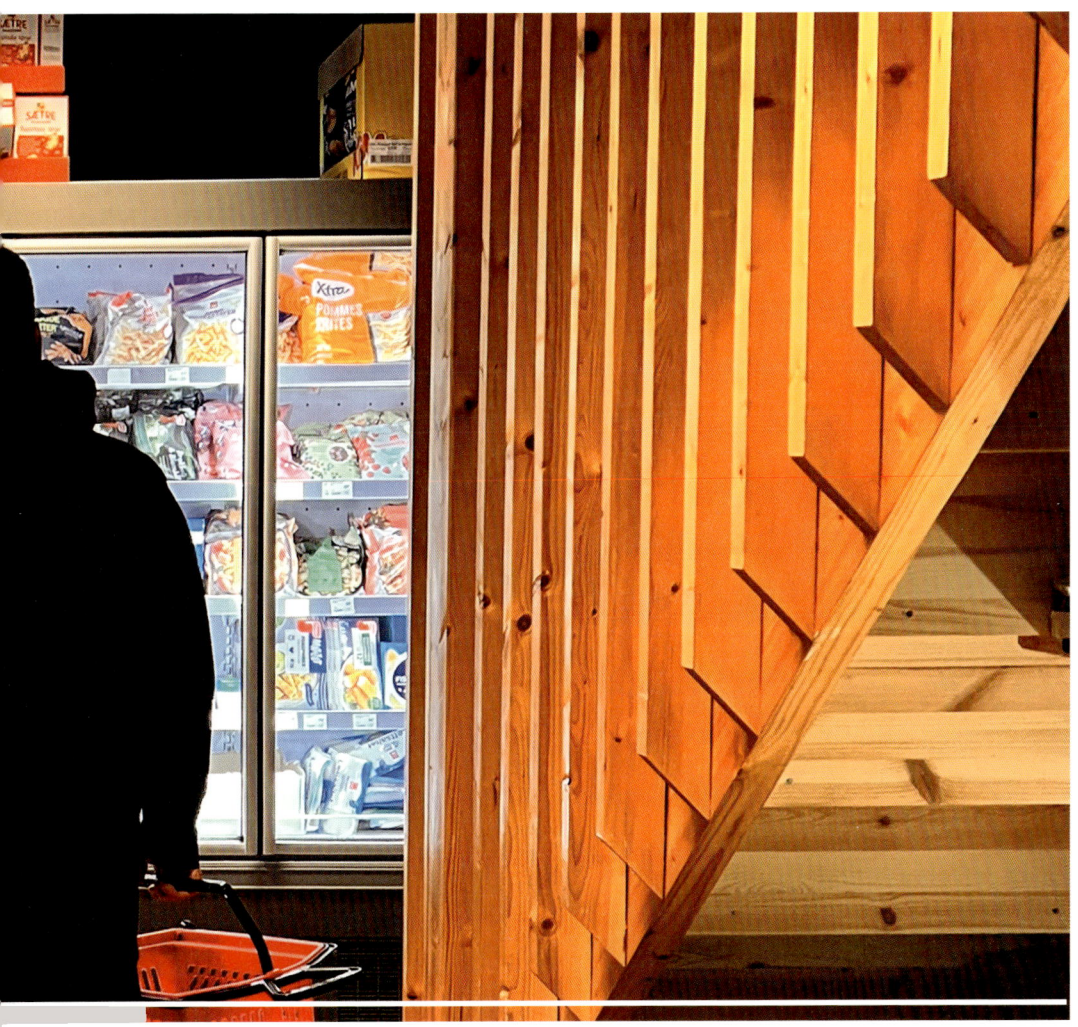

erreichbar sind oder alternativ auch einfach einmal in einer anderen Reihenfolge oder andersherum durch die altbekannten Gänge gehen.

Das fühlt sich am Anfang ganz komisch an – ein bisschen wie mit der falschen Hand die Zähne zu putzen. Aber diese Aufgabe hat eine enorme Wirkung. Wetten?

IS(S) GUT JETZT!

AUFGABE 4: ISS JEDEN TAG DREI PORTIONEN OBST

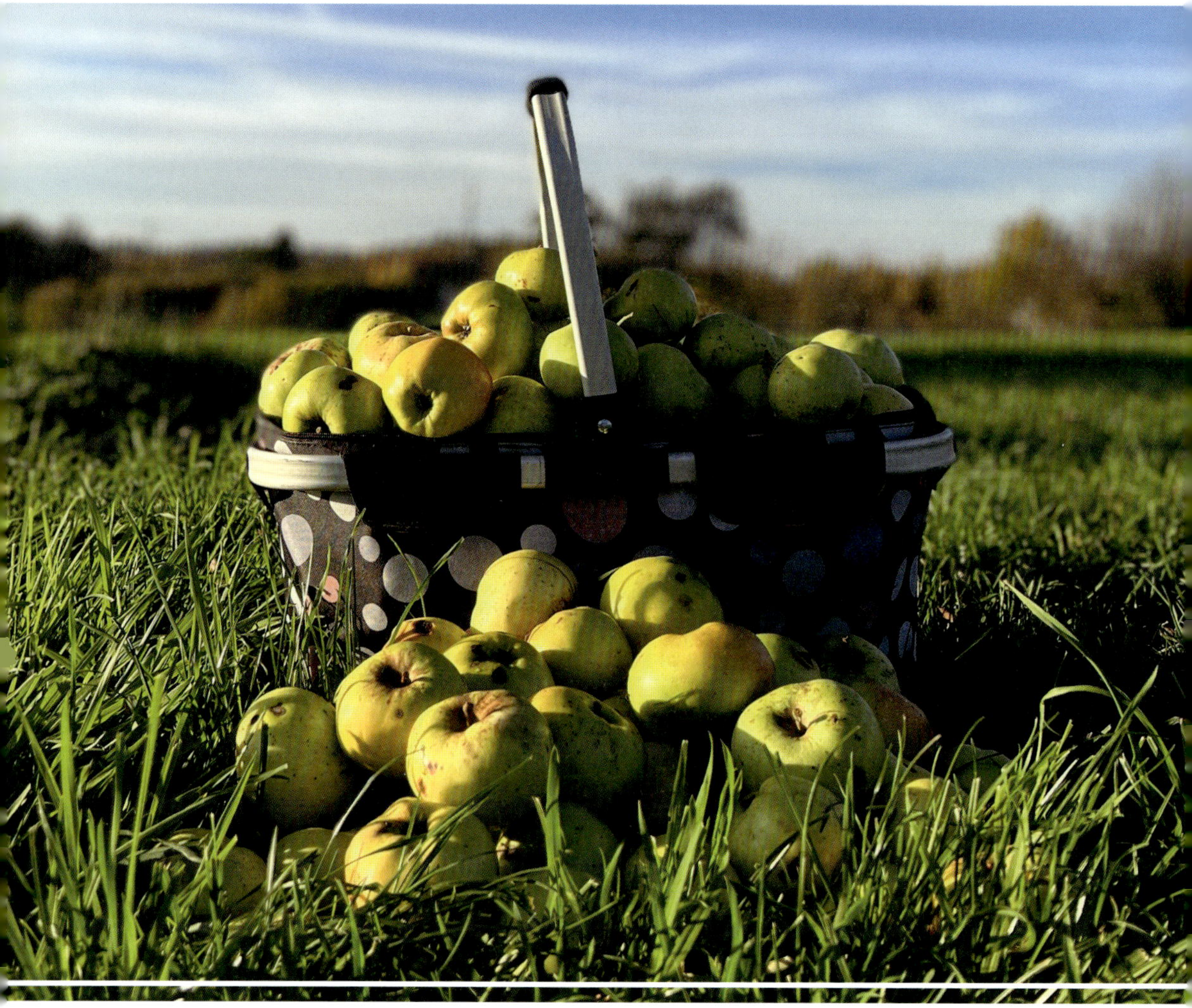

Bei dieser Aufgabe sagen mir Kunden immer wieder: Das ist dann aber ja voll viel Zucker. Darum geht es aber nicht – denn erstens konsumieren wir unseren Zucker sonst auch – über Teilchen vom Bäcker, Brötchen mit süßen Aufstrichen oder zum Beispiel Schokolade, aber auch durch Säfte oder Kaffee mit Milch und Zucker.

Wenn wir nun drei große Portionen Obst in den Tag einbauen, sind wir möglicherweise schon so satt und zufrieden, dass wir ganz von alleine auf ein paar andere, ungünstigere Zuckerquellen verzichten. Aber der Hintergrund zu dieser Aufgabe ist, dass wir uns mal wieder die Mühe machen, Abwechslung in unseren Obsttag zu bringen und uns eine Art Vitaminbooster zu verpassen.

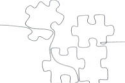

MIT NEUEN ESSGEWOHNHEITEN ZU MEHR LEISTUNGSFÄHIGKEIT

Jeden Tag drei Äpfel essen – kann man machen, wird aber irgendwann langweilig. Es gibt so eine tolle Auswahl an Obst. Schaue dir einmal die folgende Liste an und überlege dir, welches Obst du lange nicht mehr gegessen hast, welches du eigentlich nicht so besonders magst, aber vielleicht mal wieder probieren könntest, welches Obst aus welchem Land kommt und was du vertreten kannst.

Denke dabei nicht nur an den Transport, sondern auch an alle anderen Umweltauswirkungen. Vergiss dabei aber nicht den Vergleich zu anderen Produkten, die du sonst konsumierst (Fleisch, Milch, Eier, Fisch?). Markiere das Obst mit Smileys, Häkchen oder Kreisen, fotografiere die Liste ab und gehe damit einkaufen.

Um ein wenig System in deinen Obstbooster zu bekommen, sei kreativ. Iss einen Tag zum Beispiel bevorzugt Beeren oder Zitrusfrüchte oder konzentriere dich montags auf die Farbe Rot, dienstags auf Grün und am Wochenende auf Gelb.

Erfahrungsgemäß fällt es vielen leichter, wenn sie sich am Vortag oder Wochenende vorher hinsetzen und die Aufgabe planen. Dann kannst du dir auch einen Einkaufszettel schreiben und überlegen, wie du die Tage gestalten möchtest.

Einkaufszettel

- Ananas
- Äpfel
- Aprikosen
- Bananen
- Birnen
- Brombeeren
- Erdbeeren
- Feigen
- Granatapfel
- Grapefruit
- Heidelbeeren
- Himbeeren
- Johannisbeeren
- Kakis
- Kirschen
- Kiwis
- Kokosnuss
- Litchis
- Mandarinen
- Mango
- Maracuja
- Melonen
- Nektarinen
- Orangen
- Papaya
- Passionsfrucht
- Physalis
- Pflaumen
- Pfirsiche
- Pomelo
- Rhabarber
- Quitten
- Weintrauben
- Zitronen
- Zwetschgen

IS(S) GUT JETZT!

AUFGABE 5: PROBIERE BIOPRODUKTE, DIE DU NOCH NICHT KENNST

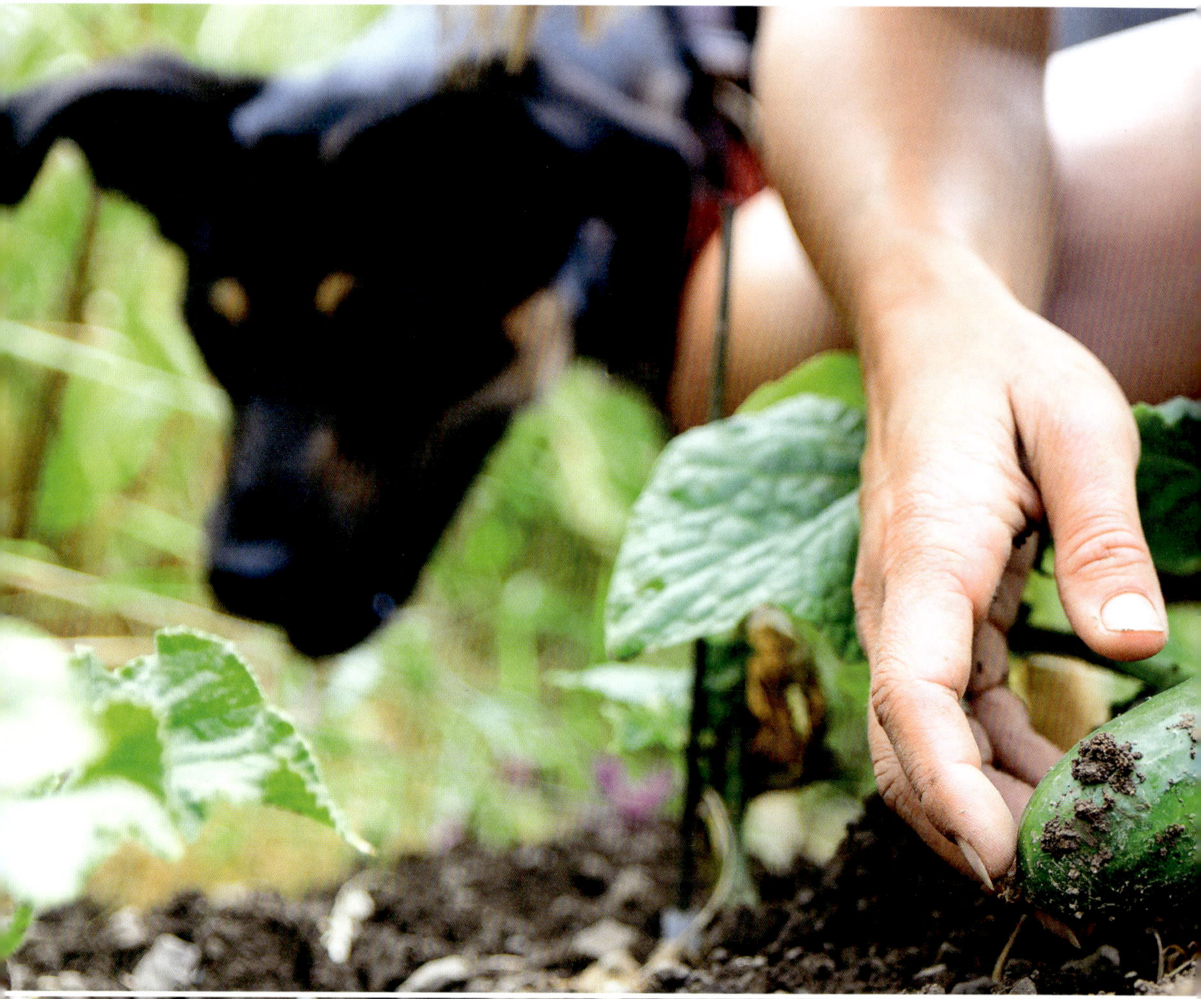

Wenn man einmal weiß, was Bioprodukte von konventionellen Produkten unterscheidet, möchte der eine oder die andere vielleicht umsteigen. Bioprodukte sind frei von Gentechnik, frei von Pflanzenschutzmitteln – also nicht gespritzt, dürfen nur 56 von über 300 möglichen Zusatzstoffen enthalten und einige Biomarken wie demeter, Bioland oder Naturland haben zum Teil weitere, selbst auferlegte Regeln, die zum Beispiel die Tierhaltung betreffen[650].

Basis ist die EG-Öko-Verordnung. Wirbt ein Produkt mit Begriffen wie umweltgerecht, unbehandelt oder aus kontrolliertem Anbau, dann ist das kein Hinweis auf ein Bioprodukt, so die Verbraucherzentrale. Bioprodukte zeigen immer das rechteckige Biosiegel für Deutschland.

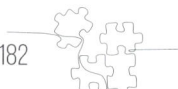

MIT NEUEN ESSGEWOHNHEITEN ZU MEHR LEISTUNGSFÄHIGKEIT

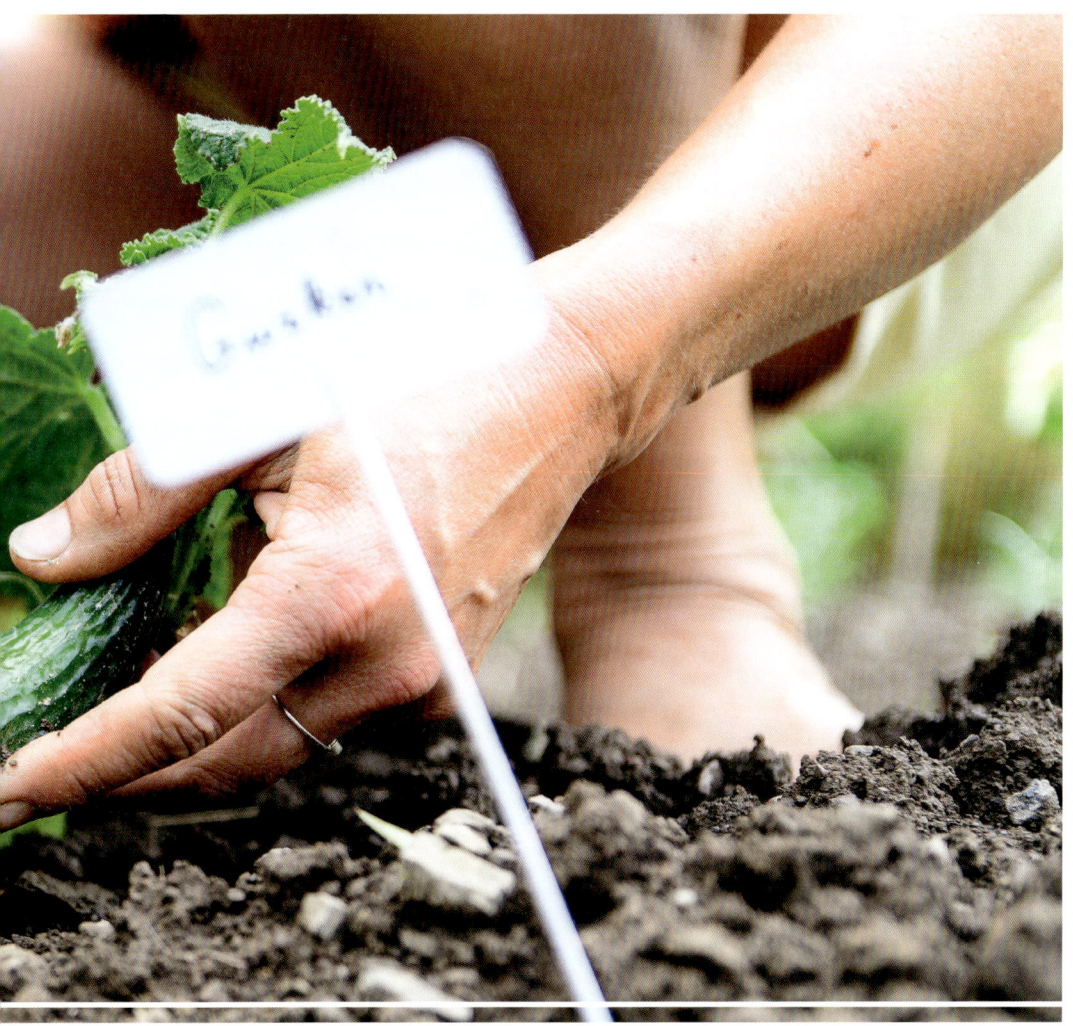

Bio ist ein riesiges Thema für sich. In einem industriell hergestellten Bioprodukt dürfen Aromen zum Beispiel bis zu fünf Prozent aus konventioneller Herstellung stammen. Aber in dieser Aufgabe geht es ja genau darum, dass du dich mit dem Thema befasst, selbst schlauer machst und einfach ausprobierst, ob dir andere Produkte vielleicht besser schmecken, sie gesünder sind und auch in Sachen Umwelt- und Klimaschutz Vorteile bringen. Vergiss aber nicht, dass auch Bioprodukte – außer Obst und Gemüse – hoch verarbeitete Nahrungsmittel sein können.

Nach der Woche schaust du, was du für dich herausgefunden hast. Wiederhole die Biowoche oder einzelne Tage immer wieder, um dein Einkaufsverhalten fortlaufend neu zu justieren.

IS(S) GUT JETZT!

AUFGABE 6: SÜSSVERZICHT VS. SCHLEMMEREI

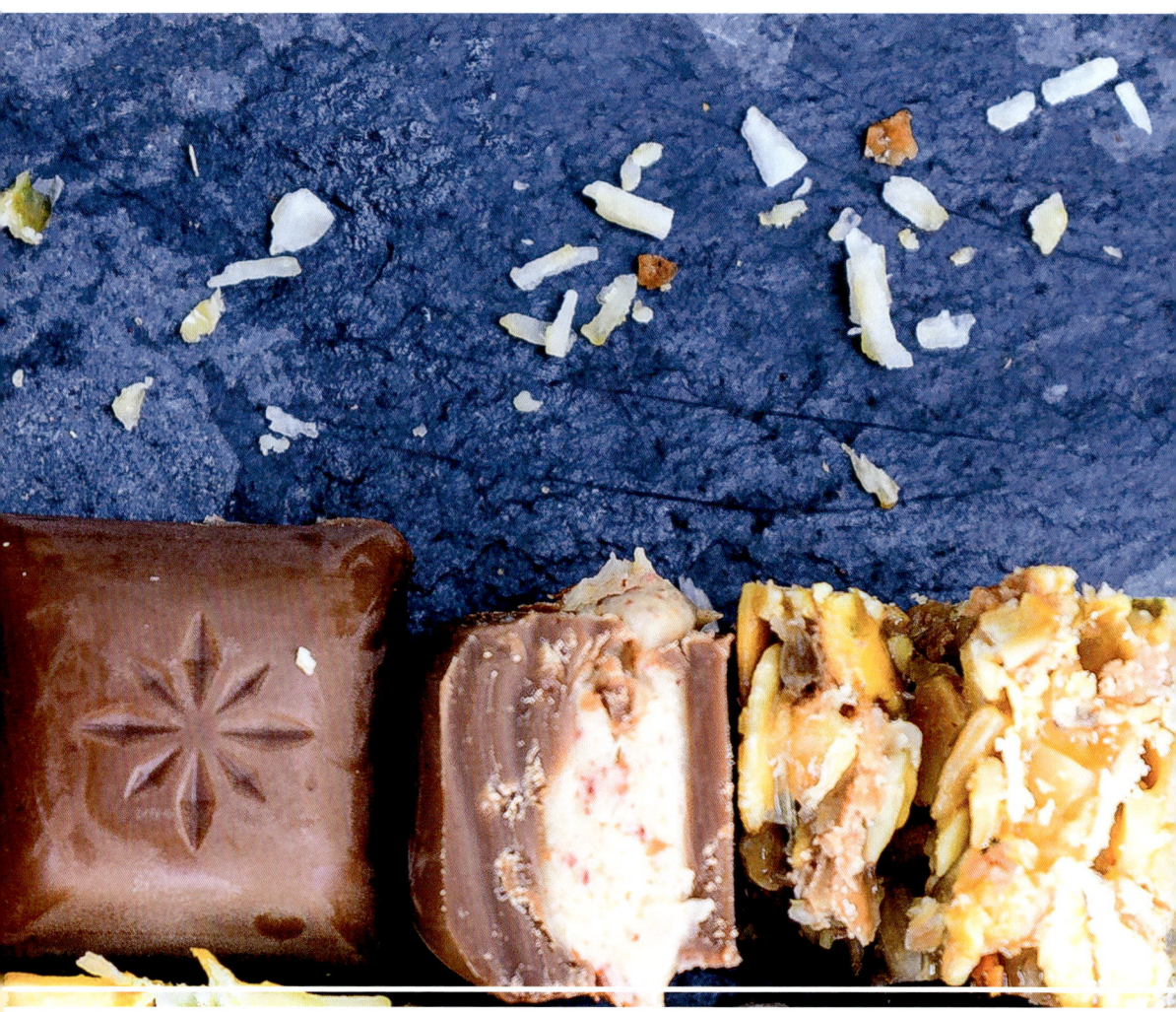

Eine der vielleicht schwierigsten Aufgaben ist das Süßfasten. Hier geht es um Willensstärke und die ist meistens Kopfsache. Einige unserer Gewohnheiten können zu einer Art unbemerkter Sucht werden, die sich allerdings auch als körperliche Entzugserscheinungen zeigen können.

MIT NEUEN ESSGEWOHNHEITEN ZU MEHR LEISTUNGSFÄHIGKEIT

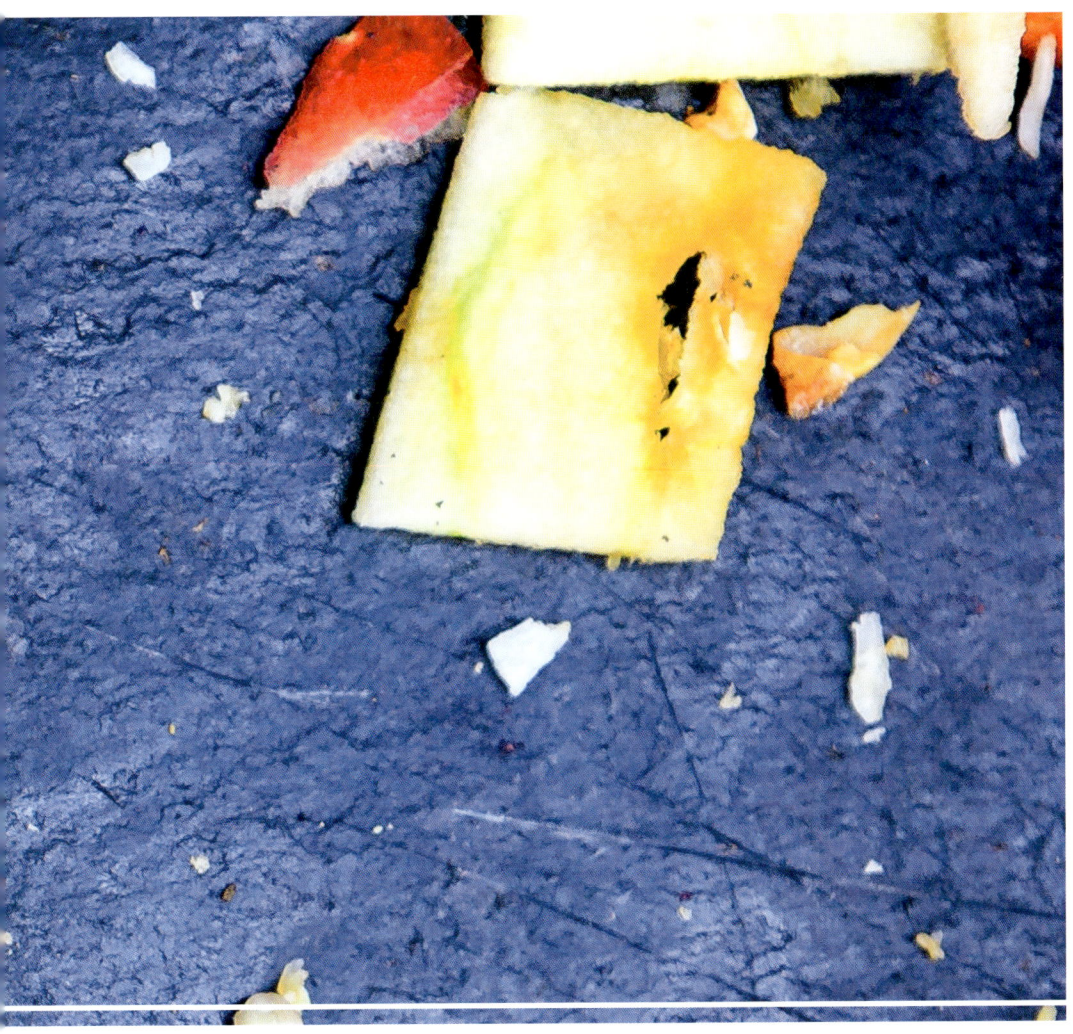

Wir können Kreislaufprobleme, Kopfweh und schlechte Laune bekommen, aber in der Regel ist diese Phase nach drei bis vier Tagen überstanden. Umso schöner, wenn man sich dann wieder frisch und klar im Kopf fühlt, vor Energie nur so strotzt und merkt, dass man selbst bestimmen kann, ob und was man danach doch mal nascht, ohne in der Zuckerfalle zu stecken und das Gefühl zu haben, jetzt und gleich noch einmal und später wieder zugreifen zu müssen und gar nichts dagegen tun zu können.

IS(S) GUT JETZT!

Beim Einkaufen und Essen sollten wir uns im Klaren darüber sein, was wir einpacken und zu uns nehmen, was und wie wir es essen und was es mit uns macht. So eine kleine Auszeit von Süßigkeiten oder Zucker allgemein kann also wahre Wunder bewirken und einfach einmal wieder unseren Willen auf die Probe stellen.

Manche Menschen mögen diese Art von Challenge, manche hassen sie. Manche brauchen dafür die Fastenzeit rund um Ostern oder ein Datum wie den 1.1. eines jeden Jahres, aber so eine kleine Selbstreinigung geht natürlich auch sonst zu jeder Zeit. Traue dich und du wirst merken, dass es sehr guttut (wenn die ersten Tage erst einmal geschafft sind).

Übrigens ist es mir immer ganz wichtig, zu sagen, dass auch Cheat Days ihre Berechtigung haben. Aus welchen Gründen auch immer oder auch grundlos – es gibt immer mal Abende, ganze Tage oder gar Wochenenden, da schmeckt es einfach, wir haben einen süßen Zahn oder einfach Lust, uns einmal so richtig die Zuckerkante zu geben.

Schokocreme mit Löffeln direkt aus dem Glas, eine ganze Packung Schokoriegel, Kuchen, zum Ausgleich eine Tüte Chips, Weingummi und dann von vorne. Wir sind keine Maschinen und solche Tage sind total okay. Wir sollten nur lernen, uns dann auch mit gutem Gewissen und voller Inbrunst in die Schlemmerei zu stürzen – denn mit schlechtem Gewissen macht der beste Schokoschock keinen Spaß.

Genieße die Schlemmerei ruhig. Ob zu Hause auf der Couch oder auf einer Familienfeier am Buffet. Denn wenn die Basis stimmt, gleicht sich alles wieder aus. Und wenn wir lernen, auch solche Dinge tun zu können, werden wir danach ganz von selbst wieder Lust auf Süßverzicht und die volle Ladung Gesundes haben.

MIT NEUEN ESSGEWOHNHEITEN ZU MEHR LEISTUNGSFÄHIGKEIT

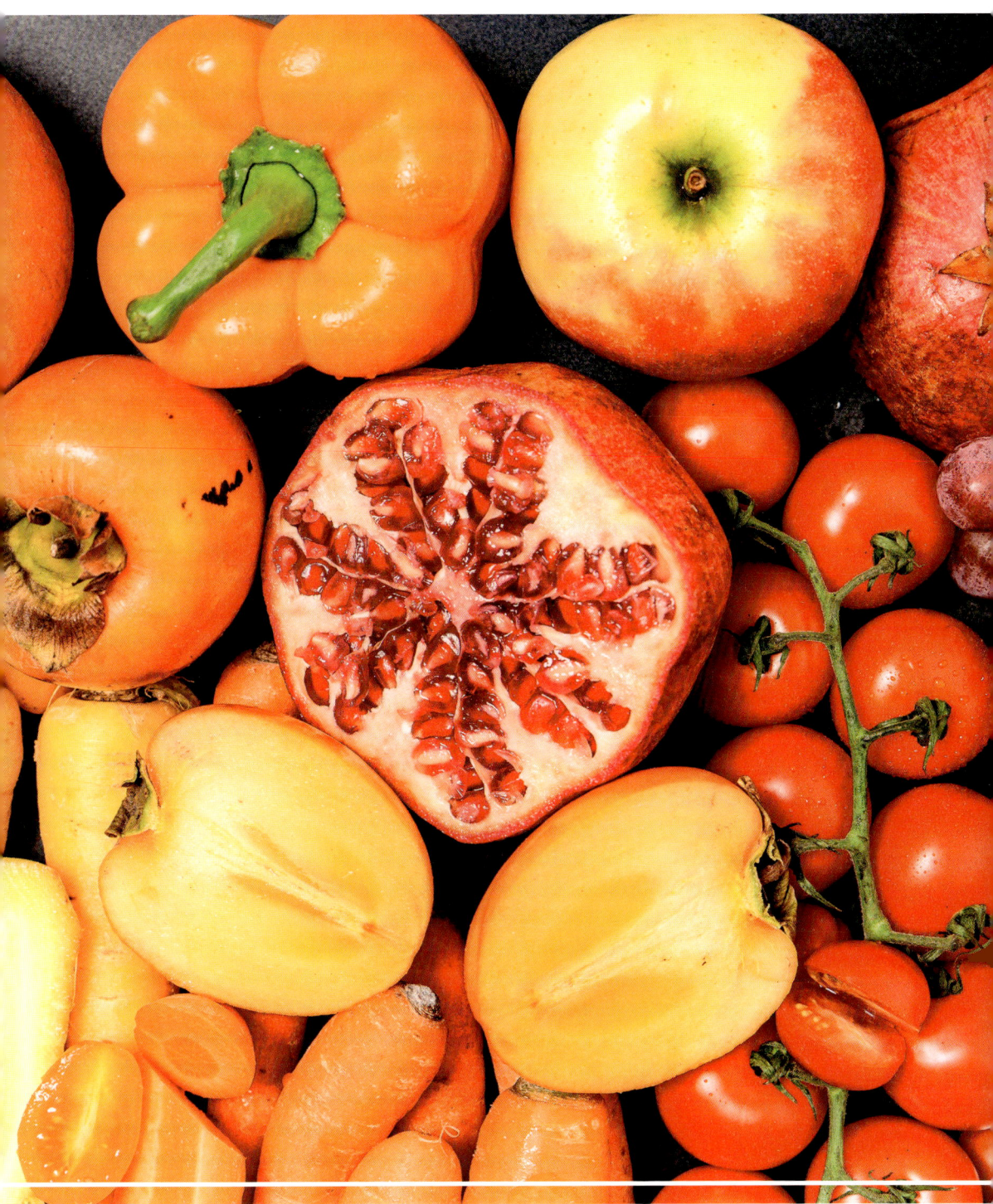

IS(S) GUT JETZT!

AUFGABE 7: ISS LANGSAM UND OHNE MEDIENBERIESELUNG

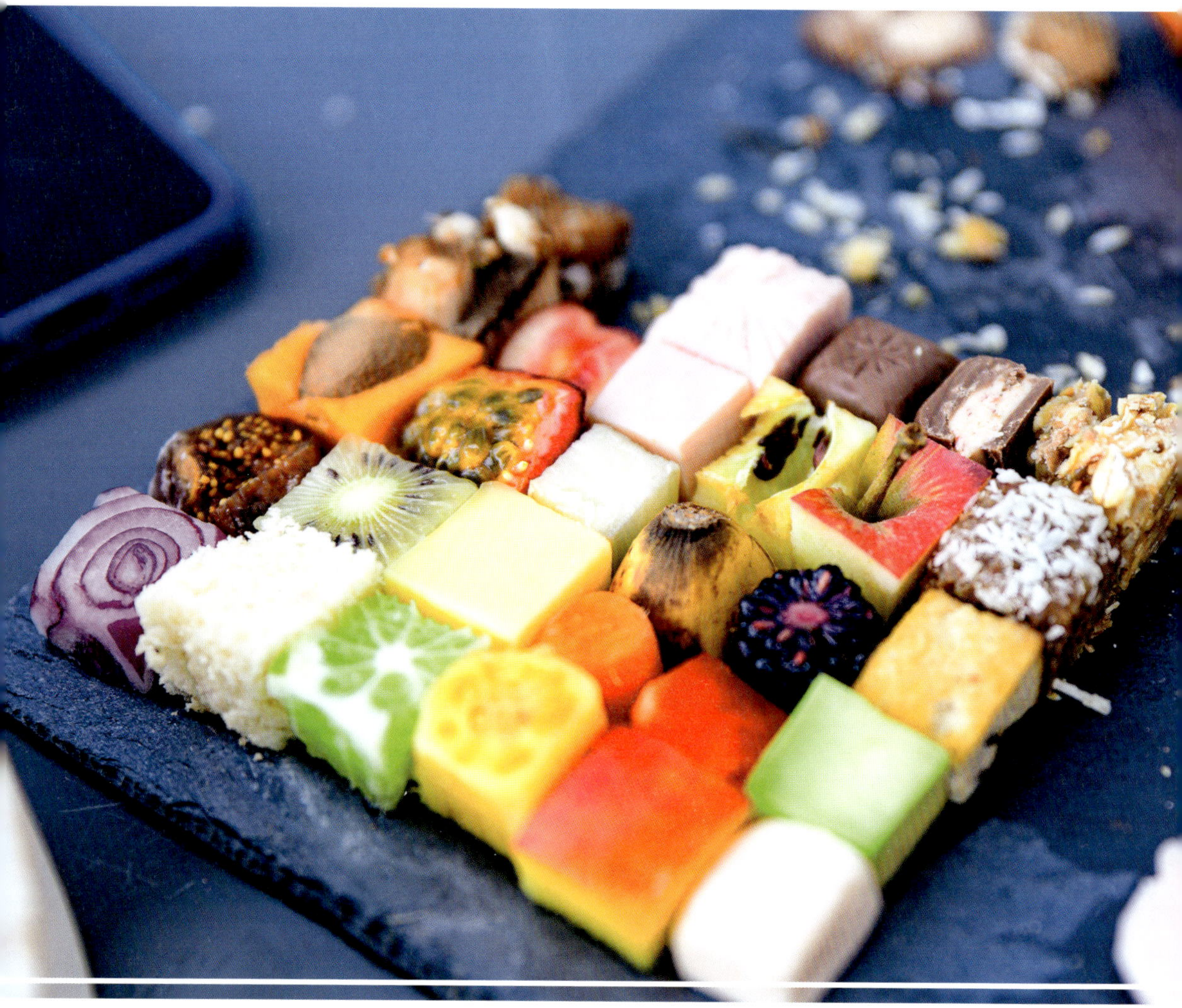

Eine meiner Lieblingsaufgaben: Essen wird gerne als die schönste Nebensache der Welt bezeichnet. Aber warum machen wir es nicht mal wieder zur Hauptsache? Alles, was uns ablenkt – Handy, Fernseher, Zeitung –, lassen wir weg und konzentrieren uns nur noch auf unser Essen.

Schaue dir genau an, was du da vor dir hast. Wenn du magst, sage gerne auch einfach einmal danke. Denn wir haben genug zu essen und vergessen sicher manchmal, das wertzuschätzen.

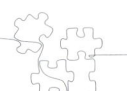

MIT NEUEN ESSGEWOHNHEITEN ZU MEHR LEISTUNGSFÄHIGKEIT

- » Wie sieht dein Essen aus?
- » Welche Farben hat es?
- » Wie riecht es?
- » Wie klingt es, wenn du es anbeißt?
- » Brutzelt noch was?
- » Wie klingt es bei der Berührung mit der Gabel?
- » Und wie fühlt es sich an?

Du sollst ja nicht auf deinem Teller rummatschen, aber wenn es sich anbietet, iss mal wieder mit den Händen – in manchen anderen Ländern ist das ganz normal. Das gilt übrigens auch für die Zubereitung. Einen Teig einmal wieder mit den Händen zu kneten, eine kalte Pfanne mit den Fingern einzufetten oder Gewürze mit der Hand über den Teller zu streuen, bringt dich deinem Essen sehr viel näher.

Nun aber zum Essen selbst.

Wie isst du sonst?

Mund auf, dreimal kauen, runterschlingen, nebenbei noch etwas sagen (das Kind bespaßen, telefonieren, dem Partner was zurufen) und schon den nächsten Bissen bereit haben?

Warum nimmst du dir nicht einfach mal wieder Zeit?

Nimm Gabel oder Löffel in den Mund und dann erst mal fühlen, hin- und herschieben und vor allem: tief ein- und ausatmen. In unserem Alltag atmen wir häufig sehr flach. Versuche bei dieser Aufgabe deshalb, das Atmen zum Bestandteil deiner Mahlzeit werden zu lassen. Eine Anleitung dafür findest du im Online-Coaching.

Das ist am Anfang gar nicht so leicht. Vermutlich wirst du es auch immer wieder vergessen und musst dich neu daran erinnern. Gleiches gilt für das langsame und vollständige Kauen.

Gut gekaut ist halb verdaut, hat man früher gerne gesagt. Und es stimmt, denn im Mund machen sich die ersten Enzyme bereits ans Werk und beginnen mit der Zersetzung der Makronährstoffe. Wir haben so ein tolles Verdauungssystem – warum nutzen wir es nicht komplett, sondern lassen Magen und Darm fast alles alleine meistern?

Es ist wie beim Sport mit der Muskulatur: wenn zum Beispiel nur unser vorderer Oberschenkel gut trainiert ist, der hintere aber nicht, dann muss der Quadrizeps beim Sport den größten Teil der Arbeit leisten und ermüdet schneller. Vielleicht bekommen wir sogar Krämpfe. Wenn aber alle Muskeln und Fasern gut trainiert sind, helfen sie sich gegenseitig und halten länger durch. So ist es auch beim Essen – wenn alle beteiligten Teilsysteme bei der Verdauung helfen, kommt uns das nur entgegen.

IS(S) GUT JETZT!

AUFGABE 8: INTERVALLFASTEN – ZELLREINIGUNG FÜR DEN KÖRPER

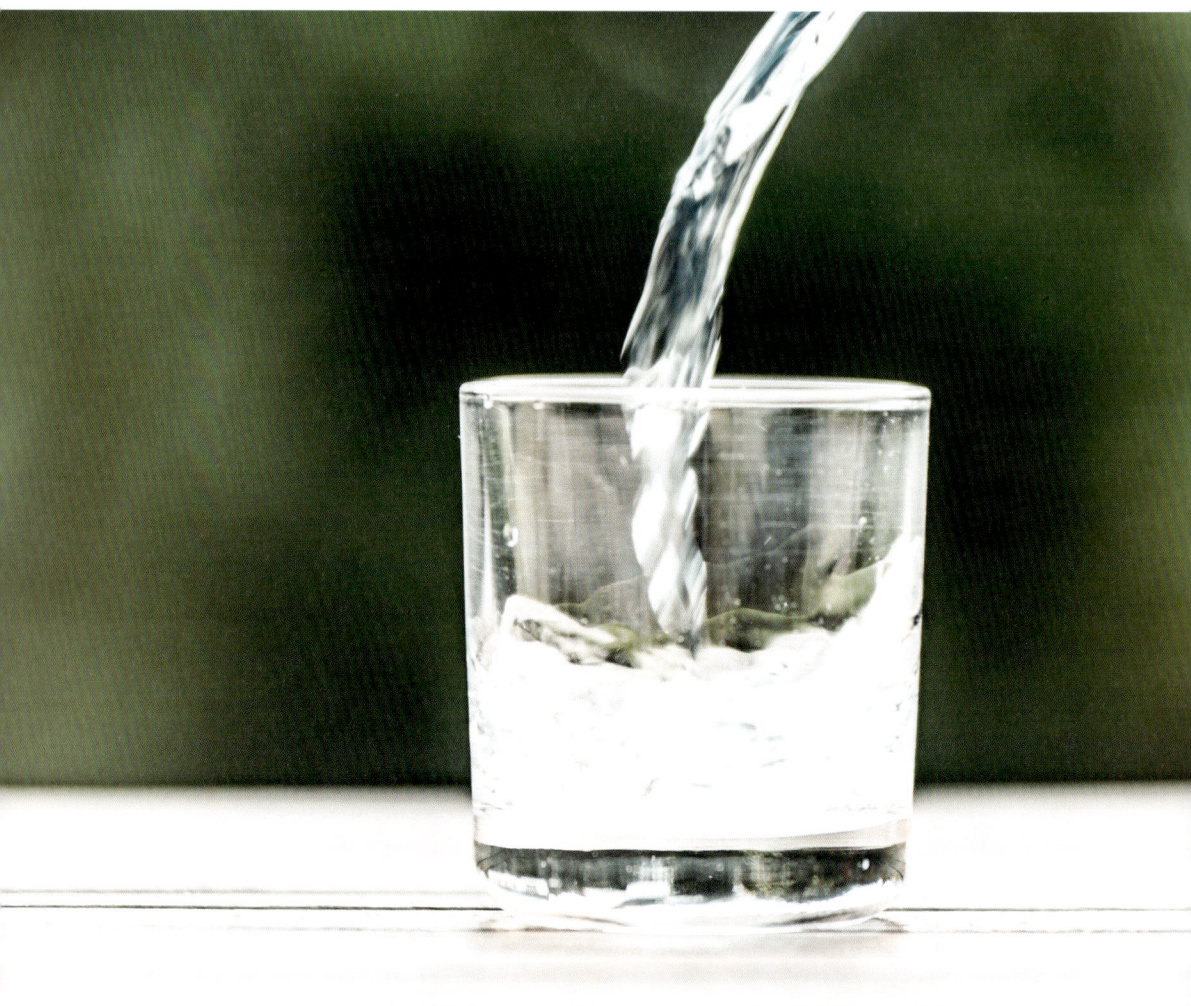

Beim Intervallfasten verzichten wir in mehr oder weniger großen Abständen auf Nahrung und starten damit eine Art innerlichen Frühjahrsputz – auch Autophagie genannt. Am bekanntesten ist die 16:8-Methode.

Hierbei lässt du entweder das Frühstück oder dein Abendessen aus, sodass der Stoffwechsel über Nacht eine 16-stündige Fastenphase bekommt. In dieser Zeit kann der Körper beginnen, kaputte oder tote Zellen abzubauen, die er zum Teil in Energie umwandeln kann. Er befreit sich regelrecht von unnötigen Lasten.

MIT NEUEN ESSGEWOHNHEITEN ZU MEHR LEISTUNGSFÄHIGKEIT

Wenn wir immerzu essen und trinken, kommt er kaum dazu und die Verdauungsorgane haben ständig zu tun. Wir überfordern uns, so als würden wir von morgens bis abends ständig laufen gehen oder Gewichte stemmen. Mal hier und mal da und dort auch wieder. Im Sport wissen wir, dass wir Ruhezeiten brauchen. Warum beherzigen wir das beim Essen nicht auch?

Du kannst deine Fastenzeit ganz individuell gestalten und auch so oft du magst variieren. Ich spreche hier gerne von einem Ernährungstraining. So, wie du nicht jeden Tag fünf Kilometer läufst, weil irgendwann keine Verbesserung mehr stattfindet, kannst du auch beim Essen immer wieder Abwechslung in deinen Alltag bringen.

Auf welche Mahlzeit du auch immer verzichtest: Achte darauf, mit den verbleibenden Mahlzeiten deinen Nährstoffbedarf zu decken und ausreichend Vitamine, Mineralstoffe, Ballaststoffe und Proteine zu dir zu nehmen.

Um sanft zu starten, kannst du dein Frühstück am Morgen auch einfach Stück für Stück nach hinten verschieben, damit die Essenspause nach der Nachtruhe einfach ein bisschen größer wird. Oder du isst einfach früher deine Abendmahlzeit. Dabei kannst du einen Tag so, den nächsten Tag anders planen.

Und wenn du Hunger bekommst: Mache ein bisschen langsamer und genieße dieses klare Gefühl von Magenknurren ruhig einmal wieder. Trinke ein großes Glas Wasser, zum Beispiel mit frischen Bio-Zitronenscheiben, Ingwer und Minzblättern oder ein paar Fruchtstücken und halte kurz inne.

» Was passiert, wenn dein Magen mal keinen Nachschub bekommt?
» Hört das Knurren irgendwann auf?

Erinnere dich an das Kapitel zum Thema Fett und Kalorienverbrennung. Wir haben genug Reserven und werden beim Auslassen einer Mahlzeit und einem kleinen Hungergefühl nicht vom Fleisch fallen. Eher tun wir unserem Kopf und Körper was Gutes. Eine spannende Erfahrung.

IS(S) GUT JETZT!

AUFGABE 9: TRINKEN ODER NICHT TRINKEN?

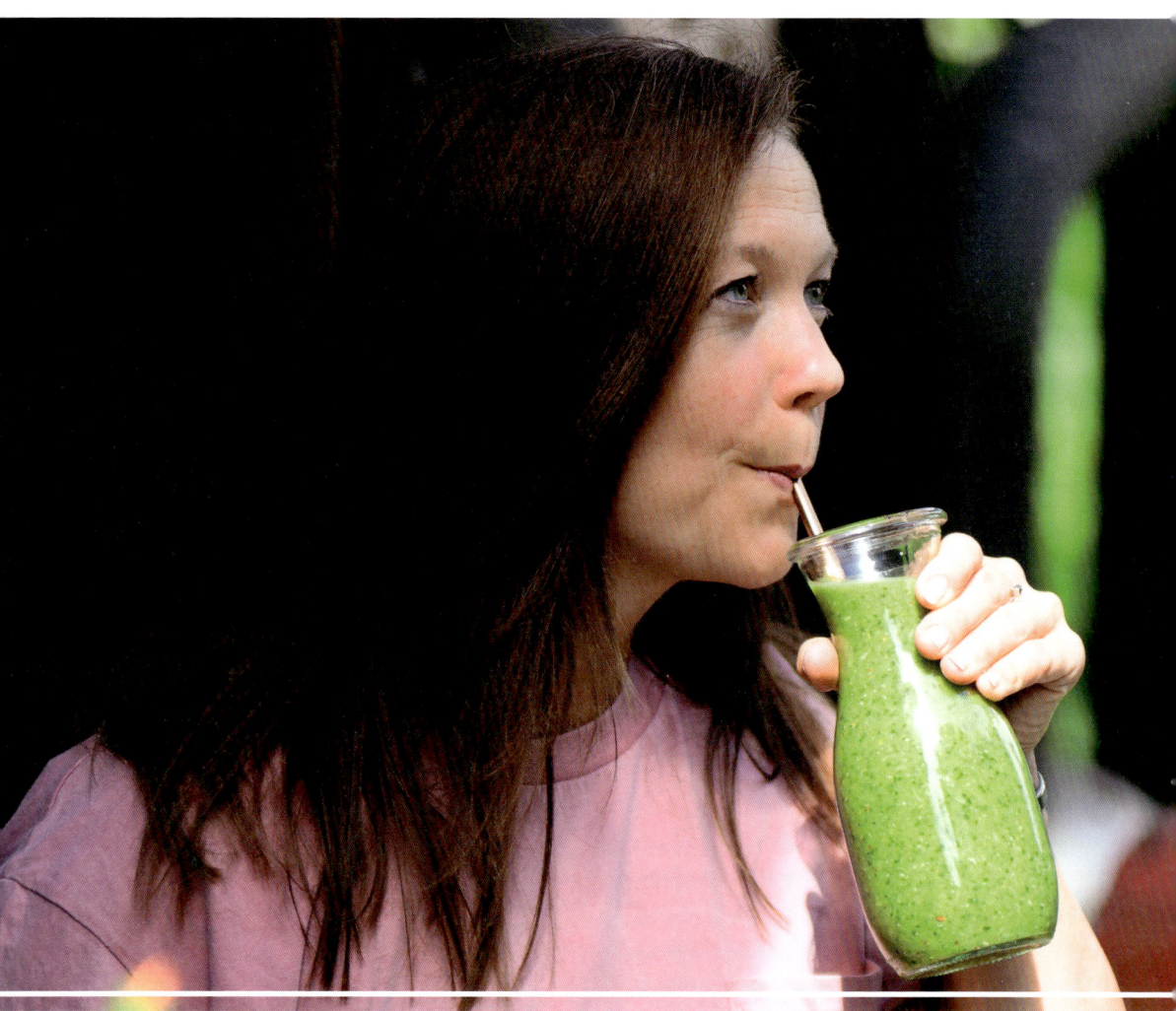

Mithilfe deines Ernährungstagebuchs hast du einen guten Überblick, wann, wie oft und was du über den Tag und vielleicht die Nacht verteilt trinkst. Zu den guten Getränken zählen hierbei nur Wasser, ungesüßter Tee und schwarzer Kaffee.

Diese drei Getränke sind kalorienfrei und in erster Linie dazu da, um unseren Wasserhaushalt zu versorgen. Nebenbei haben sie vielleicht noch anregende Wirkung, aber mir geht es jetzt um die Beeinflussung des Blutzuckerspiegels.

Alles andere – also Kaffee mit Milch oder Pflanzendrink, Zucker, Süßstoff, Light-Getränke und Limos, süße Tees, Säfte, Schorlen und Smoothies müssen wir in die Kategorie Trinknahrung und damit dem Essen zuordnen. Denn sie liefern Kalorien, bewirken eine mehr oder weniger starke Insulinausschüttung und unterbrechen unsere Pausen zwischen den Mahlzeiten genauso wie ein fester Snack oder ein paar Bonbons.

Aber auch im Zusammenhang mit einer Mahlzeit sollten wir dem Thema Trinken wieder mehr Aufmerksamkeit schenken. Viele Leute trinken zum Essen. Man hat es schließlich verdient. Dazwischen vergessen sie es oft. Allerdings wäre es gerade beim Essen gut, auch einmal weniger oder gar nichts zu trinken, damit die Verdauungsenzyme und Verdauungssäfte in vollster Konzentration ihre Arbeit machen können.

Je mehr wir beim Essen trinken, desto verdünnter werden Speichel, Magensäue und Co. Versucht also einfach mal, bei dieser Aufgabe – ob du sie eine Woche oder einen Monat lang durchführst – auf das Trinken beim Essen zu verzichten oder es zumindest hier und da deutlich zu reduzieren. Und wenn du eine kohlenhydratarme Mahlzeit isst, dann wähle auch ein entsprechendes Getränk, statt dir eine bunte Zuckerbombe in Flüssigform zu verpassen.

Wenn du Durst hast, trinke lieber eine halbe Stunde vor dem Essen ein Glas Wasser. Aber beim Essen genieße doch einfach einmal nur das Essen. Nicht die Getränke.

Auch hier zitiere ich noch einmal aus dem Buch *Die Küche der Zukunft – auf fleischloser Grundlage* von 1929: „Im allgemeinen enthält eine vernünftig zusammengesetzte Nahrung mehr als genug Wasser für unseren Bedarf." Das Trinken, irgendwelcher Flüssigkeiten' ist oft Gewohnheit, dieses „Gefühl hat jedoch nicht mit dem normalen Durstgefühl zu tun und beruht nur auf der Begierde (...)[651]."

Nach dieser Aufgabe werden sich deine Trinkgewohnheiten vielleicht irgendwo in der Mitte einpendeln. Du wirst dann vielleicht einmal etwas zum Essen trinken und mal nicht, mal vorher trinken oder das Getränk in Sachen Zuckergehalt dem Hauptmikronährstoff deiner Mahlzeit anpassen. Isst du Kohlenhydrate, ist ein energielieferndes Getränk ok. Isst du kohlenhydratfrei, verzichte auf Limo, Saft und Co.

Du wirst ein besseres Gefühl dafür bekommen, wann du trinkst und welche Auswirkungen das auf deinen Kohlenhydrathaushalt und deinen Blutzucker hat. Fühle dich frei, probiere herum und genieße diese Zeit.

IS(S) GUT JETZT!

AUFGABE 10: GEWÜRZE & KRÄUTER, KEIMLINGE UND SPROSSEN, FERMENTIERTES, SAMEN UND NÜSSE

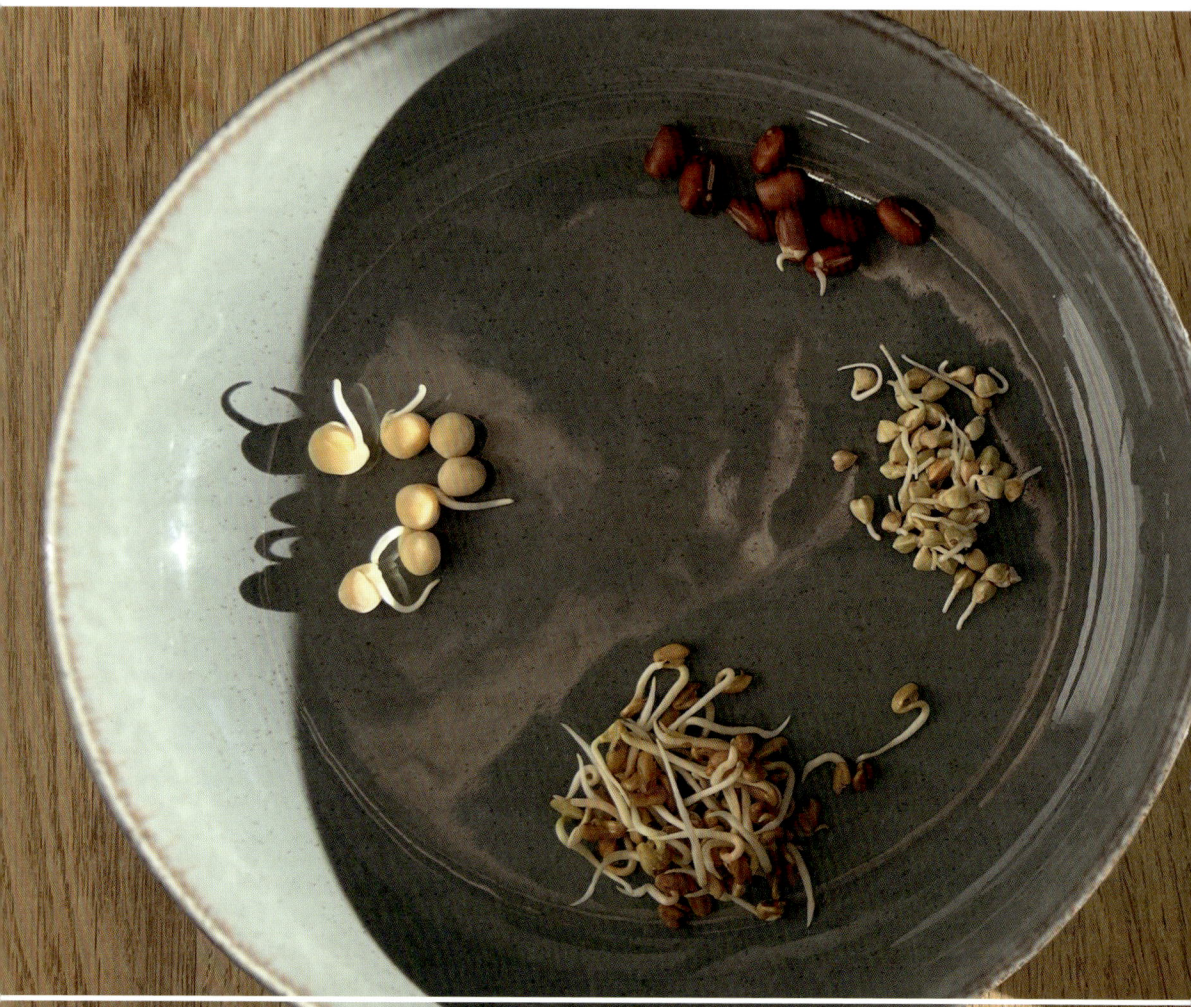

Oft nehmen wir sie nur als Deko auf dem Teller wahr: frische oder getrocknete Gewürze, einen Stängel Petersilie, Basilikumblätter oder ein paar getrocknete Kräuter – sie sehen alle hübsch aus, bleiben aber bei den meisten einfach liegen. Um mehr Pfiff in unser Essen zu bringen und dazu auch noch Inhaltsstoffe zu nutzen, die uns die Natur zur Verfügung stellt, beschäftige dich bei dieser Aufgabe deshalb mit den kleinen, grünen Gewächsen.

In vielen anderen Ländern und Kulturen sind Gewürze und Kräuter die Stars in der Küche und um sie herum wird ein passendes Gericht kreiert. Alles soll harmonieren und in manchen Kü-

MIT NEUEN ESSGEWOHNHEITEN ZU MEHR LEISTUNGSFÄHIGKEIT

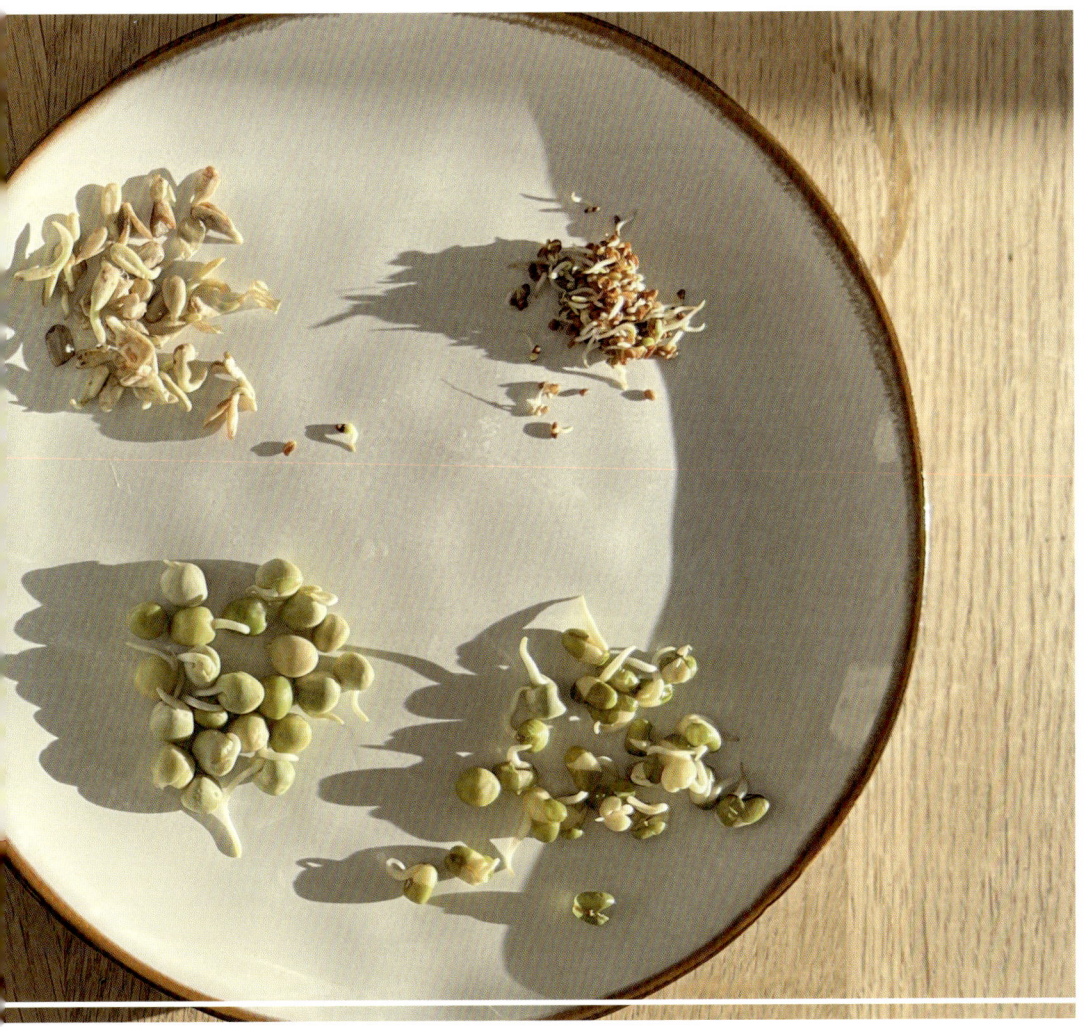

chen, wie der ayurvedischen Küche, auch noch einen Zweck erfüllen – zum Beispiel wärmen, kühlen oder gar heilen. Einige Pflanzen können ihre ganze Kraft in der **Phytotherapie** – einer Art grünen Apotheke – entfalten und beeinflussen diverse Prozesse in unserem Körper.

Ein spannendes Feld, mit dem ich mich persönlich sehr gerne beschäftige. In unserer oft knapp bemessenen (Frei-)Zeit bleibt vielen von uns sicher nicht viel Gelegenheit, sich ausgiebig damit zu beschäftigen. Aber wir müssen ja nicht gleich Wissenschaftler oder Sterneköche werden, um mit dem zu experimentieren, was über Salz und Pfeffer hinausgeht.

IS(S) GUT JETZT!

Es gibt verschiedene Gewürze: essbare Wurzeln und Knollen (Ingwer und Kurkuma), Früchte (Pfeffer), Samen (Sternanis), Blüten (Nelken), aber auch Stiele (Zimt) und Kombinationen aus allem. So kann man ganz eigene Kreationen schaffen und für wahrhaftige Geschmacksexplosionen sorgen.

Wir können rauchigen, feurigen, sauren oder blumigen Geschmack zaubern, nussig, pikant oder erdig würzen. Wenn wir dann auch noch Wildkräuter und Wildblumen in frischer oder getrockneter Form ergänzen, wird das Essen zu einem wahren Fest und künstliche Aromen haben ausgedient.

In Vietnam bekommt man zu einem Hot Pot eine riesige Schüssel voller frischer Kräuter, die man selbst in die heiße Suppe wirft. Und auch wir haben eine große Auswahl an Kräutern. Klassiker bei uns sind Schnittlauch, Petersilie, Rosmarin, Dill, Kresse und vielleicht noch Bärlauch und Koriander.

Dass wir auch mit Olivenkraut, Majoran, Brennnesseln, Löwenzahn, Gänseblümchen und sogar mit jungen Blättern von Ahorn, Buche und Co. ganz neue Aromen auf den Tisch zaubern können, das wissen viele nicht. Oder sie wissen es, nutzen es aber nicht.

Klar sollst du jetzt nicht in den nächsten Park ziehen, alles, was Grün ist, mitnehmen und in deinen Salat werfen. Aber vielleicht hilft eine Wildkräuterwanderung dir, dein Wissen zu vertiefen oder ein Kräuterkochkurs verschafft neue Inspiration. Und dann kannst du richtig auftischen, weg von der Deko-Petersilie hin zur wahren Kräuterküche.

Und das ist noch nicht das Ende der Fahnenstange. Denn du kannst auch auf deiner eigenen Fensterbank für Abwechslung sorgen. So kannst du zum Beispiel aus Sonnenblumenkernen und Buchweizen gesunde Keime herstellen – das dauert im Schnitt nur drei Tage, bis die Energiebündel fertig sind.

MIT NEUEN ESSGEWOHNHEITEN ZU MEHR LEISTUNGSFÄHIGKEIT

Du kannst aus Brokkoli- und Alfafasamen Sprossen ziehen und so täglich einen kleinen Vitaminkick ernten. Sie schmecken im Porridge, im Kräuteraufstrich oder Auflauf und natürlich auch immer in einem grünen Smoothie.

In fünf Schritten zu deinen Keimlingen:

1. Spüle dein Keimgut zweimal gut mit lauwarmem Wasser durch.
2. Weiche das Keimgut über Nacht in kaltem Wasser auf der Fensterbank ein.
3. Spüle am nächsten Morgen nochmal kalt durch und lasse das Keimgut abtropfen.
4. Stelle nun dein Keimglas mit dem Keimgut so in einen Auffangbehälter oder samt offenem Glas kopfüber auf ein Sieb, dass es weiter abtropfen kann, Luft bekommt und warm bleibt.
5. Spüle morgens und abends das Keimgut kalt durch. Nach 3-4 Tagen sind deine Keimlinge fertig und essbar.

Greife auch wieder öfter zu Samen und Nüssen – sie liefern wertvolle Mineralstoffe, Fette und Vitamine, schmecken fantastisch und können nahezu alle unsere Speisen aufwerten. Es gibt starke Unterschiede in Sachen Verträglichkeit, Belastungen aus dem Boden, Umweltauswirkungen, Qualität und Geschmack; deshalb lohnt es sich auch hier, genauer hinzusehen.

Ein Punkt, der gesunde Abwechslung in deine Ernährung bringen kann, ist Fermentiertes: vom Sauerteig bis zum eingelegten Gemüse gibt es hier schier endlose Möglichkeiten. Es gibt tolle Gruppen in den sozialen Medien dazu, Workshops und auch immer mehr Studien, die sich mit den Auswirkungen auf das Mikrobiom beschäftigen.

Wie du deine ersten eigenen Sprossen ziehst, das zeige ich dir im Online-Coaching. Wetten, das ist kinderleicht und schmeckt richtig lecker?

Mehr zum Thema Sprossen
gibt es in meinem Online-Coaching

IS(S) GUT JETZT!

AUFGABE 11: DAS 2-1-0-PRINZIP

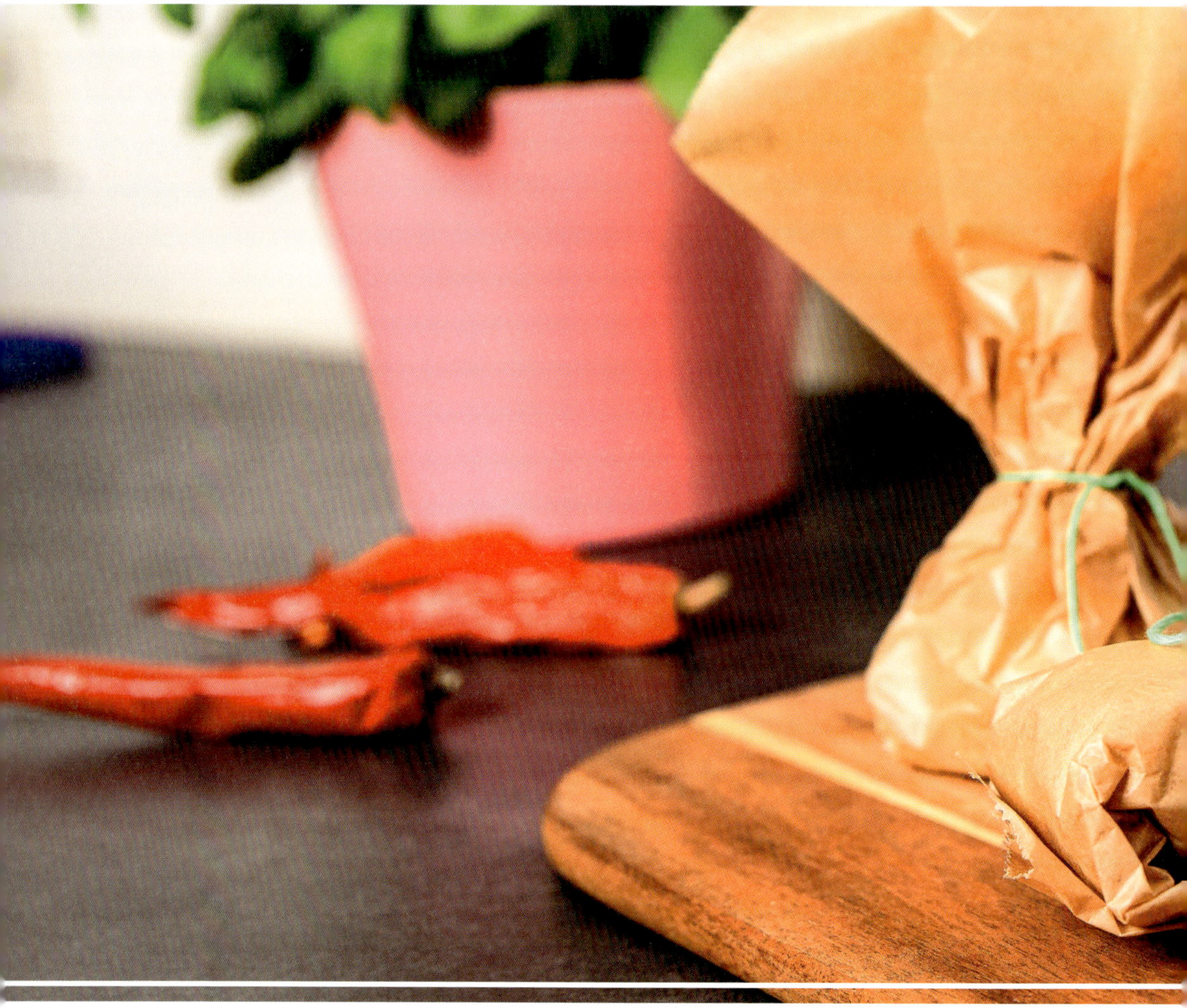

Du bist jetzt bestens informiert und gehst sicher etwas kritischer und bewusster mit vielen Ernährungsthemen um. Nun kannst du die Königsdisziplin des Coachings angehen: das von mir entwickelte **2-1-0-Prinzip**.

Seit mehreren Wochen beschäftigst du dich mit dir und deinem Essen, hast einiges ausprobiert, gelernt und vielleicht hier und da auch geflucht. Aber letztendlich hast du viele Dinge für dich mitgenommen, die du nun in deinen Alltag integrieren und dauerhaft etablieren kannst.

MIT NEUEN ESSGEWOHNHEITEN ZU MEHR LEISTUNGSFÄHIGKEIT

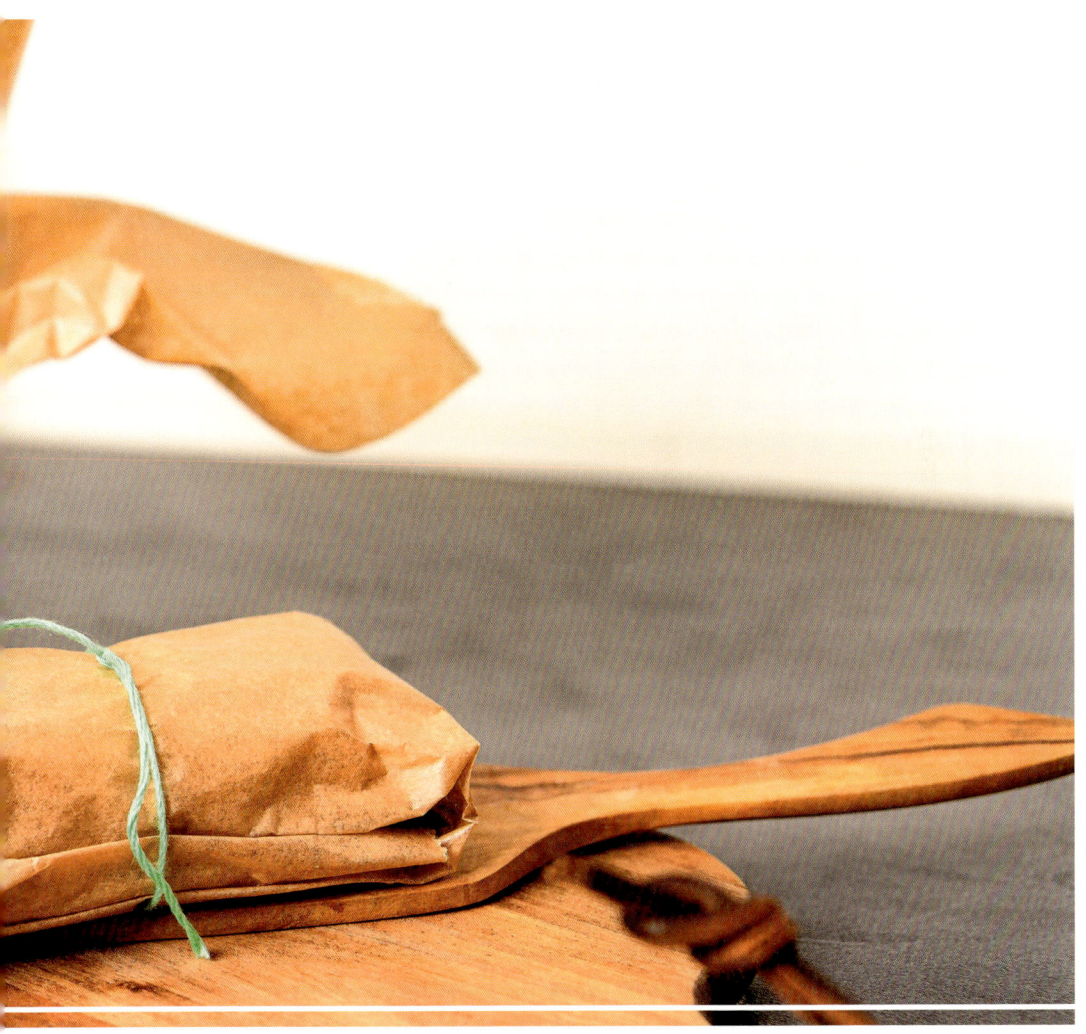

Am Ende folgt eine Art Abschlussprüfung, die dich richtig fit macht. Sie dauert mindestens eine Woche, du kannst sie aber auch einen ganzen Monat oder dein restliches Leben lang durchführen, oder einfach immer, wenn dir einmal wieder nach einem kleinen Reset zwischendurch zumute ist. Sie schärft dein Bewusstsein für deine Ernährungsweise und bringt dich wieder auf Spur, wenn du in alte Muster verfällst.

Die Zahlen 2-1-0 stehen für die Menge an Kohlenhydratmahlzeiten pro Tag. Das heißt, an einem Tag isst du maximal zwei Kohlenhydratmahlzeiten, an einem nur eine und an einem

IS(S) GUT JETZT!

Tag gar keine. Wichtig dabei ist, dass du dieses 2-1-0-Prinzip nicht an drei aufeinanderfolgenden Tagen verfolgst, sondern immer einen Tag Pause dazwischen machst. An diesen Pausentagen machst du dir keine weiteren Gedanken und isst so wie sonst auch.

Beispiel: Am Montag isst du zweimal Kohlenhydrate, zum Beispiel zum Frühstück und abends. Dazwischen konzentrierst du dich auf Gemüse, Proteine, Fette und Öle. Am Dienstag isst du wie gewohnt, was du sonst auch isst. Am Mittwoch gibt es nur eine Kohlenhydratmahlzeit, am Donnerstag so viele du willst und am Freitag keine Kohlenhydratmahlzeit. Am Wochenende isst du, wie du magst.

Für alle Kohlenhydratmahlzeiten gibt es nur eine Bedingung: Iss dazu immer eine Portion frisches Obst oder Gemüse – und zwar abwechselnd abgebissen. Wenn du also ein Brötchen isst, folgt nach jedem Bissen zum Beispiel eine Kirschtomate. Immer im Wechsel. Wenn du Nudeln isst, beißt du nach jeder Gabel in ein Stück Paprika oder knabberst zum Wrap geschnittene Kohlrabisticks.

Zum Kuchen gibt es nach jeder Gabel einen Bissen Apfel und zum Müsli so viele Weintrauben, wie du Löffel in den Mund steckst. Das macht dich zusätzlich satt, bringt dir Nährstoffe und braucht im besten Falle mehr Zeit.

Was soll das bringen?

Ganz einfach: Da wir im Alltag in fast jeder Mahlzeit Kohlenhydrate zu uns nehmen und das häufig in verarbeiteter Form, können wir so unsere Kohlenhydratzufuhr wieder bewusst wahrnehmen und müssen für die Kohlenhydratpausen nach alternativen Lebensmitteln schauen, um was zwischen die Kiemen zu kriegen.

Das können Salate und Bowls auf Gemüsebasis sein, pflanzliche Proteine, Nüsse und Samen, Gemüseaufläufe, Ofengemüse, Obst, vor allem in Form von Zitrusfrüchten und Beeren und eventuell auch mal Backwaren auf kohlenhydratarmer Mehlbasis. Natürlich ist hier und da dennoch eine gewisse Menge Kohlenhydrate enthalten, aber das ist total okay.

Es handelt sich hierbei nicht um eine Low- oder No-Carb-Diät, sondern um eine bewusste Ernährungsweise, die uns immer wieder daran erinnert, wann wir vorschnell zu verarbeiteten Kohlenhydraten greifen wollen – denn die sind immer, überall und jederzeit verfügbar.

Es könnte also sein, dass du zur Mittagszeit denkst: Jetzt ein Brötchen oder einen Nudelsalat essen – und dann denkst: Ach, nein, das fällt ja heute mal aus. Durch die Staffelung von zwei auf eins auf null kannst du recht sanft die Kohlenhydratbremse treten und die „normalen" Tage dazwischen werden dich ganz automatisch ins Stocken bringen.

Wenn du zum belegten Brötchen greifst, wirst du recht bald denken: Huch, ich esse ja schon wieder ein Brötchen. Und du kannst es ruhig auch essen, nun ist es eine bewusste Entscheidung und du kannst theoretisch auch anderes Essen bevorzugen.

In meinen Coachings werde ich bei dieser Aufgabe spätestens nach dem ersten Tag gefragt:

Was esse ich denn dann?

Die Antworten darauf findest du mithilfe dieses Buch ganz von selbst und natürlich im Rezeptteil. Weitere Hilfestellung gebe ich dir in meinem Online-Coaching.

Schaue entweder nach und nach, wie du deine sonstigen Mahlzeiten ersetzen kannst, oder setze dich auch hier vorher hin und plane deine Woche ganz in Ruhe durch. Wenn du mit diesem Prinzip zurechtkommst, kannst du von Mal zu Mal tiefer eintauchen.

Dann isst du nicht mehr nur irgendwelche Kohlenhydratmahlzeiten, sondern schaust auf eine ausreichende Menge an Vitaminen, Mineralstoffen, Ballaststoffen, bevorzugst Gemüse, Hülsenfrüchte und Pseudogetreide, statt Brötchen und Pizza. Du kombinierst deine kohlenhydratfreien Mahlzeiten dann aus mehreren Proteinquellen und achtest auf Abwechslung und Qualität bei der Auswahl deiner Öle.

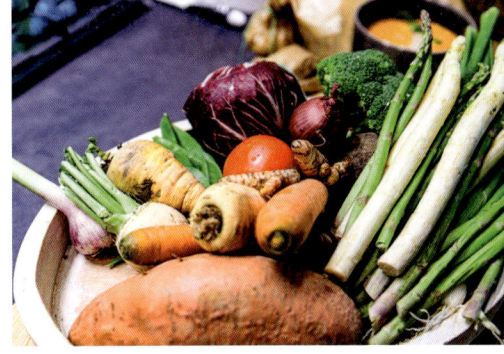

Die perfekte Grundlage für eine gesunde und nährstoffreiche Ernährung ist tatsächlich Gemüse. Und davon am liebsten viel. Low Carb oder High Protein brauchen wir nicht. Das Nonplusultra heißt **Plenty Plants** – **Plenty** bedeutet **Reichtum, Vielfalt, Menge.** Plants steht für Pflanzen in Form von Gemüse, Kräutern, Wildblumen, aber auch Obst und anderen Gewächsen, die uns alles liefern, was unser Körper braucht. Und davon gerne viel.

Im Buch *Die Küche der Zukunft – auf fleischloser Grundlage* von 1929 heißt es „Iß fünf- bis siebenmal so viele Kartoffeln, Gemüse und Früchte als andere Nahrung und bringe zu jeder Mahlzeit auch eine Schüssel Ungekochtes auf den Tisch[652]."

Nun gibt es Stimmen, die sagen: Das Gemüse von heute ist ja auch nicht mehr das, was es mal war, die Böden sind schlechter geworden und Obst wird auch meist importiert. Sicher begründete Einwände.

Aber: Das Billigfleisch von heute hat auch nicht mehr die gleiche Qualität wie ein Braten früher. Und die Klimabilanz von importiertem Obst und Gemüse ist immer noch deutlich besser als von argentinischen Rindersteaks. Entscheide dich also am besten für das Essen, das im Vergleich für die Umwelt und deine Gesundheit am besten ist.

Und nimm dir unbedingt Zeit. Die Umstellung ist ein Prozess, der genauso sanft passieren darf, wie die Entwicklung deiner bisherigen Essgewohnheiten.

IS(S) GUT JETZT!

AUFGABE 12: NEUE REZEPTE

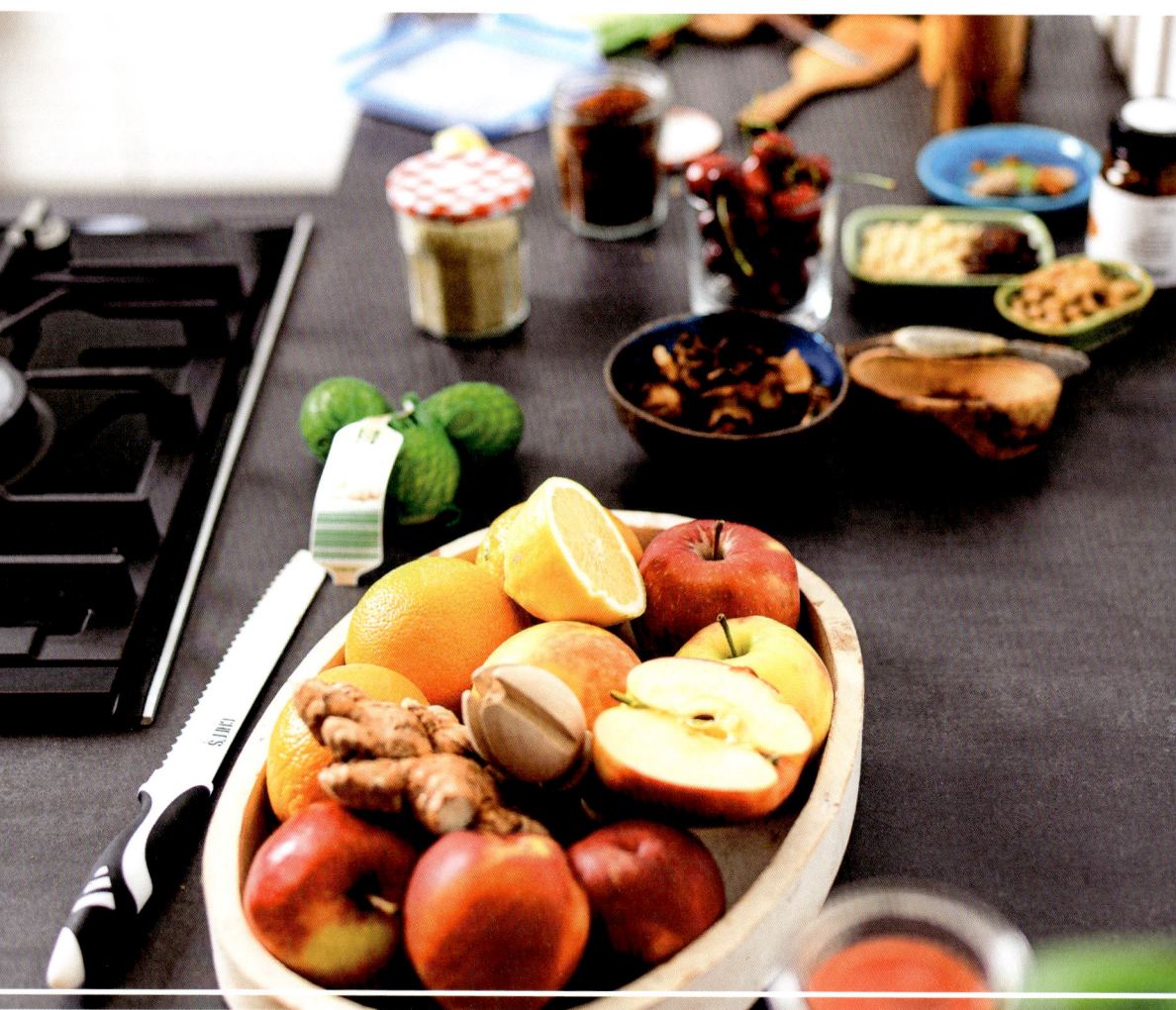

Traue dich an neue Rezepte ran. Wir haben oft einen Grundstock an Gerichten, die wir zubereiten. Darüber hinaus erscheint uns alles viel zu arbeitsintensiv, wir haben gefühlt keine Geschmacksgarantie, brauchen vielleicht Zutaten, die wir nicht vorrätig haben und mit denen wir uns nicht auskennen. Der Mensch ist ein Gewohnheitstier.

Beschäftige dich in dieser Aufgabe also explizit mit neuen Rezepten. Triff dich mit Freunden und schaue in deren Töpfe. Durchforste Rezeptblogs, Magazine und probiere unbedingt meine 18 Rezepte im nächsten Kapitel aus.

Sei dabei nicht zu verkopft. Es heißt nicht umsonst Kochkunst. Sei kreativ und halte dich nicht allzu starr an ein Rezept. Wenn du ein Süßkartoffelcurry machen willst, aber nur Steckrüben hast, dann tauschst du die Zutat eben aus.

Wenn du einen Teig zubereiten willst, probiere einfach mal Alternativen zu Milch und Eiern aus – (siehe Infokasten Ei-Ersatz, S. 148), spiele mit den angegebenen Zutaten und Mengen und verzichte auf Zucker. Wenn es dir hilft, lege dir Hilfsmittel zu, die dir Freude machen – zum Beispiel eine Küchenmaschine, einen Mixer, neues Geschirr, tolle Gläser. Oder organisiere einen Kochabend mit ein, zwei Freunden. Essen ist unser größtes Privileg und das Zubereiten unserer Mahlzeiten sollte fest dazu gehören.

4.7 DEIN ONLINE-COACHING

Im Online-Coaching begleite ich dich per Video durch die 12 Aufgaben. Du bekommst hilfreiches Zusatzmaterial wie Lebensmittellisten, Fragebögen, eine Vorlage für dein Ernährungstagebuch und alle Rezepte als Downloads. Ich zeige dir im Detail, wie du deine ersten eigenen Sprossen ziehen kannst. Und zum Abschluss deiner 12 Aufgaben bekommst du außerdem eine wohlverdiente Urkunde. Werde dein eigener Food Coach und führe dein Leben so, wie es für dich am besten is(s)t.

Hier geht es zum Online-Coaching

IS(S) GUT JETZT!

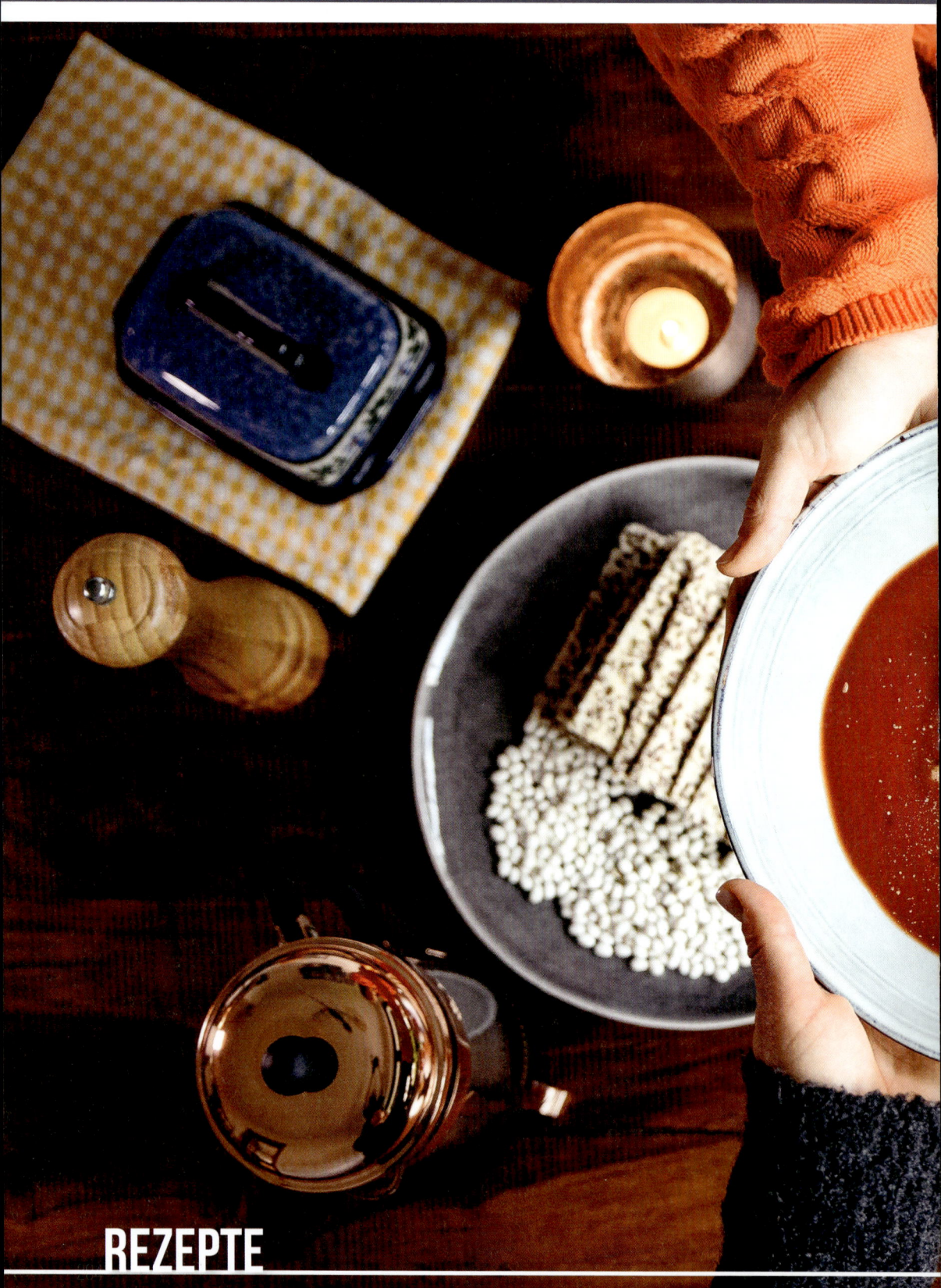

REZEPTE

REZEPTE

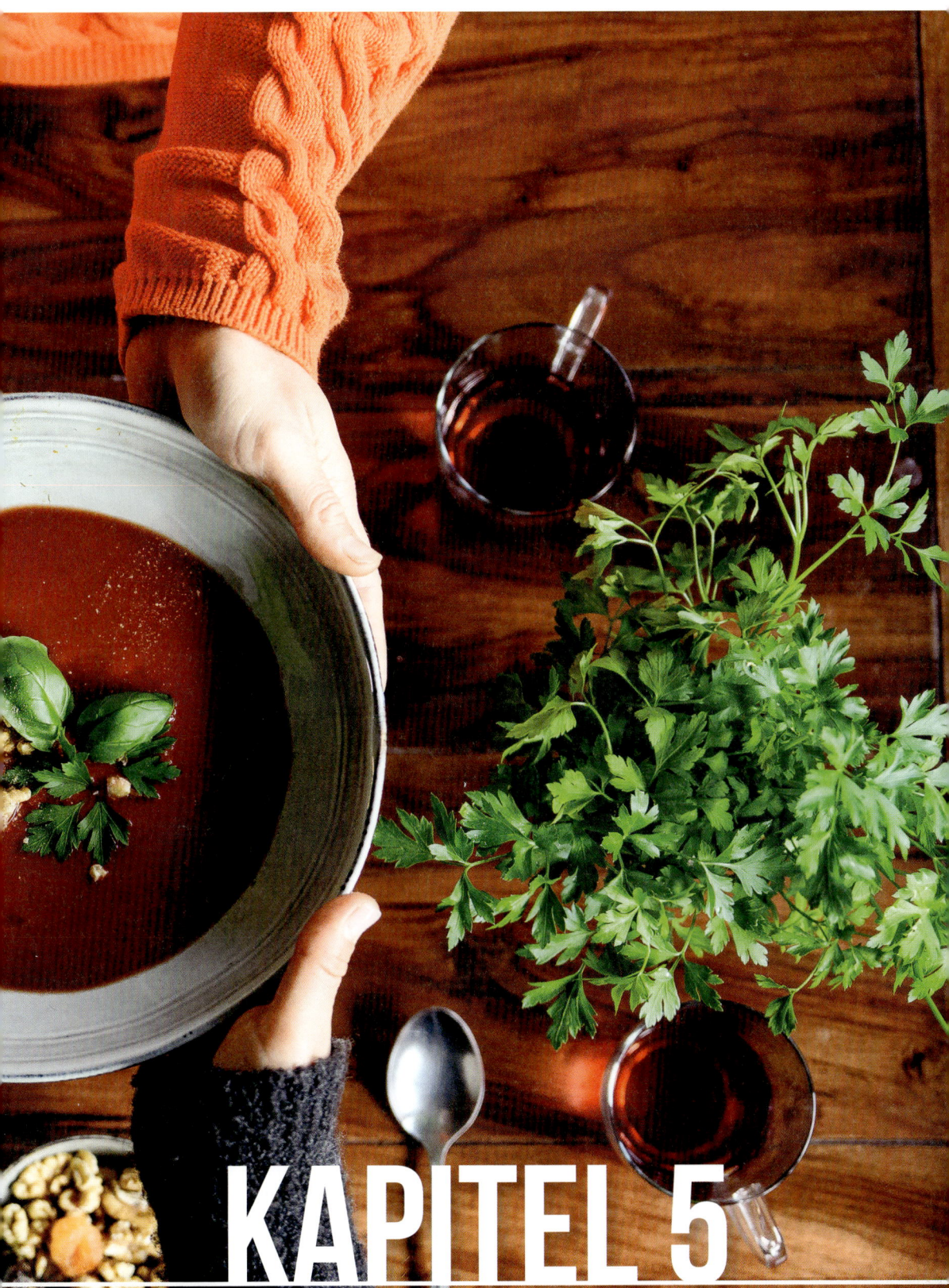

KAPITEL 5

IS(S) GUT JETZT!

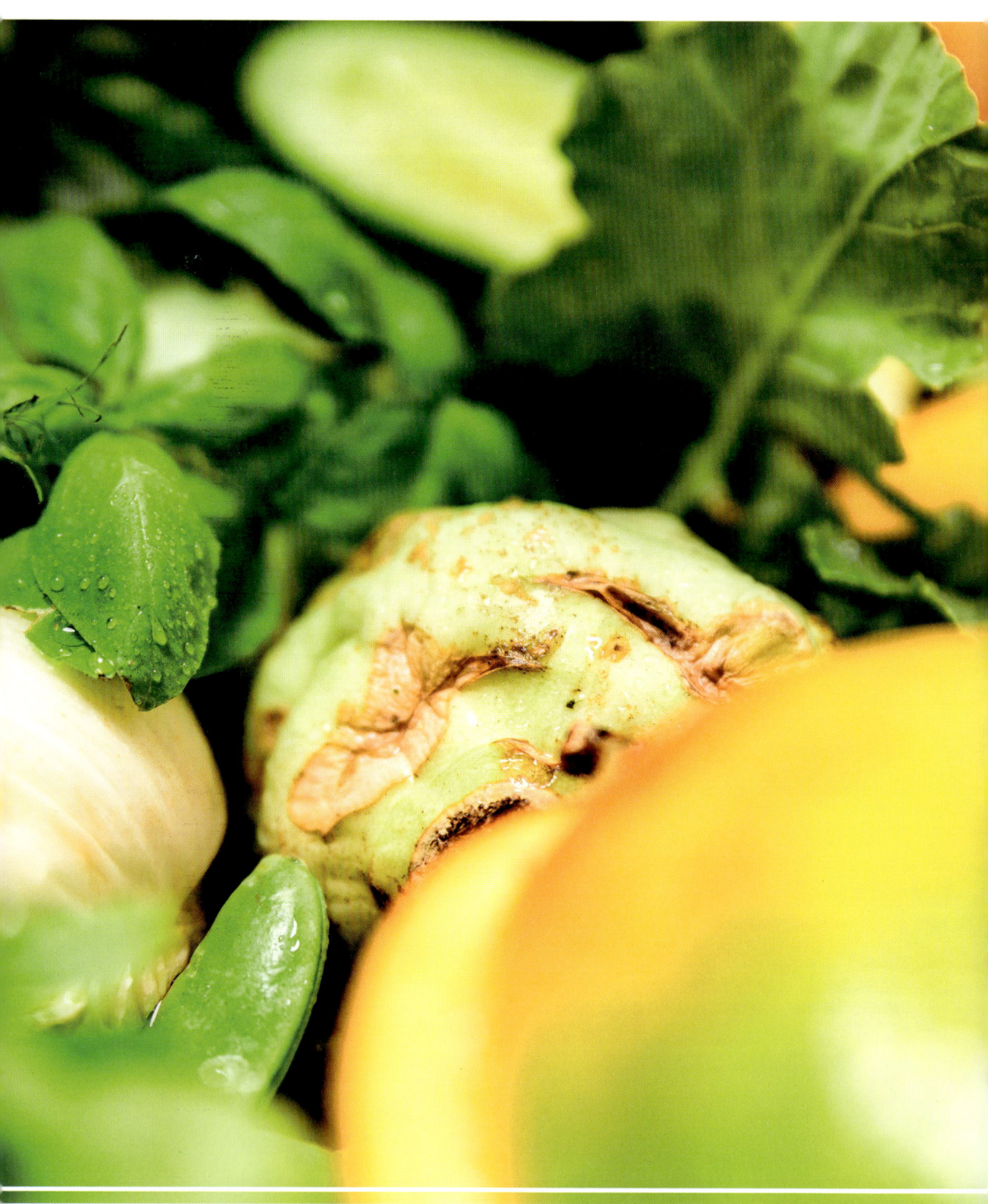

REZEPTE

Ich liebe es zu kochen und das am liebsten nach Gefühl. Wenn mich Freunde nach dem Rezept für mein Thaicurry oder für andere Gerichte fragen, kann ich meistens gar nicht so richtig antworten, weil immer andere Zutaten drin sind – eben all das, was gerade da ist.

Da ich versuche, möglichst saisonal und regional einzukaufen und auch bei der Lebensmittelrettung[653] immer unterschiedliche Sachen bekomme, verwerte ich alles nach Lust und Laune*. Oft findest du bei mir also nur grobe Mengenangaben. Sei frei und kreativ und koche gerne intuitiv. Ich gebe dir gerne ein paar Hilfestellungen, aber glaube mir, das Beste kommt dabei raus, wenn du deinem Bauchgefühl folgst.

Hier und da musst du vielleicht auch mal einen Fehlversuch hinnehmen, aber so bleiben die Sachen, die klappen und lecker sind, am ehesten hängen. Wichtig ist mir, dir zu vermitteln, dass Kochen weder ein Hexenwerk noch eine total zeitaufwendige Sache ist. Klar gibt es Gerichte, die länger brauchen, aber Kochen lässt sich durchaus in den Alltag integrieren.

Wer mit Familie, Job und Freizeit vollkommen ausgelastet ist, braucht einfach ein paar neue Gewohnheiten, Strukturen und Abläufe. Viele Sachen lassen sich prima vorbereiten – dann hast du etwas Frisches zu essen, am nächsten Tag etwas zum Mitnehmen und dann auch noch zum Einfrieren oder eine Basis für ein völlig neues Gericht am dritten Tag.

Lasse dich treiben und traue dich. Denn wenn du es nicht machst, wer macht es dann? Is(s) gut jetzt!

---

* *Bei mir in Engelskirchen gibt es eine Ortsgruppe des Vereins „Die Tonne bleibt leer e.V.", um Lebensmittel aus Supermärkten zu retten. Zum Teil sind sie gerade abgelaufen, zum Teil überproduziert oder nicht abverkauft worden. Die Mitglieder der Gruppe können dann gegen eine Spende Obst, Gemüse, Brot und Kühlwaren „retten" und zu Hause verwerten.*

IS(S) GUT JETZT!

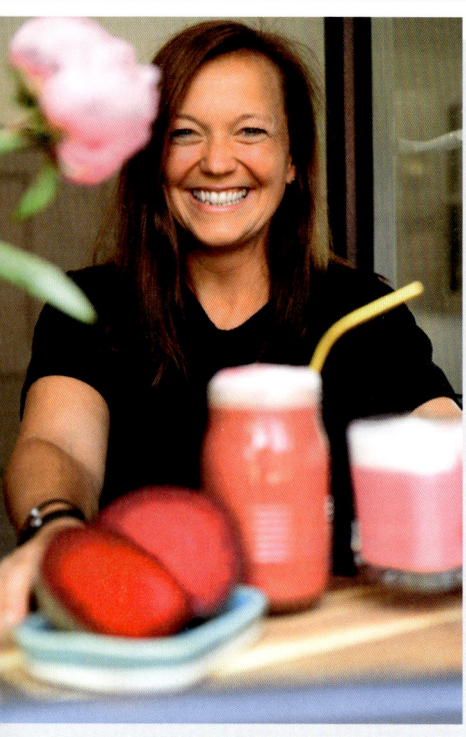

PINK BULLET-KAFFEE
(AUCH ALS TEE ODER OHNE KAFFEE MÖGLICH) (ENERGIELADUNG)

ZUTATEN

1 Tasse Kaffee

Sojadrink oder Barista-Haferdrink

Rote-Beete-Saft

1 TL Leinöl (oder anderes pflanzliches Öl)

Gegebenenfalls 1 TL Agavendicksaft oder Honig

Bereite deinen Kaffee wie gewohnt zu und stelle ihn beiseite. Teile jetzt deine gewünschte Menge Pflanzendrink in zwei Portionen ein. Eine Portion schäumst du mit dem Milchaufschäumer, Pürierstab oder Mixer auf und gibst sie auf den Kaffee.

Die andere Hälfte färbst du mit der Roten Beete pink ein und gibst einen Teelöffel Öl hinzu – das bringt Power, Geschmack und noch besseren Schaum. Du kannst Rote Beete aus dem Glas nehmen und sie in den Pflanzendrink abtropfen lassen oder eine frische Knolle vierteln und die Stücke in den Drink legen, bis er eine schöne pralle Farbe hat.

Schäume jetzt die pinke Portion Pflanzendrink ebenfalls auf und gib sie auf den weißen Schaum. Nach und nach vermischen sich die Farben und du bekommst einen wunderbaren Pink-Bullet-Kaffee. Lasse ihn dir schmecken!

Nicht vergessen: Pflanzendrinks enthalten je nach Sorte zwischen bis zu 10 Gramm Kohlenhydrate pro 100 Milliliter (der Kokosdrink hat weniger KH, Hirse- und Reisdrink am meisten) – nicht selten auch teilweise aus zugesetztem Zucker. Außerdem sind hier – bis auf Sojadrinks – oft weniger Proteine enthalten als in Kuhmilch. Weil Soja sehr proteinreich ist, schäumt dieser Drink auch am besten.

Wenn du dein Getränk süßt, wird es zu einem echten Energiebündel. Sei dir also darüber im Klaren, dass es sich hier eher um eine Trinkmahlzeit handelt als um ein Getränk. Passt perfekt für alle, die morgens nichts Festes essen können oder ein, zwei Stunden vor dem Sport Energie tanken möchten.

In der schlankeren Variante nimmst du einen Pflanzendrink ohne Zuckerzusatz und lässt den Löffel Extrasüße weg. Auch kalt superlecker! Dann einfach den Kaffee morgens oder am Vortag vorbereiten, im Kühlschrank kaltstellen und den pinken Schaum frisch zubereiten.

Kalte Pflanzendrinks lassen sich übrigens besser aufschäumen als zimmerwarme und nicht jede Sorte funktioniert gleich gut. Probiere ein bisschen aus, bis du dein perfektes Krönchen hast.

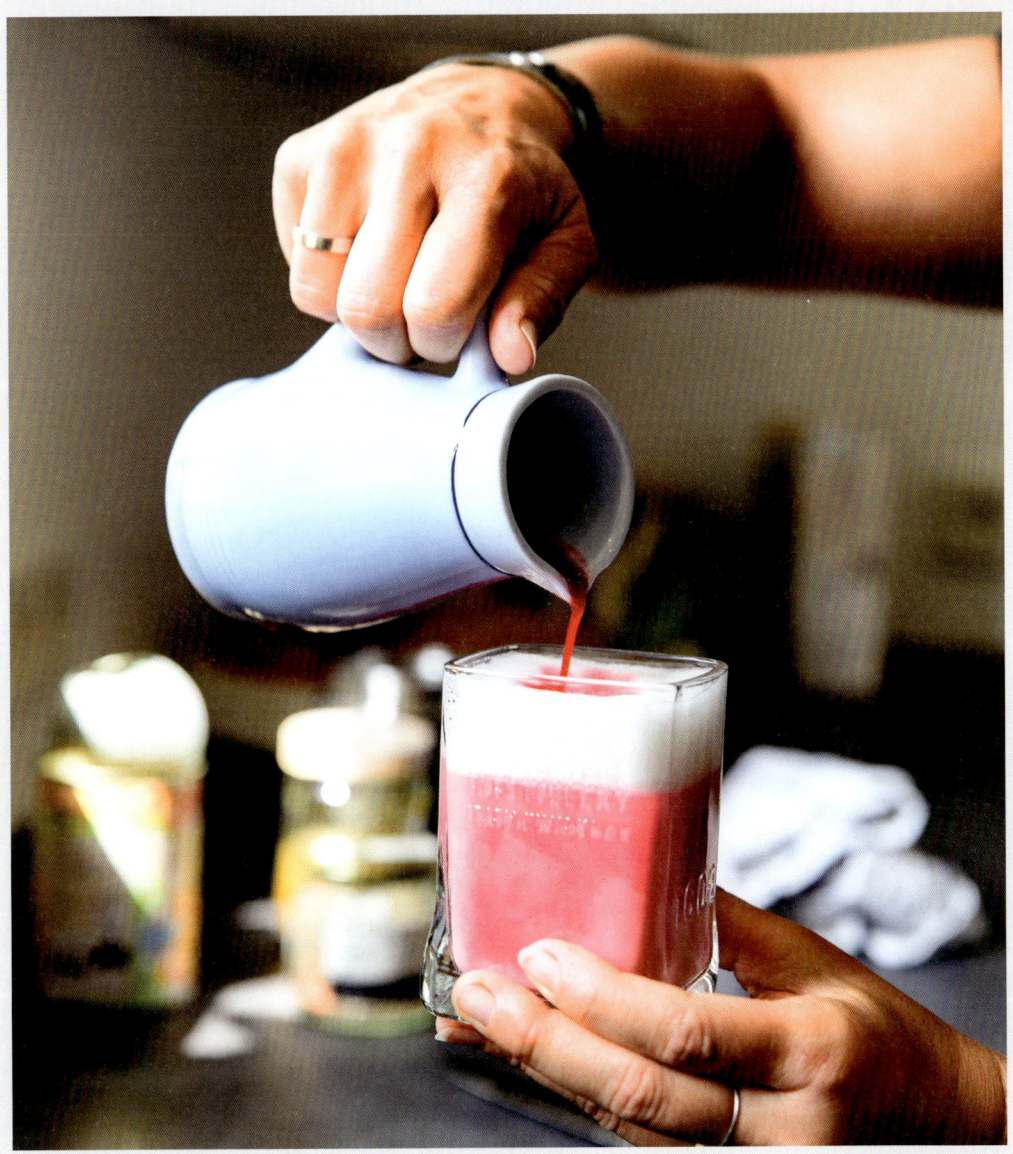

IS(S) GUT JETZT!

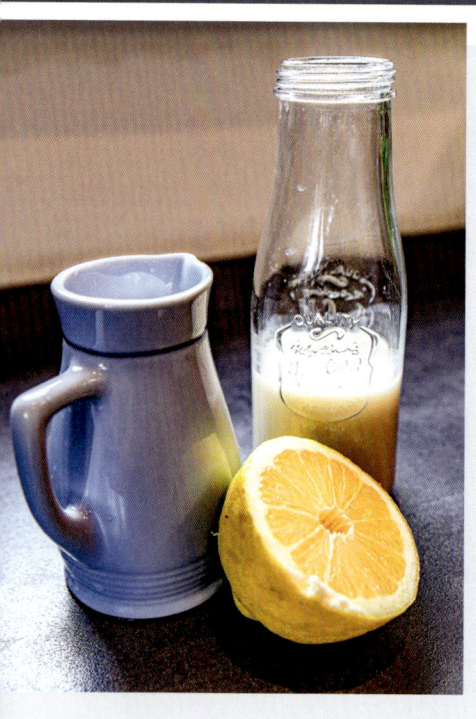

DIGI-DRINK
PFLANZLICHE BUTTERMILCH (FERMENTIERTES)
DIGI STEHT FÜR DIGESTION, ALSO ZUR UNTERSTÜTZUNG DER VERDAUUNG – ERFRISCHEND UND GESUND!

ZUTATEN

Sojadrink*

*Dieser hat einen ähnlichen Proteingehalt wie Kuhmilch und gerinnt dadurch am besten. Klappt aber auch mit Hafer- und Reisdrinks.

1 Bio-Zitrone

Einmachglas oder kleine Glasflasche

Durch Zugabe von Säure aus Zitronensaft oder Apfelessig gerinnt das Protein im Pflanzendrink und er wird erfrischend sauer – eine Wohltat für den Darm. Du kannst den Drink nach zwei Minuten kalt genießen oder ihn fermentieren. Dafür gibst du die Zitronen-Drink-Mischung in ein luftdichtes Glas und lässt sie je nach gewünschter Säure ein bis vier Tage bei Zimmertemperatur stehen.

Beim Fermentieren wird unter Ausschluss von Sauerstoff der natürlich enthaltene Zucker im Pflanzendrink in Milchsäure umgewandelt und das Produkt schmeckt von Tag zu Tag etwas saurer. Milchsäurebakterien unterstützen die Verdauung und eine gesunde Darmflora.

Am Anfang kostet es vielleicht kurz Überwindung, etwas zu trinken, das einige Zeit einfach auf der Fensterbank vor sich hingegärt ist. Aber genauso kannst du auch echte Buttermilch machen – kenne ich von meiner Oma. Nach mehreren Tagen wird die Milch sogar stichfest und perfekt zum Löffeln. Beide Varianten schmecken garantiert besser als jedes gekaufte Produkt.

Wenn du zu viel gemacht hast, mache aus dem übrigen Digi-Drink fluffige Pfannkuchen. Dafür mischst du 250 Milliliter Digi-Drink mit 200 Gramm Mehl, 2 TL Backpulver, einer Prise Salz, Mineralwasser und, wenn du magst, mit hellen Flohsamenschalen oder einer reifen Banane zum Binden. In Öl oder einer beschichteten Pfanne ohne Öl ausbacken, Zimt drauf, genießen.

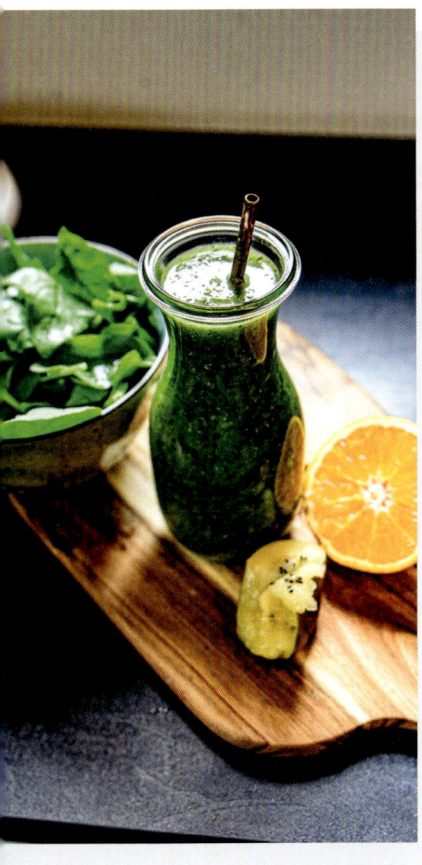

GREEN POPEYE SMOOTHIE

(VITAMINBOMBE)

ZUTATEN

Spinat

Gurke

Staudensellerie

Orange

Banane

Apfel

Leinsamen

Rapsöl

Minze

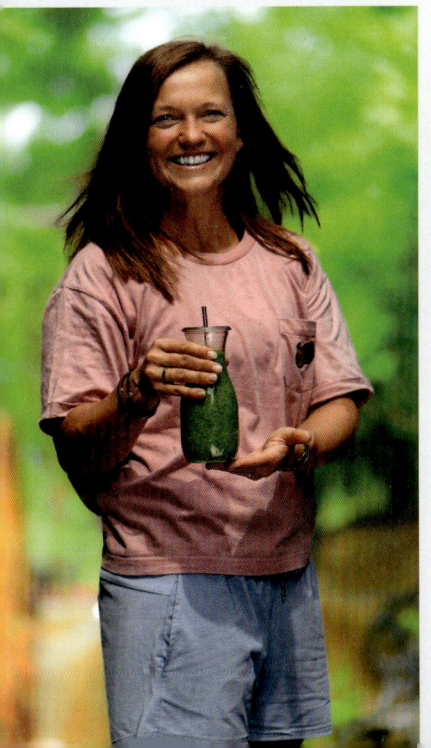

Mische nach Lust und Laune zwei Hände voll Spinat mit allem, was grün ist und dir in die Hände fällt. Ich mag die kräftige Mischung mit ein Drittel Biogurke samt Schale und ein paar Stangen Staudensellerie samt Blättern. Du kannst auch Kiwi, Avocado, Trauben, Birne oder einen grünen Apfel, Brennnesseln, Rucola oder Mangold hinzugeben.

Das Gemüse bestimmt meist den Geschmack, Orange und Banane sorgen für die Fruchtigkeit. Frische oder getrocknete Minze verleihen dem Green Popeye einen Extra-Frische-Kick.

Am Ende gibst du einen Esslöffel Leinsamenschrot (ganze Leinsamenkörner vorher im Mixer schreddern oder mit dem Handmörser aufbrechen) und einen EL Rapsöl dazu. Guten Appetit!

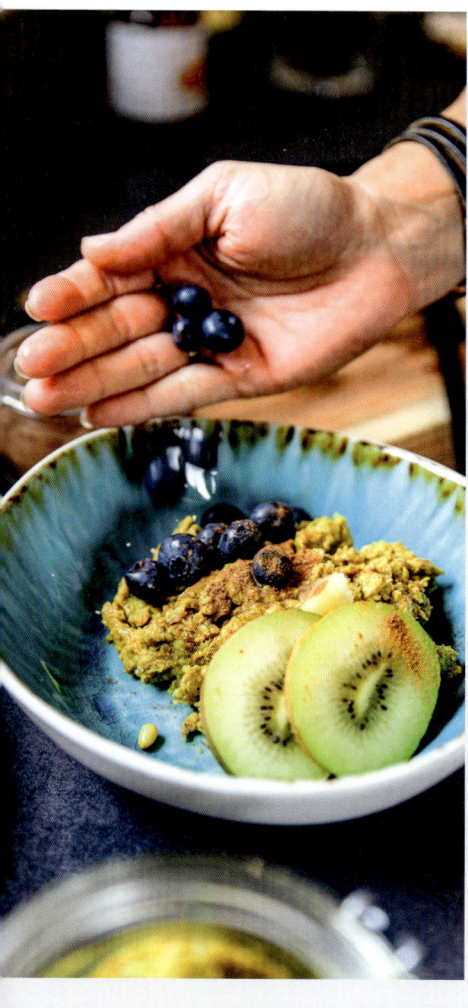

GOLDEN PORRIDGE

(NÄHRSTOFFBOOSTER)

ZUTATEN

2 Hände voll Nüsse (Walnüsse, Pecannüsse, Cashews, Haselnüsse)

6 EL Getreideflocken (Hafer, Buchweizen oder Hirse)

2 EL Samen (Leinsamenschrot, Chiasamen oder Flohsamenschalen)

500 ml Kokos-, Soja- oder Haferdrink

2 EL Kokosöl

Obst nach Wahl

Ein paar Pfefferkörner

Frischer Ingwer

1 TL Kurkuma (frisch oder als Pulver)

1 TL Muskat

½ TL Zimt

Das Golden Porridge schmeckt warm am allerbesten. Im Kühlschrank wird es fest, du kannst aber durch Zugabe von Flüssigkeit oder Erwärmung wieder eine lockere Konsistenz bekommen.

Je mehr Muskat, Kurkuma, Ingwer und Pfeffer du zugibst, desto würziger wird das Porridge. Sei am Anfang gerne etwas sparsamer damit und steigere dich, wenn du mehr willst.

Achtung: Kurkuma färbt Arbeitsflächen, Brettchen, Stoff und Haut tieforange und die Farbe geht schlecht wieder raus. Also Vorsicht beim Schneiden und beim Essen – oder besser gesagt beim Kleckern.

Die Nüsse hacken oder im Mixer grob zerkleinern und zur Seite stellen. Die Pfefferkörner mörsern, Ingwer und Kurkuma reiben oder hacken. Dann die Flocken mit dem Pflanzendrink aufkochen, Nüsse und Gewürzmischung zugeben und anschließend acht Minuten ziehen lassen.

Für die letzten zwei Minuten gibst du dein Obst in Stücken dazu. Eine Banane und ein paar Nüsse kannst du mit Kokosöl in der Pfanne anrösten und als Topping oben drauflegen. Oder du rührst das Kokosöl direkt mit ins Porridge.

Als essbare Deko machen sich Blüten oder Basilikum sehr gut. Ansonsten Beeren, etwas Zimt und zwei Scheiben Kiwi obendrauf und dann ab in die Luke mit dem warmen Golden Porridge.

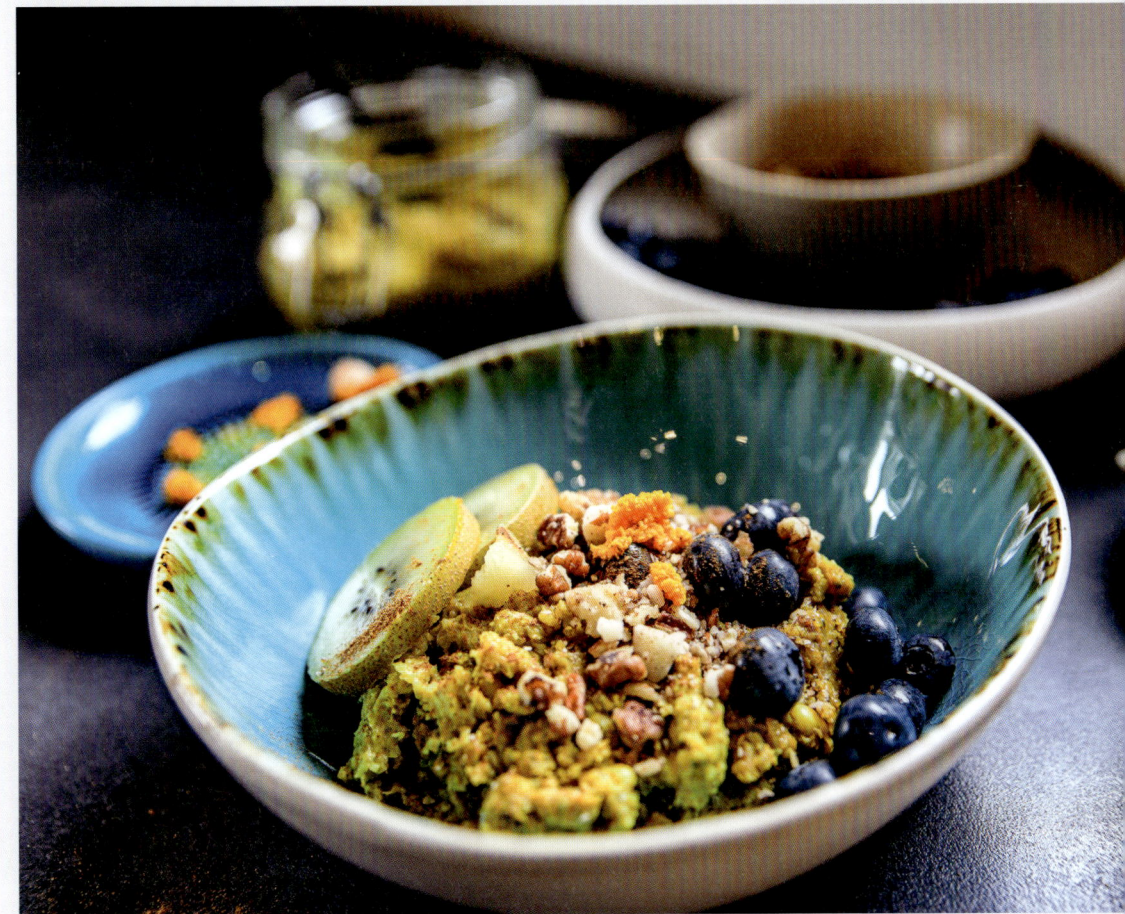

IS(S) GUT JETZT!

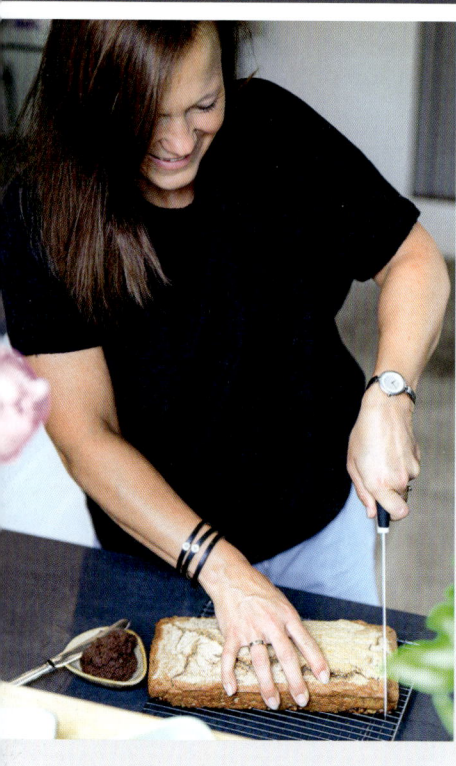

SAUERTEIGBROT

(FERMENTIERTES)

ZUTATEN

350 g Mehl (glutenfreies Kichererbsen-, Kürbiskern-, Nuss-oder Buchweizenmehl oder klassisches Roggen-/Weizen-Dinkelmehl, gerne auch Vollkornmehl)

350 ml laufwarmes Wasser

Sauerteig ist ein natürliches Backtriebmittel, das deinen Brotteig locker und luftig werden lässt. Die entstehenden Hefen und Milchsäurebakterien machen das Brot gut verdaulich und der Teig schmeckt wunderbar würzig.

Du kannst fertigen Sauerteig kaufen, mit Nachbarn gegen deinen Kicherladen-Aufstrich (siehe nächstes Rezept) tauschen oder ihn ganz leicht selbst ziehen. Du brauchst ein Glas, saubere Arbeitsflächen und fünf Tage Geduld, bevor du mit dem Sauerteig backen kannst.

Vermische 100 Gramm Mehl mit 100 Milliliter Wasser und lasse den Teig 12 Stunden an einem warmen Ort ruhen. Am besten nimmst du eine große Schüssel und deckst sie mit einem Küchentuch ab. Nach den 12 Stunden umrühren und noch einmal genau so lange ruhen lassen. Nun gibst du alle 12 Stunden 100 Gramm der Zutaten dazu, rührst alles um und wartest wieder. Am Ende gibst du die übrigen 50 Gramm Mehl und 50 Milliliter warmes Wasser dazu und wartest 24 Stunden ab. Am fünften Tag ist der Teig backbereit.

Temperaturen über 35 Grad Celsius sind ungünstig für den Gärprozess. Bei Raumtemperatur um die 22 Grad Celsius oder auf der Fensterbank mit leichter Sonneneinstrahlung ist es optimal. Auch im Backofen ist eine Anzucht möglich, aber natürlich mit Energieverbrauch verbunden. Im Winter stellst du den Teig also besser in die Nähe einer Heizung.

Nimm die Hälfte des fertigen Sauerteigs und fülle ihn in ein Einmachglas. Im Kühlschrank kannst du den Sauerteigansatz lange halten und für die Weiterverwendung immer wieder durch Zugabe von Mehl und lauwarmem Wasser verdoppeln, wieder die Hälfte kaltstellen und die andere Hälfte zum Backen nutzen.

Gib in etwa gleichen Teilen Mehl und warmes Wasser dazu, bis eine schöne, luftige Teigmasse entsteht. Die kannst du noch ein wenig salzen, Kräuter oder Nüsse hinzugeben und dann für rund 45 Minuten bei 180 Grad Celsius im Ofen backen.

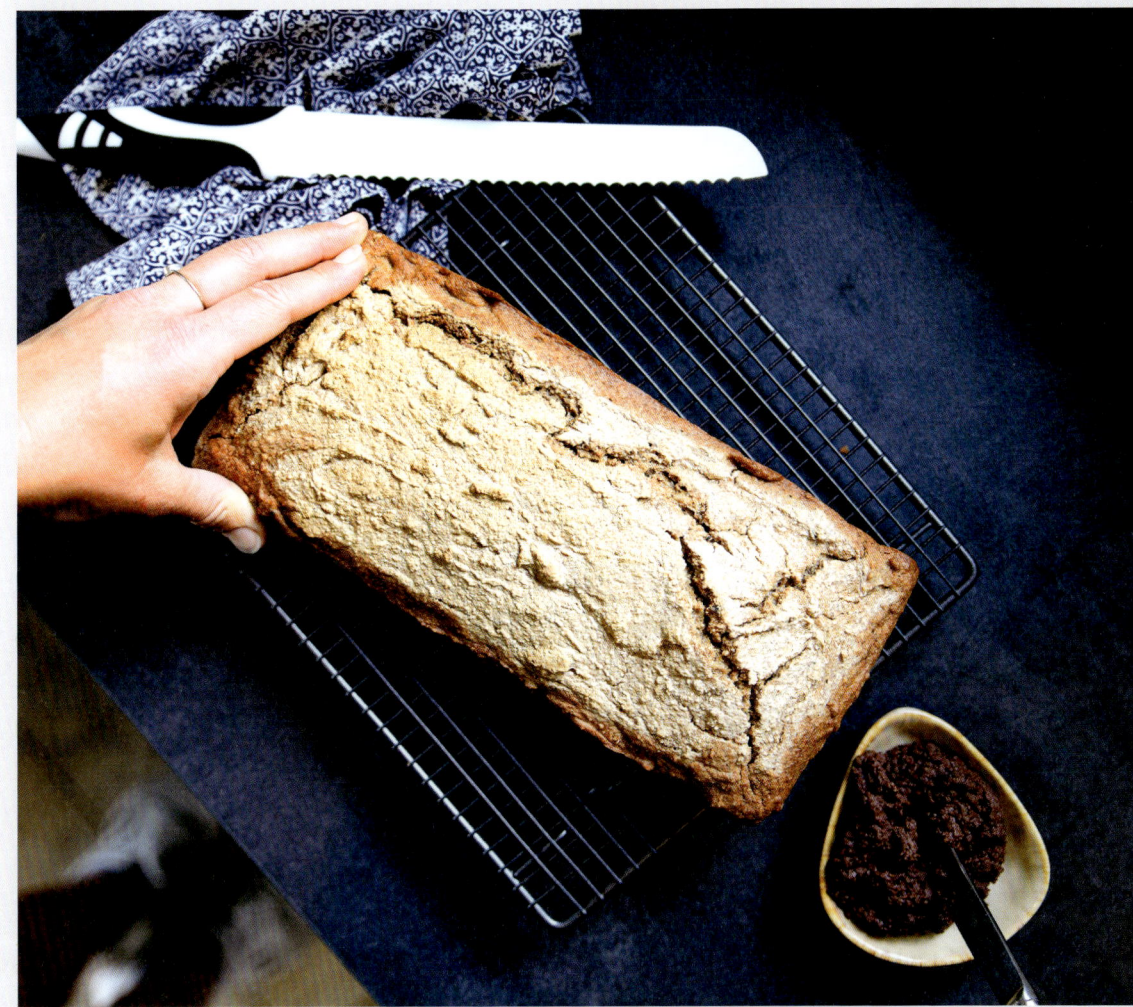

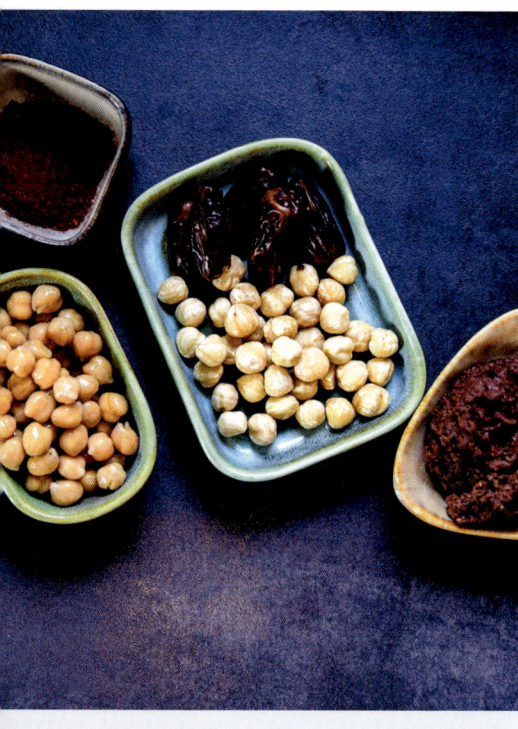

KICHERLADE

(GESUNDES SÜSSES)

ZUTATEN

Kirchererbsen aus dem Glas

40 g Nüsse (Walnüsse, Haselnüsse, Pecannüsse) – geht aber auch mit Sonnenblumenkernen

5 Datteln

Backkakao

100 ml Pflanzendrink

Wer mag, Süße aus Agavendicksaft, Holunderblütensirup oder Honig

Du liebst Schokocreme, aber möchtest auf Palmöl, Zucker und Aromen verzichten? Dann mache deinen Aufstrich einfach selbst – aus nur fünf-(einhalb) Zutaten.

Nüsse im Mixer hacken, entkernte Datteln und abgetropfte Kichererbsen dazugeben und mit dem Backkakao und dem Pflanzendrink aufschlagen, bis ein cremiger Aufstrich entsteht. Bei Bedarf ein wenig süßen und ab auf das frische Sauerteigbrot. Hmmmm, lecker ...

Achtung: Das Wasser der Kichererbsen unbedingt auffangen – Aquafaba ist perfekt als Eischnee-Ersatz für Süßspeisen, Schaumkronen auf Gemüsesuppen oder pflanzliche Mayonnaise.

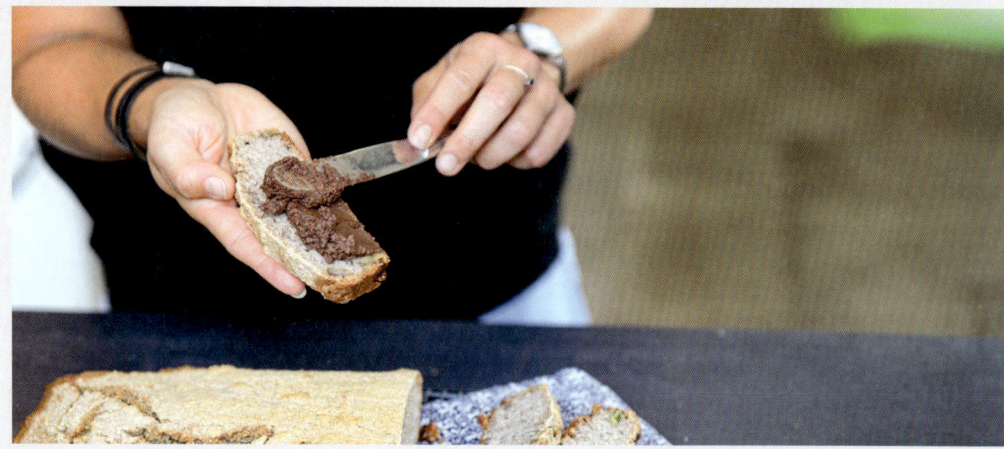

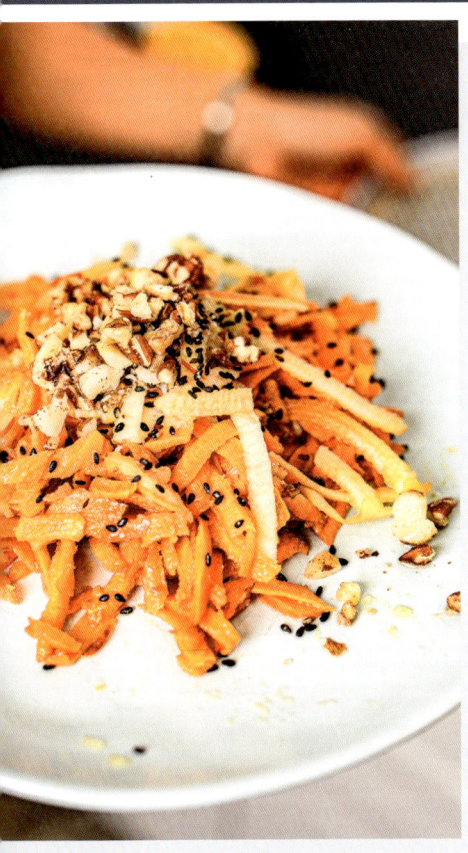

KAROTTEN-APFEL-SALAT MIT SCHWARZEM SESAM

(LOW CARB)

ZUTATEN

5 große Bio-Karotten samt Grün

1 großer Apfel

1 Bio-Zitrone

Schwarzer Sesam

Kreuzkümmel

Salz und Pfeffer

Essig und Senf

Bei Bedarf natürliche Süße

Karotten und Apfel gut waschen – Waschwasser zum Blumengießen auffangen – und in der Küchenmaschine zu dünnen Stiften schneiden oder mit der Reibe kleinmachen. Mit dem Saft der Zitrone beträufeln, Sauce aus Essig, Senf, Salz, Pfeffer und Süße untermischen, mit Kreuzkümmel bestreuen und mit gehacktem Karottengrün toppen. Schmeckt auch prima im grünen Salat oder auf einer dicken Stulle. Außerdem kannst du mit den Salatresten wunderbar einen Gemüseauflauf bedecken und das Ganze knusprig überbacken.

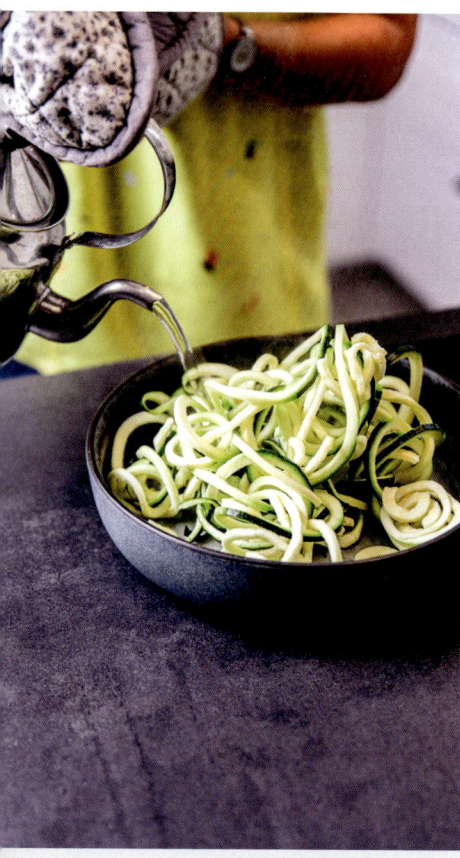

ZICK-ZACK-ZOODLES

(LOW CARB)

ZUTATEN

4 Zucchinis

2 Hände Sonnenblumenkerne oder ein Paket Reiswaffeln

1 Zwiebel, 1 Knoblauchzehe

Parpikapulver, Cayennepfeffer

100 g Tomatenmark

Öl

Hefeflocken

Gehackte Cashewkerne

Salz, Pfeffer

Zucchininudeln sind schnell gemacht, ein prima Nährstofflieferant und gesunder Sattmacher ohne viele Kohlenhydrate. Du brauchst nur einen Spiraldreher für die Hand oder einen Aufsatz für deine Küchenmaschine und schon kann es losgehen. Obendrauf kommen pflanzliches Hack – selbstgemacht aus Sonnenblumenkernen oder Reiswaffeln – und pflanzliches Parmesan.

Drehe die Zucchinis durch den Spiraldreher und stelle die Zoodles zur Seite. Dann machst du dein pflanzliches Hack aus geschredderten Sonnenblumenkernen – einfach zusammen mit der Zwiebel und dem Knoblauch im Mixer zerkleinern, Tomatenmark unterrühren, salzen und anbraten. Oder du nimmst ein Paket Reiswaffeln, gibst sie geviertelt mit 300 Millilitern Wasser, der Zwiebel, dem Knoblauch und dem Tomatenmark in den Mixer. Dann abschmecken und anbraten – am besten mit festem Pflanzenfett. Am Ende Paprikapulver und Cayennepfeffer unterrühren, zur Seite stellen.

Jetzt mischst du eine Hand voll gehackte Cashewkerne mit den Hefeflocken und röstest die Mischung ohne Öl in einer Pfanne leicht an. Übergieße die Zoodles mit kochendem Wasser oder lege sie für zwei Minuten in einen Topf voller kochendem Wasser. Das Wasser beim Abgießen auffangen – daraus kannst du eine leckere Brühe oder Suppe machen. Die Zoodles auf einem Pastateller anrichten, dein Hack darüber geben und mit dem Cashew-Crunch oder auch mit „falschem Parmesan" bestreuen. Nach Bedarf mit Salz und Pfeffer würzen und dann lass es dir schmecken.

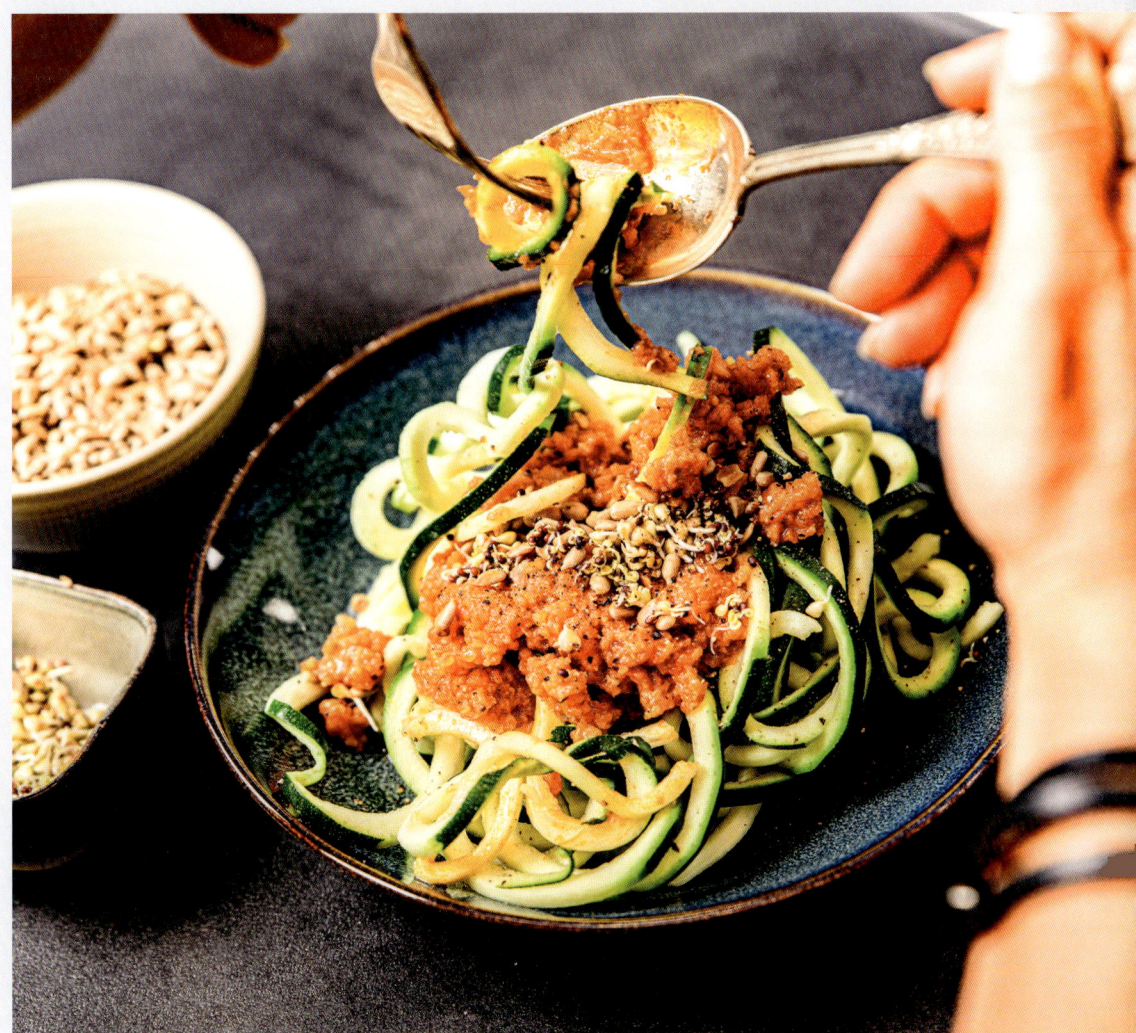

IS(S) GUT JETZT!

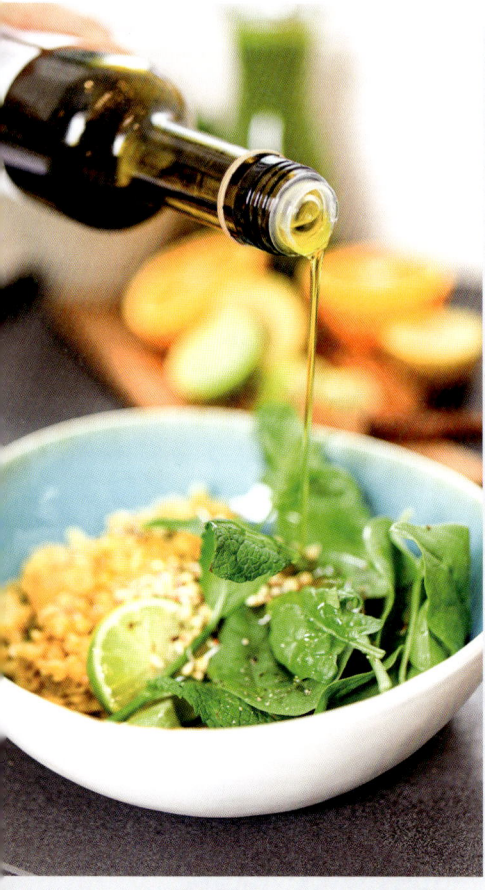

LINSEN-LIMETTEN-BOWL
(PROTEINPOWER UND BALLASTSTOFFBOOSTER)

ZUTATEN

250 g rote Linsen

2 Limetten

Bio-Spinatblätter

Sojajoghurt oder Tofu

Keimlinge*

Je 3 EL Raps- und Kürbiskernöl

Senf

Salz und Pfeffer

Apfel-, Himbeer- oder Balsamicoessig

Agavendicksaft oder Honig

Eine köstliche Bowl für lang anhaltende Energie, perfekte Sättigung (11 Gramm Ballaststoffe) und eine gute Portion Proteine (26 Gramm/100 Gramm ungekocht). Wenn du es bunter magst, kannst du die Bowl mit Gemüsesticks aus Paprika, Möhren, Gurke und Staudensellerie ergänzen und mit einer zweiten pflanzlichen Proteinquelle ergänzen – hierzu passt zum Beispiel der Digi-Drink ganz wunderbar, aber auch angerösteter Tofu oder Sojajoghurt passen prima.

Food Hack: Koche am besten mehr Linsen, als du für die Bowl brauchst. Daraus kannst du am nächsten Tag ein Linsencurry, einen Salat oder Linsenblinis in der Pfanne machen.

* Keimlinge kannst du fertig kaufen, zum Beispiel als Mungobohnen- oder Sojabohnensprossen. Noch besser ist, du ziehst sie selbst. Eine Anleitung dazu findest du auf www.ahornzeit.de/workshops oder als Teil des Online-Coachings

Die Linsen in der doppelten Menge Wasser kurz aufkochen und dann etwa 10 Minuten ziehen lassen, je nachdem, wie bissfest oder weich du sie am liebsten magst. Senf, Salz, Pfeffer, Essig und bei Bedarf etwas Süße mit dem Rapsöl zu einer sämigen Sauce vermischen und unter die Linsen heben, neben dem gewaschenen Spinat auf einem Teller anrichten und je nach Wunsch mit Sojajoghurt oder angeröstetem Tofu ergänzen.

Wenn du magst, schneide aus ein paar bunten Gemüsesorten Streifen, die du dazu knabbern kannst. Träufle eine gute Portion Kürbiskernöl über die Bowl, streue deine selbst gezogenen Keimlinge darauf und verziere die Bowl mit essbaren Wildkräutern oder Blumen wie Löwenzahn, Gänseblümchen, Goldnesseln oder Koriander. Am schönsten sind Bowls immer, wenn alle Zutaten einen eigenen Teil des Tellers bekommen, wie bei einer geschnittenen Pizza. Dann kannst du aus jedem Bereich etwas aufgabeln und die Zutaten auch mal unterschiedlich kombinieren.

Hier geht es zum Online-Coaching

IS(S) GUT JETZT!

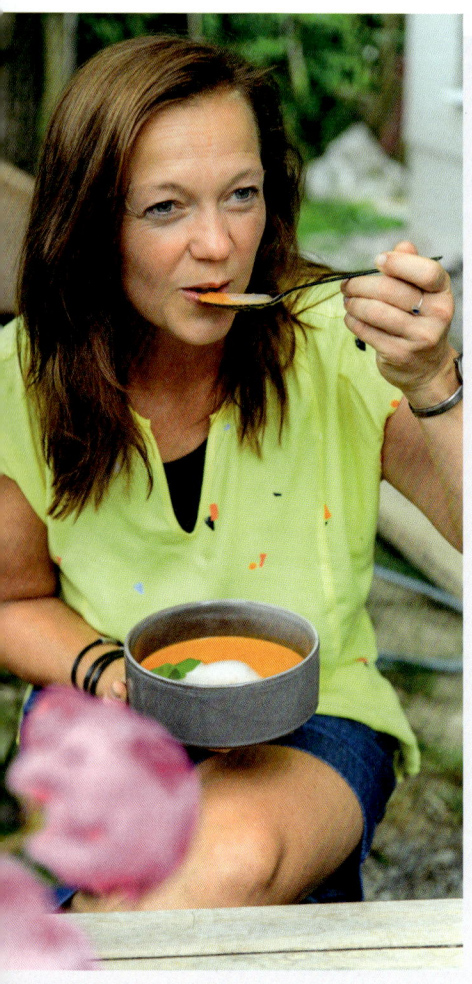

TOMATENSUPPE MIT KRÖNCHEN
(LOW CARB)

ZUTATEN

800-1.000 g frische Tomaten

400-500 ml Wasser

1 rote Zwiebel

3 Zehen Knoblauch

Olivenöl

100g Tomatenmark

2 Pinnchen trockener Rotwein oder Himbeeressig

1 Packung veganer Frischkäse oder pflanzliche Sahne

Aquafaba von Kichererbsen

Basilikum

Kürbiskernöl

Tomatensuppe geht immer, im Sommer auch kalt als leckerer dicker Saft und leichter Sattmacher, im Winter für wohlige Wärme im Bauch. Hübsch wird sie mit einer Schaumkrone aus Aquafaba und frischem Basilikum.

Zwiebeln und Knoblauch klein schneiden und mit Olivenöl sanft anbraten. Wein oder Essig, Tomatenmark und Gewürze zugeben, kurz mitandünsten und dann die geschnittenen Tomaten und das Wasser zugeben und mit Deckel 12 Minuten köcheln lassen.

Am Ende den Frischkäse oder die Sahne zugeben und pürieren, noch einmal abschmecken und in eine tiefe Suppenschale füllen. Das Abtropfwasser der Kichererbsen mit einem Schneebesen, Pürierstab oder Milchaufschäumer schaumig schlagen und zwei Esslöffel auf die Suppe legen, mit frischem Basilikum und etwas Kürbiskernöl verzieren und dann schmecken lassen.

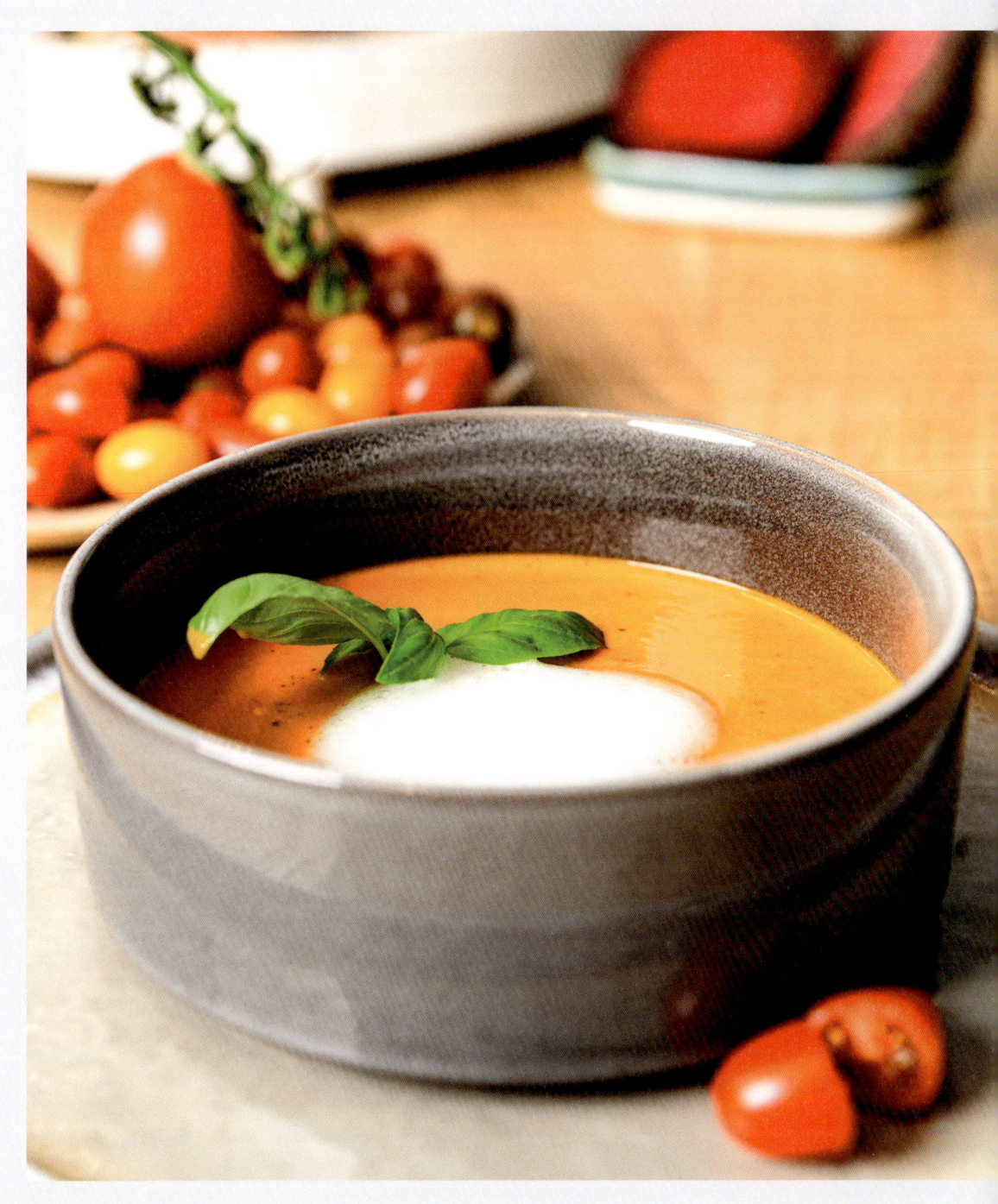

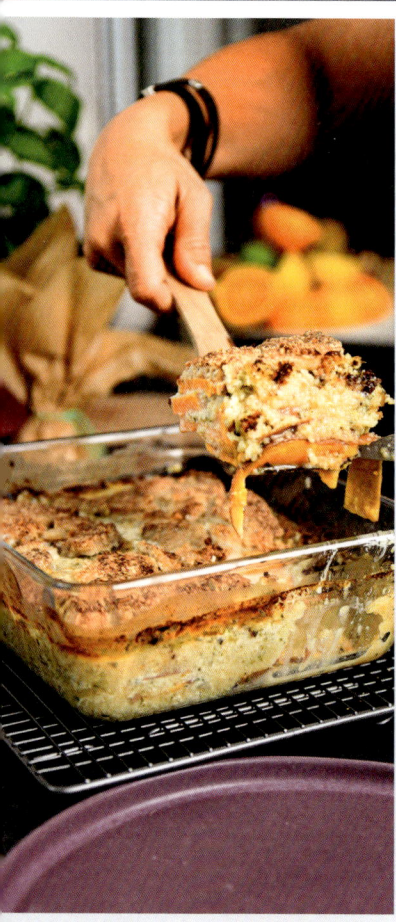

HIRSE-SÜSSKARTOFFEL-AUFLAUF MIT NOZZARELLA

(CARBO-LOAD)

ZUTATEN

SOSSE:	AUFLAUF:
500 ml Pflanzendrink deiner Wahl	Drei Süßkartoffeln
Flohsamenschalen	Eine Tasse Hirse
5 EL Hefeflocken	Öl
Salz und Pfeffer	
Chilipulver bei Bedarf	NOZARELLA:
Rosinen	2 Hände Cashewkerne
250 g Cashewkerne	Wasser
Wasser	Weiße Flohsamenschalen
	Salz

Ein köstlicher Auflauf mit selbstgemachtem Nozzarella. Bereite zunächst den Auflauf vor. Wenn er im Ofen ist, kümmerst du dich um den Nozzarella und legst ihn für die letzten 10 Minuten zum Überbacken auf den Auflauf.

Bereite zuerst die Auflaufsauce vor. Dafür mischt du deinen Pflanzendrink mit fünf Esslöffeln Hefeflocken und etwa drei Esslöffeln Flohsamenschalen – ich nehme am liebsten die weißen, geschälten. Schmecke die Sauce mit Salz und Pfeffer ab. Ich mag den Auflauf gerne scharf. Du kannst dafür zum Beispiel Chilipulver oder frische gehackte Chilischoten über jede Schicht streuen. Rühre die Rosinen unter und schau, dass die Sauce nicht zu dickflüssig wird. Zur Seite stellen.

Spüle die Hirse mit lauwarmem Wasser – fange das Waschwasser zum Blumengießen auf – und koche sie dann in der doppelten Menge Wasser kurz auf. Herd abstellen und Hirse mit Deckel quellen lassen. Bei Bedarf noch einmal etwas Wasser nachgeben – zum Beispiel das Zucchiniwasser vom Zoodle-Rezept.

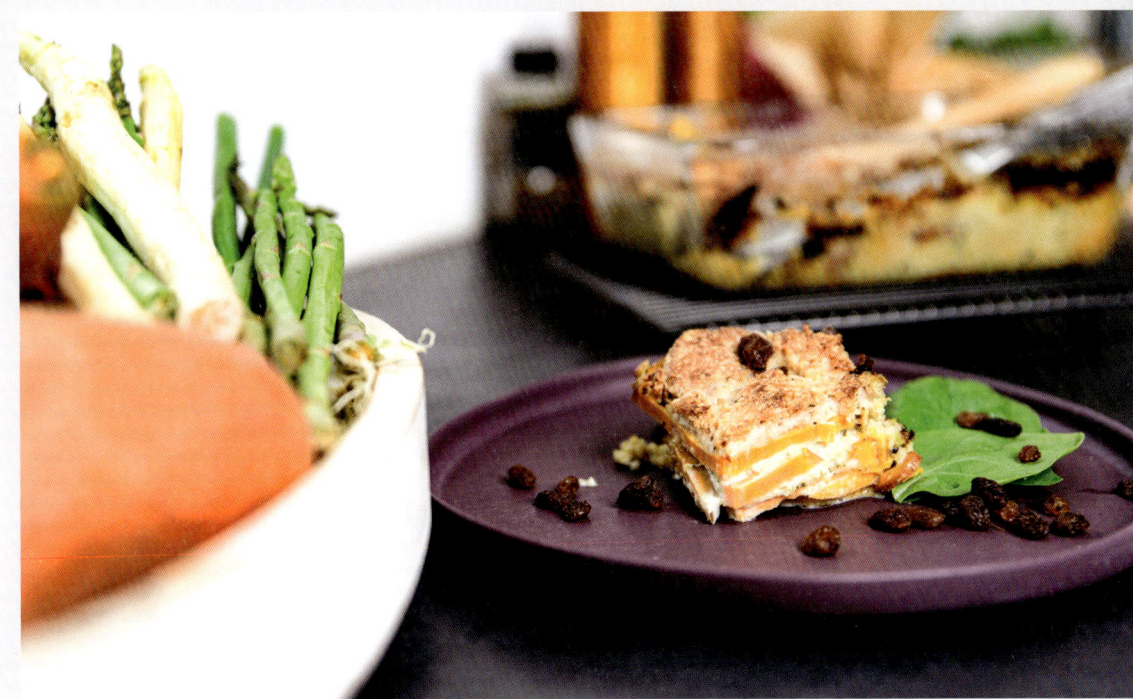

Während die Hirse quellen darf, schneidest du die gewaschenen Süßkartoffeln samt Schale in dünne Scheiben. Lege sie Schicht für Schicht in eine geölte Auflaufform, fülle die Lücken mit der gekochten Hirse und gib auf jede Schicht ein paar Löffel deiner Sauce dazu, damit sie sich beim Aufstapeln der nächsten Schicht verteilt und festdrückt. Wenn alle Süßkartoffeln und die Hirse verteilt sind, stell den Auflauf bei 180 Grad Celsius Umluft in den Ofen.

Jetzt bereitest du den Nozzarella vor. Übergieße zwei gehäufte Hände Cashewkerne mit kochendem Wasser und lasse sie 10 Minuten darin ziehen. Auch dieses Wasser kannst du beim Abschütten zum Blumengießen auffangen. Die abgetropften Cashewkerne gibst du mit frischem, lauwarmem Wasser und zwei Esslöffeln weißen Flohsamenschalen in den Mixer, sodass eine formbare, feste Masse entsteht. Salze sie, wenn du magst.

Du kannst jetzt sowohl Kugeln formen und sie plattdrücken, als hättest du Mozarrellascheiben, die du auf dem Auflauf verteilst. Du kannst die Masse aber auch auf den Auflauf bröseln oder eine Art große Teigplatte daraus formen und komplett auf den Auflauf legen. Auf Oberhitze umstellen und goldbraun backen. Auf dem Teller mit Rosinen betreuen und langsam genießen.

Wenn du noch Cashewcreme übrig hast, kannst du dir damit einen 1a pflanzlichen Nozarrella machen, indem du die Masse zu einer Kugel formst, diese in Backpapier legst und oben wie ein Riesenbonbon zubindest. Ab in den Kühlschrank. Am nächsten Tag schneidest du ihn in Scheiben und richtest damit zum Beispiel einen köstlichen Tomaten-Nozzarella-Teller an. Öl, Salz, Pfeffer und Basilikum drauf, fertig.

IS(S) GUT JETZT!

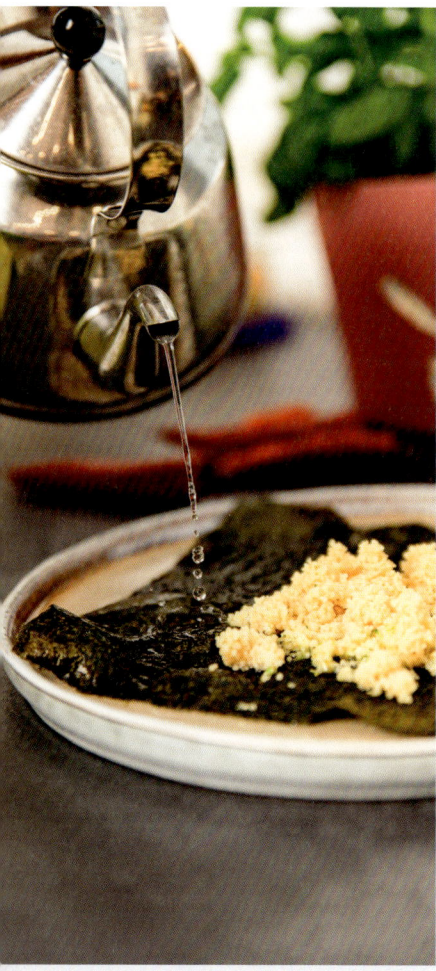

ALGENSALAT

(PROTEINPOWER)

ZUTATEN

Algen (Nori-Blätter, Wakame, Rotalgen)

Brokkoli

Couscous

Rapsöl

Tofu

Sesam

Erdnussbutter

Braunes Mandelmus

Pflanzendrink

Sonnenblumenkerne

Eingelegter Ingwer

Algen bringen das Meer auf deinen Teller und sind erfrischendes, teils knackiges Gemüse. Taste dich einfach mal ran. Die Auswahl wird immer größer und bunter.

Lege ein Nori-Blatt auf einen großen Teller, streue einen Esslöffel Rotalgen darüber und übergieße das Ganze vorsichtig mit ganz wenig kochendem Wasser, sodass das Nori-Blatt gerade nass wird. Lasse die Algen ziehen.

Im Mixer bereitest du eine Mischung aus frischem, gewaschenem Bio-Brokkoli und gequollenem Couscous zu – dafür gibst du die Brokkoliröschen in den Mixer und stellst auf starker Stufe drei Sekunden das Messer an. Du kannst den Brokkoli aber natürlich auch einfach in kleine Röschen brechen und mit dem Couscous und dem Öl mischen. Schmecke die Mischung nach deinem Gusto ab und gib ein paar große Löffel davon auf das eingeweichte Nori-Blatt.

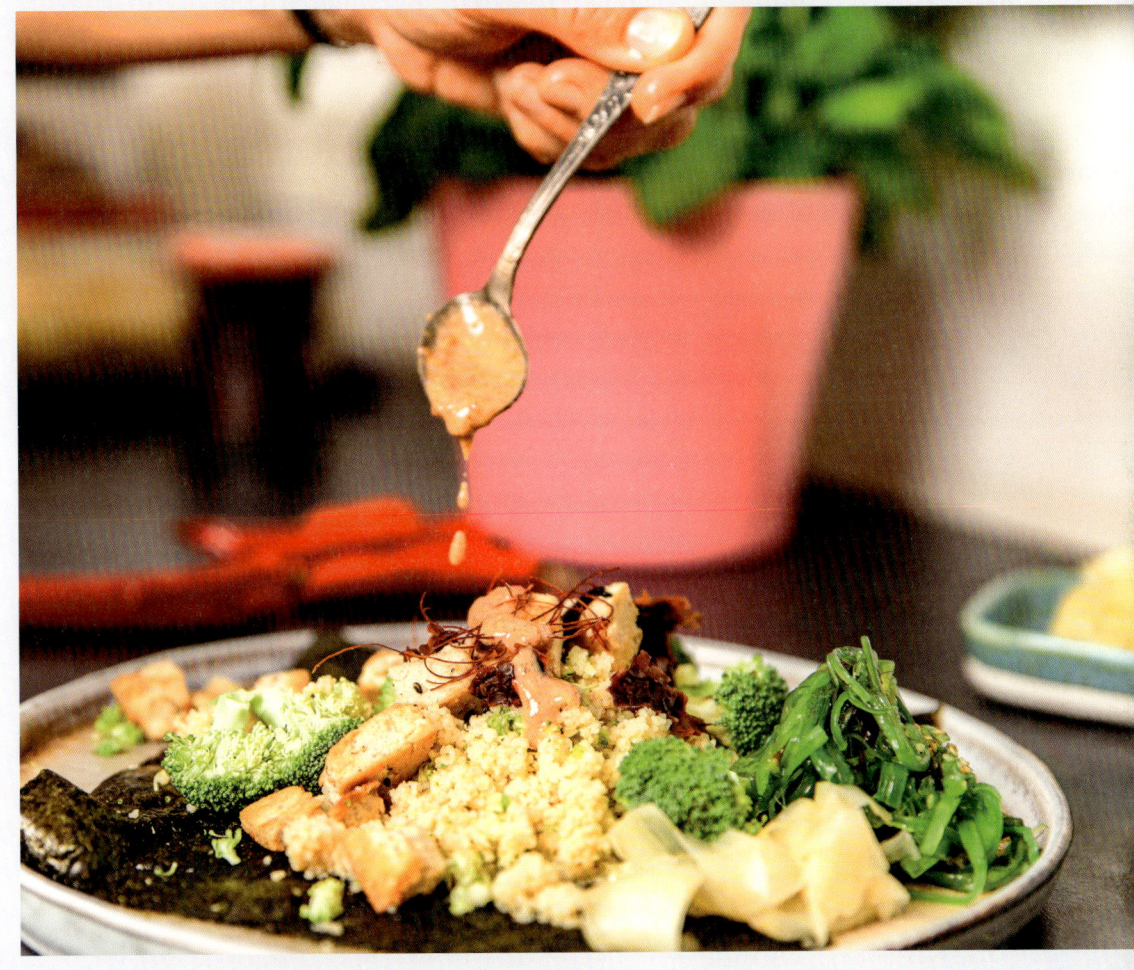

Schneide einen Tofublock in quadratische Stücke oder längliche Rauten und brate ihn mit etwas Sesam in einer Pfanne goldbraun an. Auch diese Mischung kommt auf den Teller. Jetzt nimmst du ein paar Esslöffel Erdnussbutter, vermischst sie mit braunem Mandelmus und so viel Pflanzendrink, dass eine sämige Sauce entsteht. Gib sie über deinen Algensalat mit der Brokkoli-Couscous-Mischung und richte das Gericht mit kaltem Wakame, eingelegtem Ingwer und angerösteten Sonnenblumenkernen an. Dazu passt wunderbar ein frisches Ingwer-Zitronen-Wasser.

IS(S) GUT JETZT!

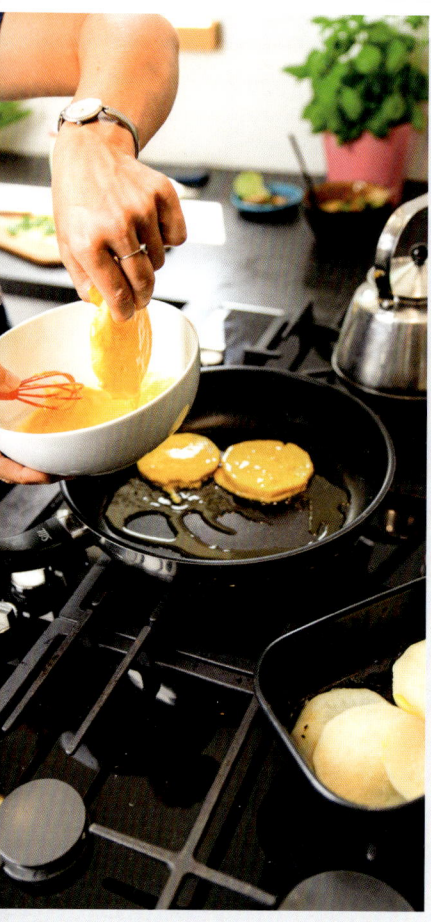

SELLERIESCHNITZEL MIT GEMÜSESTREIFEN
(LOW CARB)

ZUTATEN

1-2 Sellerie oder andere Knollen

Radicchio

Zuckerschoten

Möhren

Lauchzwiebeln

Buchweizenmehl

Kurkumapulver

Flohsamenschalen oder Kartoffelstärke

Pflanzenfett

Salz und Pfeffer

Schnitzel aus Knollen sind der absolute Hit – sie sind knusprig, gesund und schmecken auch Kindern. Sie funktionieren mit allen erdenklichen Knollen – von Sellerie über Mai- und Steckrüben bis hin zu Kohlrabi und Rote Beete.

Wir fangen mit den Gemüsestreifen an und schneiden alles in fingerdicke Streifen oder dünne Stifte. In einer Pfanne mit Pflanzenfett anbraten, abschmecken und mit Kräutern verfeinern. Während das Gemüse auf kleiner Hitze kross wird, schnappst du dir die Knollen.

Schäle sie mit einem Sparschäler und schneide sie dann in gleichmäßige, etwa daumendicke Scheiben. Bringe etwas Wasser in einem großen Topf zum Köcheln und dünste die Scheiben darin kurz und knackig, bis sie gar, aber noch bissfest sind. Wenn das Wasser verkocht ist, lässt du sie kurz ziehen und bereitest in der Zwischenzeit die Panade vor.

Dazu mischst du dein Mehl mit Kurkumapulver für eine kräftige Farbe und gibst so viel Wasser dazu, bis du eine zähflüssige Masse hast. Salzen, pfeffern und für mehr Festigkeit noch etwas Stärke oder Flohsamenschalen dazu geben. Jetzt kannst du deine Knollenscheiben in Mehl wenden und dann durch die Panade ziehen, um sie direkt in einer heißen Pfanne auszubraten.

Richte die knusprigen Schnitzel mit den Gemüsestreifen an und lasse sie dir wohl bekommen.

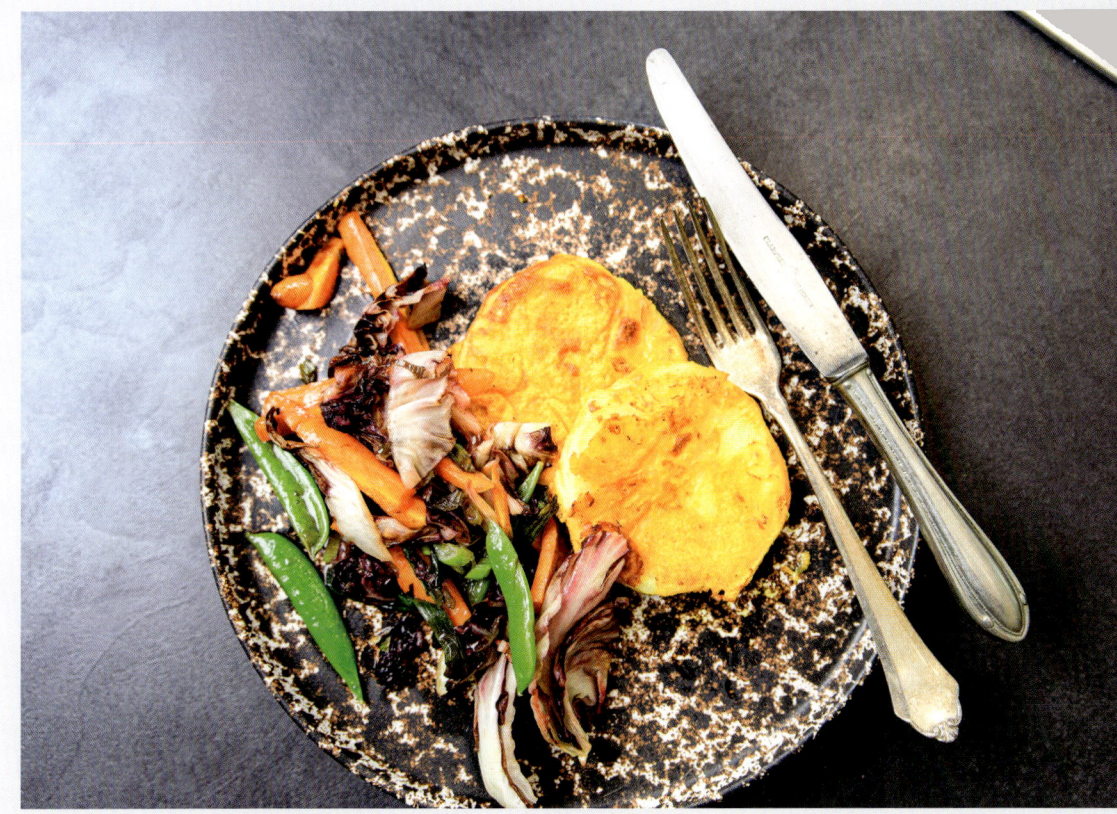

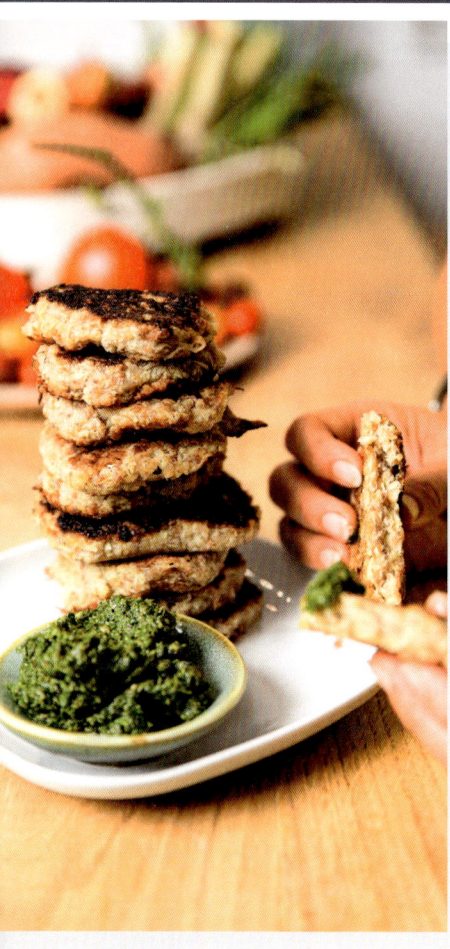

PASTINAKENPLÄTZCHEN MIT PESTO

(GESUND SCHLEMMEN)

ZUTATEN

Bio-Pastinaken

Bio-Äpfel

Sauerkraut

Zarte Haferflocken

Pflanzendrink

Sonnenblumen angeröstet

Basilikum, Rucola oder andere grüne Blätter für ein frisches Pesto

Öl, Salz und Pfeffer

Hefeflocken

Pflanzenfett

Für die Pastinakenplätzchen machst du eine Art Teig aus geriebenen Pastinaken. Dafür das Gemüse waschen, putzen und im Mixer fein reiben. Gleiches passiert mit den Äpfeln. Nun gibst du eine Hand voll Sauerkraut dazu – du kannst es lang lassen oder etwas kleiner schneiden. Mische die drei Zutaten jetzt mit so vielen Haferflocken und ein wenig aufgewärmten Pflanzendrink, bis dein Teig knetbar und fest genug ist.

Wenn er dir beim Plätzchenformen auseinanderbröselt, kannst du auch noch einmal Flohsamenschalen hinzugeben und 15 Minuten warten. So haben die Haferflocken und die Flohsamenschalen Zeit, aufzugehen und den Teig zu binden.

Während du wartest, röstest du zwei Hände Sonnenblumenkerne ohne Öl in einer Pfanne an und gibst sie warm in einen Mixer. Anschließend gibst du Basilikum, Rucola, Spinat oder auch Brennnesselblätter sowie 2 EL Hefeflocken dazu.

Achtung: Die Flocken verleihen dem Pesto schon eine gewisse Salzigkeit, wenn du nachsalzen möchtest, sei lieber erst einmal sparsam und probiere zwischendurch ein- bis zweimal.

Backe die Pastinakenplätzchen im Ofen oder in der Pfanne knusprig und serviere sie warm mit einem Schlag Pesto. Das Auge isst mit, also tobe dich kreativ aus mit Basilikumverzierungen, Sonnenblumenkern-Topping oder ein paar frischen Apfelschnitzen. Das schmeckt!

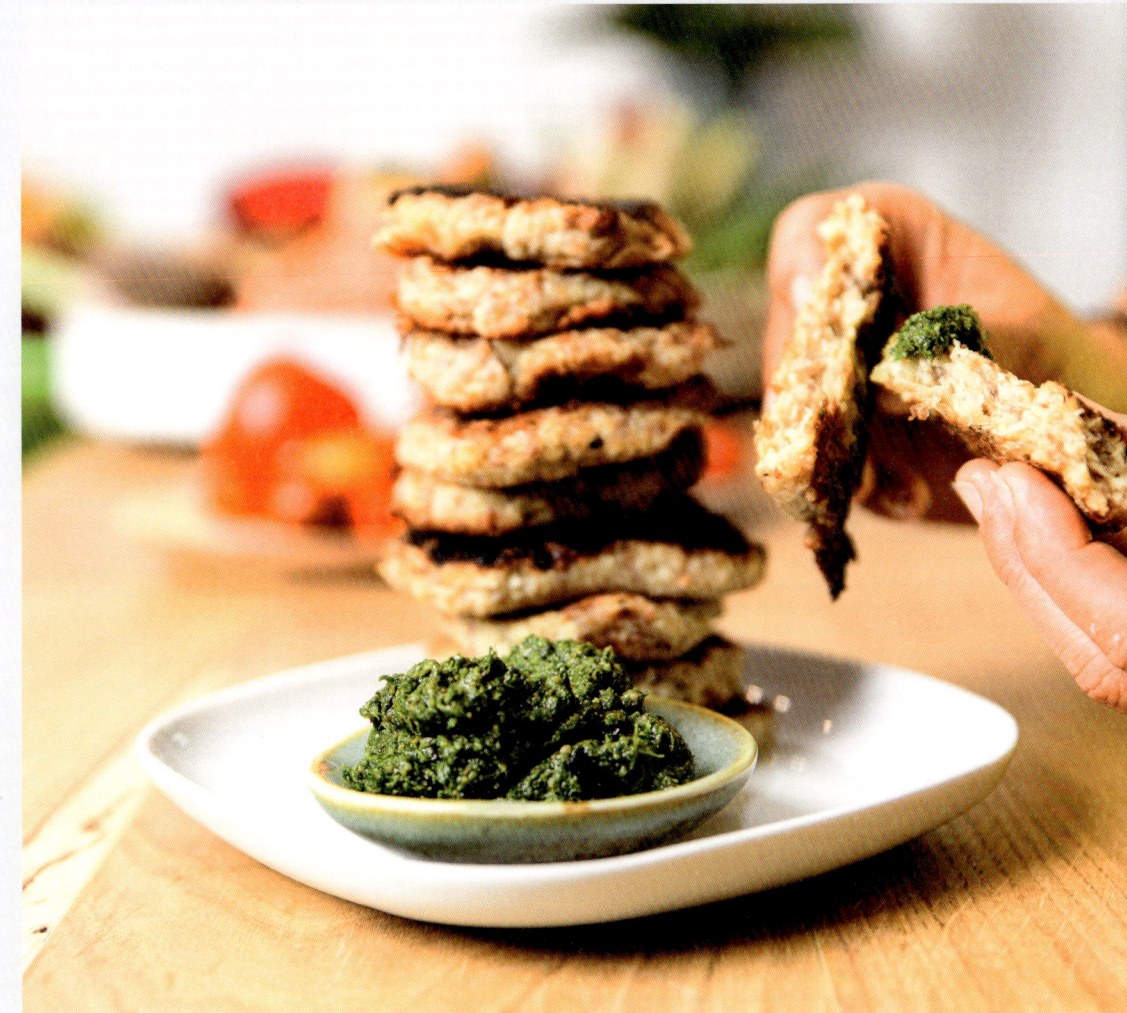

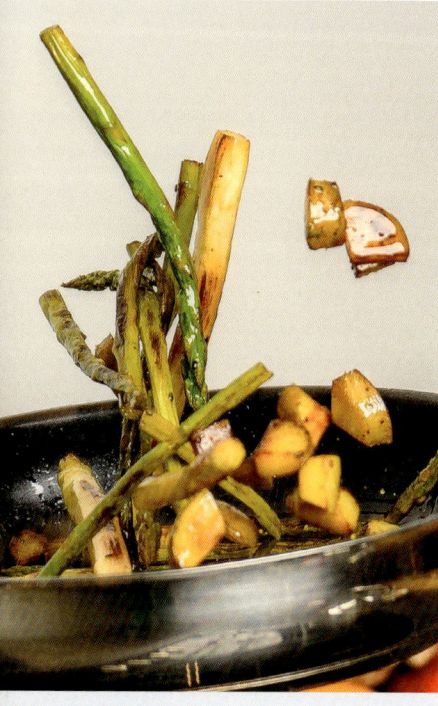

PFANNENSPARGEL MIT WILDKRÄUTERN

(LOW CARB)

ZUTATEN

Grüner und weißer Spargel

Kleine Kartoffeln

Margarine oder Kokosöl je nach Geschmack

Wildkräuter

Gewürze

Den Spargel schälen und die Schalen auskochen, um eine leckere Spargelsuppe zu machen. Die kleinen Kartoffeln putzen, halbieren und zuerst zum leichten Anbraten in die Pfanne werfen. Nach maximal 10 Minuten sollten sie gar sein. Dann kannst du den Spargel dazu geben und mitanbraten, bis er knusprig und goldig ist. Gib das Gemüse warm auf den Teller und garniere alles mit Wildkräutern wie Giersch, Knoblauchsrauke, Spitzwegerich oder Sauerampfer und einer Prise Gewürzen. Eine echte Delikatesse.

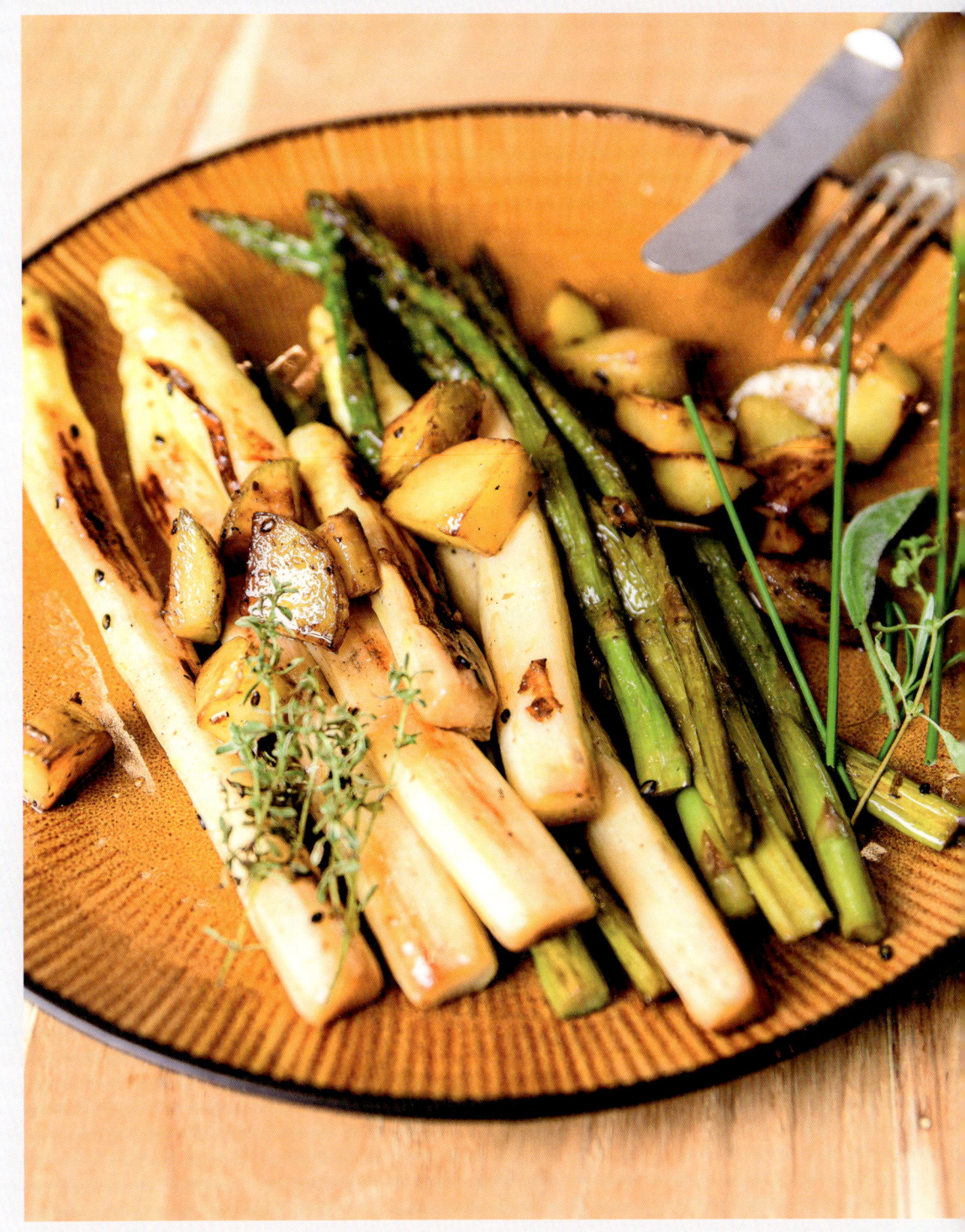

IS(S) GUT JETZT!

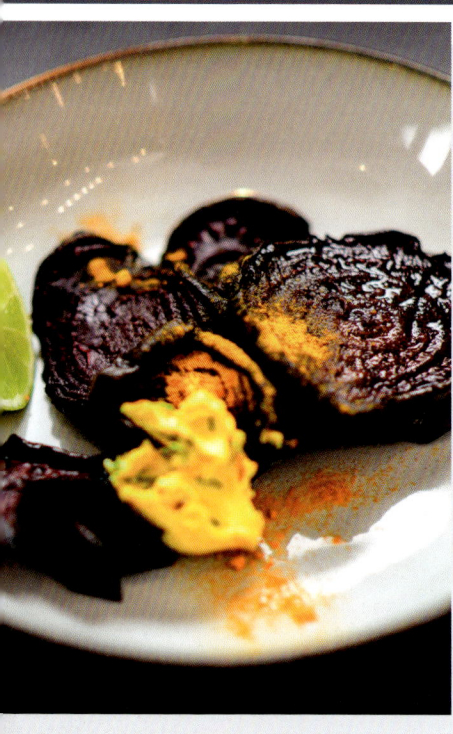

OFEN-ROTE-BEETE MIT KURKUMA-KRÄUTER-CREME

(LOW CARB)

ZUTATEN

Ganz viel Rote Beete

Frische Kurkumaknollen

Getrocknete und frische Kräuter

Margarine

Biozitrone

Salz und Pfeffer

Ich liebe Ofengemüse in allen Varianten. Farblich sortiert, bunt durchgewürfelt, oder mal ganz mono. Schneiden, Ofen an, warten, fertig. Öl gebe ich – wenn überhaupt – erst ganz am Schluss über das Gemüse. Oder erst wenn´s auf dem Teller liegt. Am besten schmeckt mir das Gemüse am zweiten Tag, wenn es einmal im Ofen übernachtet hat und schön durchgezogen ist. Probiert es mal aus!

Putze ein paar dicke Knollen Rote Beete und schneide sie in Wedges oder Scheiben. Ab in den Ofen damit bei 160 Grad Celsius für etwa 20 bis 30 Minuten. In der Zwischenzeit mischst du mit einer kleinen Gabel pflanzliche Margarine so lange, bis sie streichzart ist und rührst eine Löffelspitze Kurkumapulver, Kräuter deiner Wahl (Schnittlauch und Kresse machen sich hier super, aber auch getrocknete Tomaten, Datteln, frischer Knoblauch oder Olivenscheiben passen prima) und ein paar Tropfen Bio-Zitrone unter. Abschmecken mit Salz und Pfeffer und dann aufladen.

Ofengemüse kannst du genießen bis zum Abwinken. Iss dich gerne richtig satt und mache am nächsten Tag da weiter, wo du aufgehört hast. Je mehr du auf ein Blech bekommst, desto mehr bleibt für einen zweiten Gang. Schmeckt auch super zum grünen Salat oder zu Ofenkartoffeln.

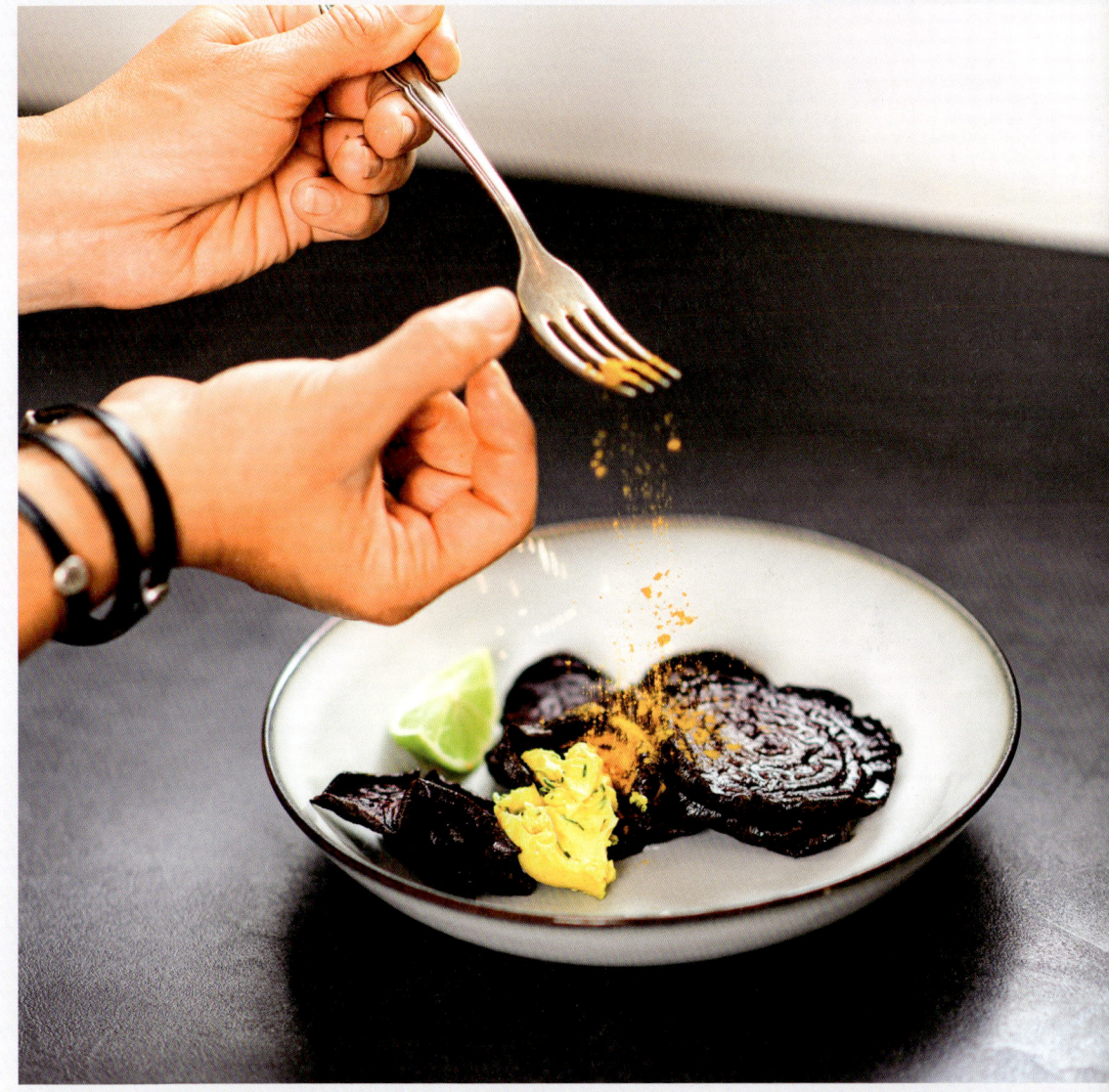

IS(S) GUT JETZT!

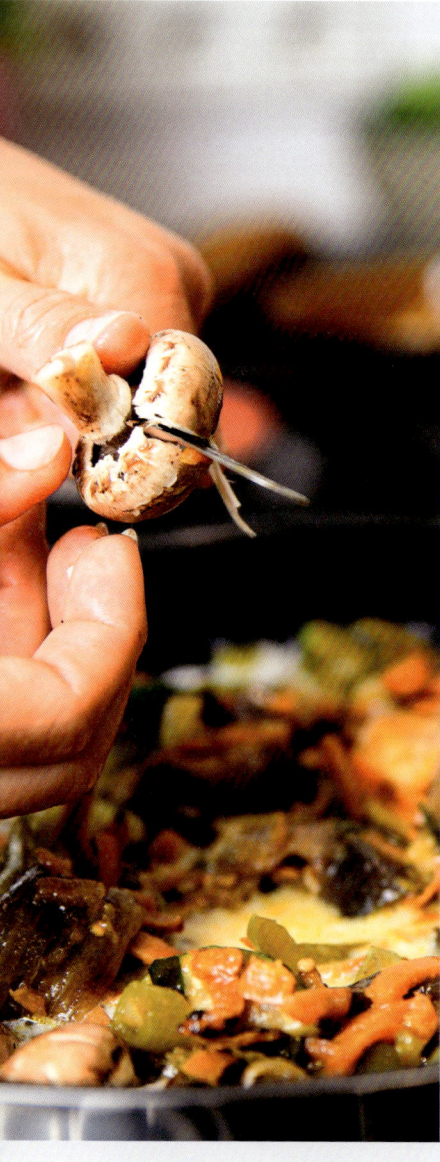

THAICURRY MIT FRISCHEN PILZEN
(LOW CARB & MINERALSTOFF-BOOSTER)

ZUTATEN

- Auberginen
- Dicke Bohnen
- Zucchini
- Möhren
- Erbsen (aus dem Glas)
- Knoblauch
- Sojasprossen
- Lauchzwiebel
- Frische Pilze deiner Wahl
- Chilipaste
- Kokosmilch
- Kokosöl
- Erdnüsse
- Gegebenenfalls Reis

Ich bin ein großer Thaicurry-Fan, weil es irgendwie immer anders, aber immer super gut schmeckt. Einfach Gemüse deiner Wahl in Kokosöl anbraten, rote oder grüne Currypaste dazugeben und mit Erdnüssen garnieren. Du kannst hier wunderbar mit Schärfe und Farben spielen und deine Gäste und dich immer mit neuen Kreationen überraschen. Wenn du eher festes Curry magst, schöpfe einen Teil der Kokosmilch ab und koche damit deinen Reis ein. Dann wird aus einem Low-Carb-Gericht aber eine Kohlenhydratmahlzeit.

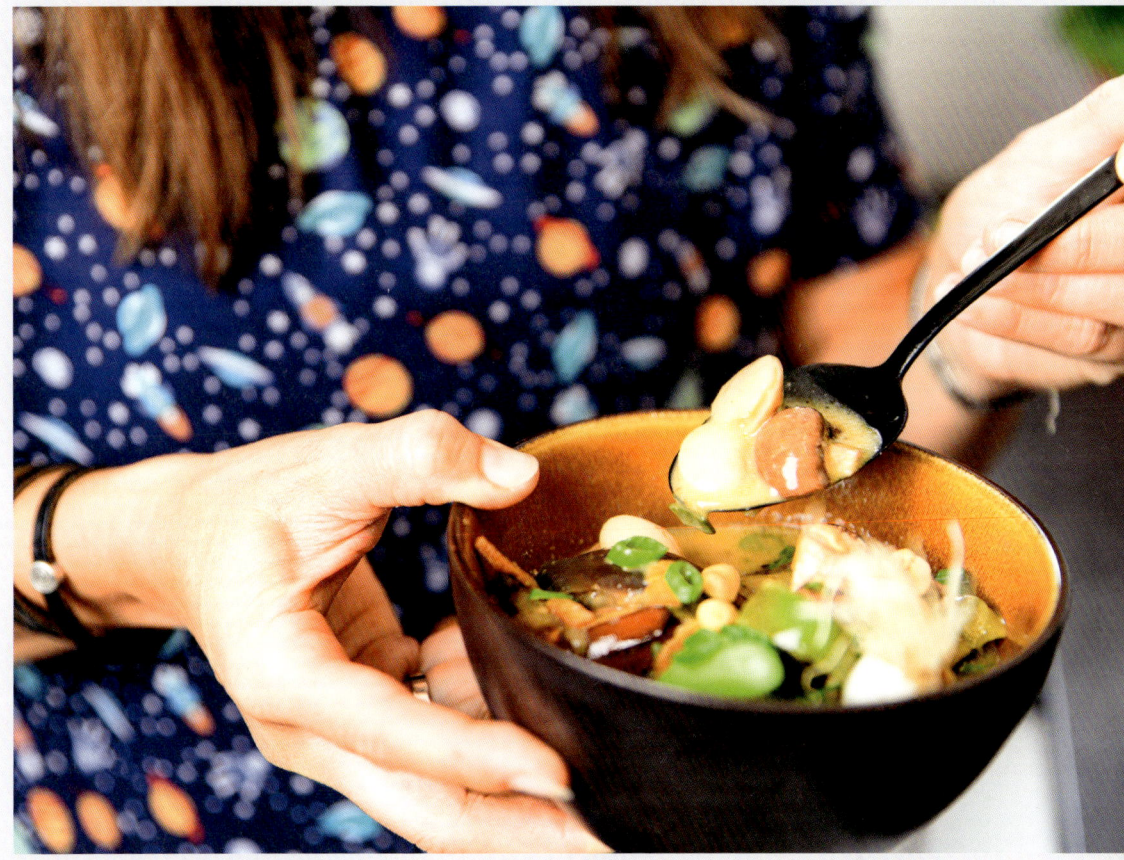

Wasche das Gemüse und fange das Waschwasser zum Blumengießen auf. Schneide es in größere und kleinere Stücke, die Möhren in dünne Stifte und in Lauchzwiebeln in Ringe. Die Hälfte der Lauchzwiebeln kommt mit in die Pfanne, die andere Hälfte legst du mit den geviertelten Pilzen und den gewaschenen Sojasprossen zur Seite.

Alles andere brätst du in einer heißen Pfanne kurz und scharf mit Kokosöl an, gibst nach wenigen Minuten die Kokosmilch und einen Esslöffel Currypaste dazu, lässt alles einmal aufkochen und schmeckst das Curry mit Salz, Pfeffer, nach Wunsch mit Currypulver und wenn du es noch schärfer magst mit frischen Chilischotenscheiben ab.

Kurz vor dem Anrichten wirfst du für zwei Minuten die Pilze und Sojasprossen dazu. Dann rein in die Suppenschale, Lauchzwiebelringe obendrauf und ein paar geröstete Erdnüsse für das Knusper-Topping. Lecker ist auch angebratener Tofu dazu. Und niemals vergessen: Koriander! Frisch von der Fensterbank und immer fantastisch!

IS(S) GUT JETZT!

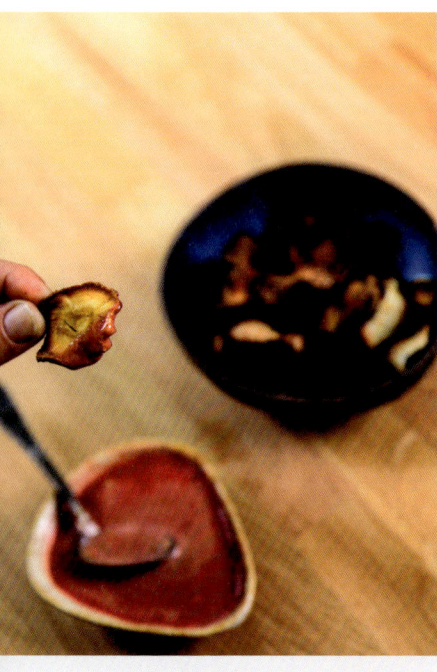

RETTICH-CHIPS MIT SWEET-CHILI-DIP
(LOW CARB & KNABBEREI)

ZUTATEN

3-4 Rettiche

Knoblauch

1 Chilischote

Reisessig

Weißes Mandelmus

4 Datteln

Gesund knabbern geht ganz problemlos – mit selbstgebackenen Gemüsechips aus dem Ofen. Du kannst Kartoffeln, Möhren, Schwarzwurzel, Rote Beete, Pastinaken und Rüben nehmen. Ich mag am liebsten Rettich-Chips. Ihre leichte Schärfe gepaart mit einem süßlichen Dip ist großartig.

Die Rettiche in hauchdünne Scheiben schneiden und bei 120 Grad Celsius ohne Öl im Ofen backen – alle 10 Minuten umdrehen, damit sie nicht verbrennen. Wenn sie bei dieser Temperatur nicht kross werden, drehe auf 150 Grad Celsius hoch, aber habe die Chips gut im Auge.

In der Zwischenzeit mixt du das Mandelmus im Mixer oder mit dem Pürierstab mit frisch gepresstem Knoblauch, vier kernlosen Datteln, etwas Reisessig (oder anderem Essig) und ein paar kleinen Stücken frischer Chilischote, bis eine süß-scharfe Sauce zum Dippen entsteht. Mit etwas Rote-Beete-Saft kannst du die Sauce wunderbar rot einfärben.

Sobald die Chips kross sind: rein in die Knabberschüssel, dippen und losknuspern. Schmecken frisch aus dem Ofen am allerbesten.

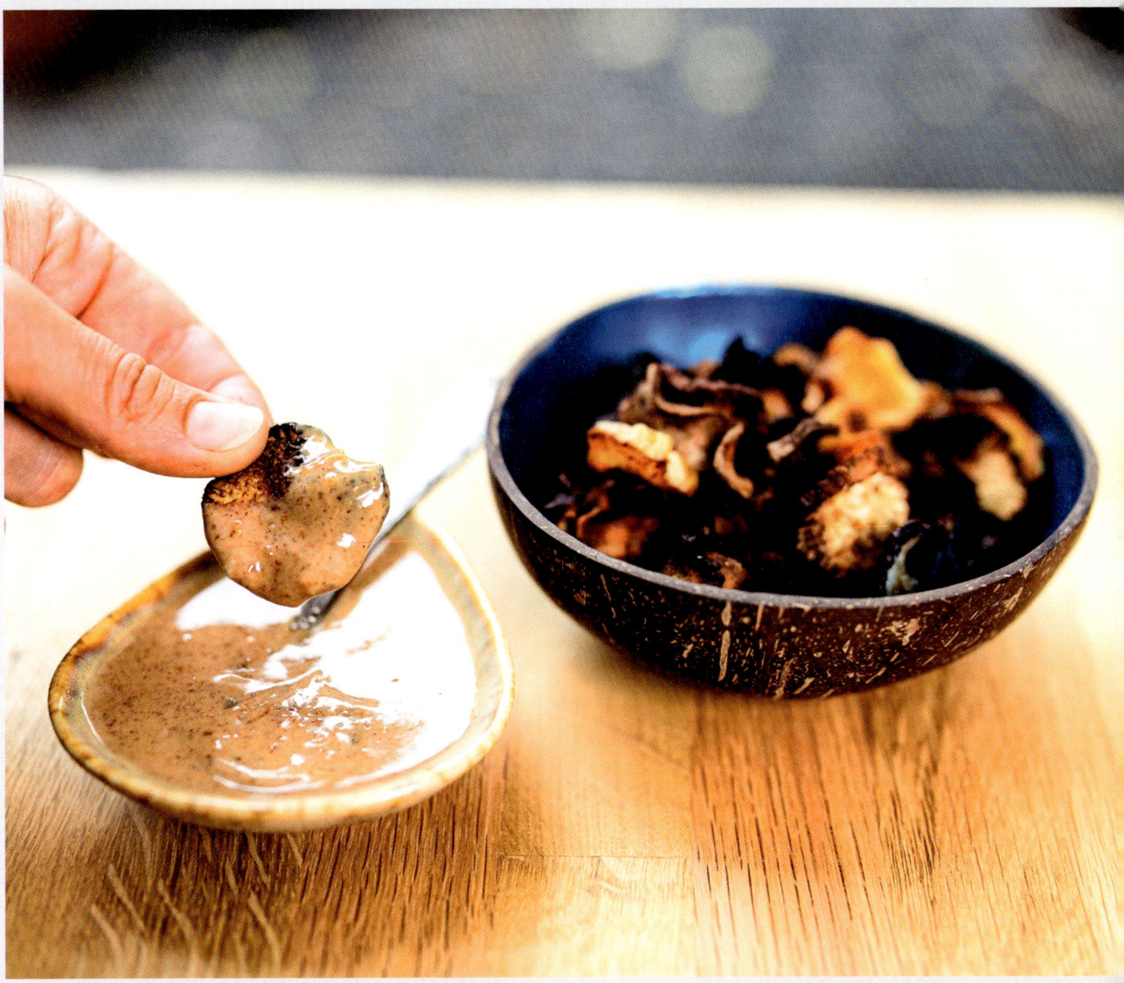

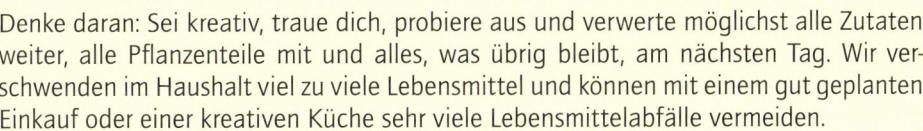

DENK DRAN

Denke daran: Sei kreativ, traue dich, probiere aus und verwerte möglichst alle Zutaten weiter, alle Pflanzenteile mit und alles, was übrig bleibt, am nächsten Tag. Wir verschwenden im Haushalt viel zu viele Lebensmittel und können mit einem gut geplanten Einkauf oder einer kreativen Küche sehr viele Lebensmittelabfälle vermeiden.

Und wenn dir einmal etwas wirklich nicht schmeckt oder du viel zu viel hast, freuen sich Freunde und Nachbarn ja vielleicht über ein kleines Mahl. Für mehr Inspiration, Food Hacks und Workshops komm gerne in mein Online-Coaching.

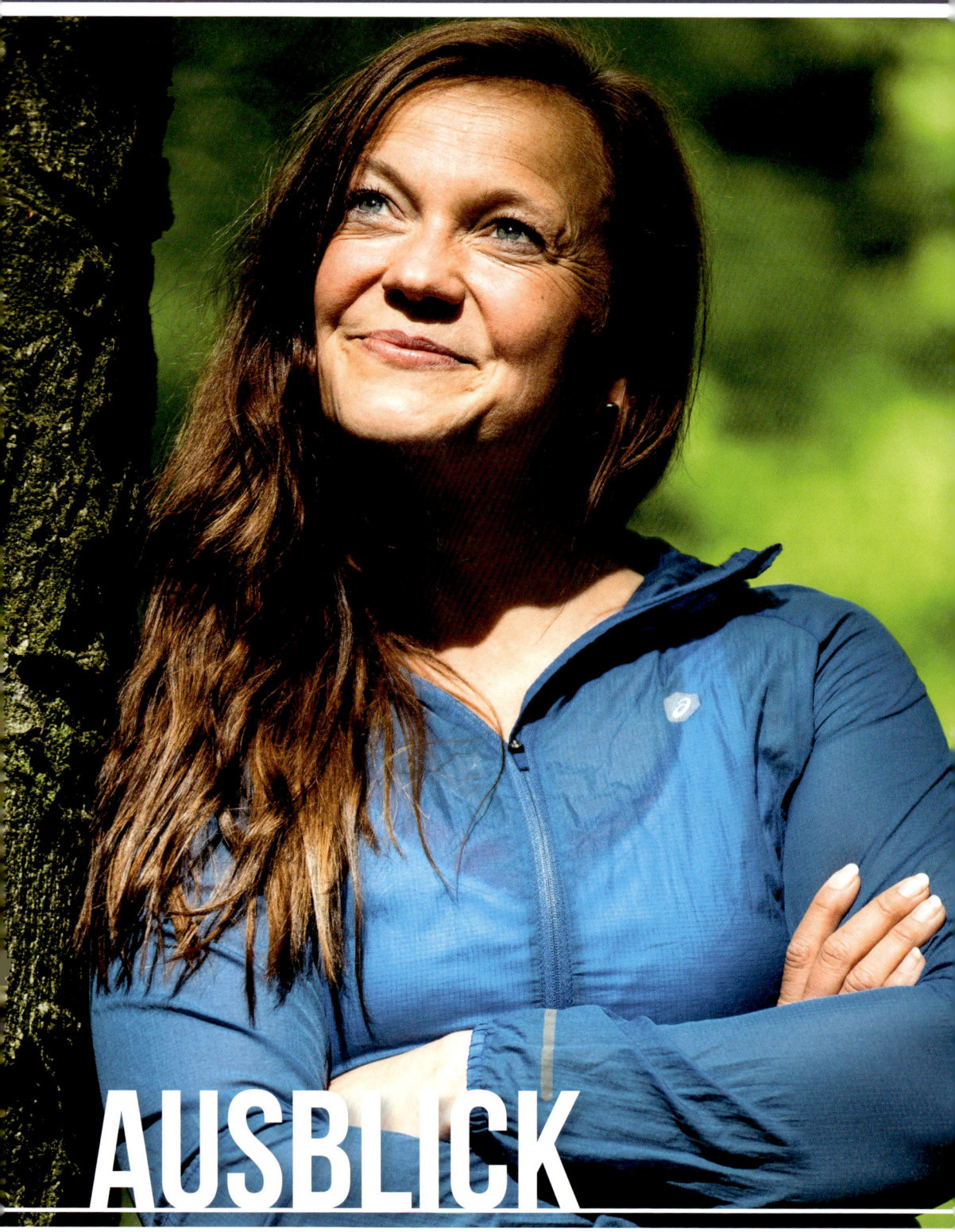

AUSBLICK

Du hast dieses Buch in der Hand und das ist der erste wichtige Schritt in Richtung neue Gewohnheiten. Du möchtest mehr über das wissen, was du isst und deine Ernährung gesünder gestalten. Du willst mitreden und bewusste Kaufentscheidungen treffen – basierend auf breit gefächertem Wissen, das du dir in diesem Buch angelesen hast. Das ist wunderbar.

Denn nur, wenn wir unsere Routinen erkennen, neu überdenken, durchbrechen und Mut haben, neue Wege zu beschreiten, dann können wir uns verbessern. Unser eigenes Denken und Verhalten können wir jederzeit ändern.

Schwieriger wird es da schon hinsichtlich Politik, Handel und Medizin. Wir können durchaus Einfluss nehmen auf Entscheidungen, auf das Nahrungsmittelangebot und auf Behandlungen bei Krankheiten. Aber dieser Prozess ist zäh wie Kaugummi und wir sollten zumindest nicht warten, bis „die da oben" etwas ändern. Dennoch sollte es das Ziel sein, dass Ärzte mit Ernährung statt Tabletten vorbeugen und helfen können und dass Ernährungswissen ein Schulfach wird, damit alle von Grund auf lernen, wie sie gesund leben können.

Gleichzeitig sollte die Kompetenz von Betreuungs- und Lehrpersonal in Kitas und Schulen, aber auch in Pflegeeinrichtungen und Krankenhäusern gefördert und sowohl die Gemeinschaftsverpflegung als auch das Essen in Kantinen und Mensen mit diesem Wissen positiv beeinflusst werden.

Von der Politik wünsche ich mir eine klare Stellung und klare Gesetze, statt zig Grauzonen und Gesetzeslücken. Statt den Handel zu bezirzen, ist es Zeit, dass die Politik sich für die Verbraucher und unsere Zukunft einsetzt. Dazu zählen auf der einen Seite eine neue Preispolitik mit der Beachtung der wahren Kosten für unser Essen, gleichzeitig aber Subventionen an den richtigen Stellen, damit alle sich gesundes Essen leisten können und sich das Wirtschaften für die Landwirte weiter lohnt.

Wir brauchen eine flächendeckende Wissensvermittlung, für die dieses Buch eine Basis bieten kann. Solange aber Hersteller von Nahrungsmitteln beliebig an ihren Preisen schrauben können – mit unschlagbaren Billigangeboten und gleichzeitig Preisanstiegen für beliebte Softdrinks – und wir weiter Packung für Packung und Flasche für Flasche kaufen, scheint der Leidensdruck auf allen Seiten noch nicht hoch genug zu sein[653].

Immerhin gibt es zahlreiche Verbände, Institutionen und Verbraucherschutzorganisationen, ein Netzwerk für Ernährungsräte und seit 2023 auch den Bürgerrat „Ernährung im Wandel".[654] So können Verbraucher an Veränderungen der Landwirtschafts- und Ernährungssysteme teilhaben und werden stimmlich vertreten – auch wenn (oder gerade weil) der Lebensmittelverband diese Formation sehr kritisch sieht.

Wir sind aber in erster Linie selbst für uns und unsere Gesundheit verantwortlich. Dabei sollten wir zu einzelnen Produkten weder auf kurzfristige Versprechen aus der Industrie noch von Influencern in den sozialen Medien vertrauen, sondern das Thema ganzheitlich angehen. Mit Vernunft, mit Geduld und gutem Gewissen. Lamentieren nützt keinem. Es ist Zeit, anzupacken und loszulegen. Deine Veränderung hat schon begonnen und das is(s) gut jetzt!

IS(S) GUT JETZT!

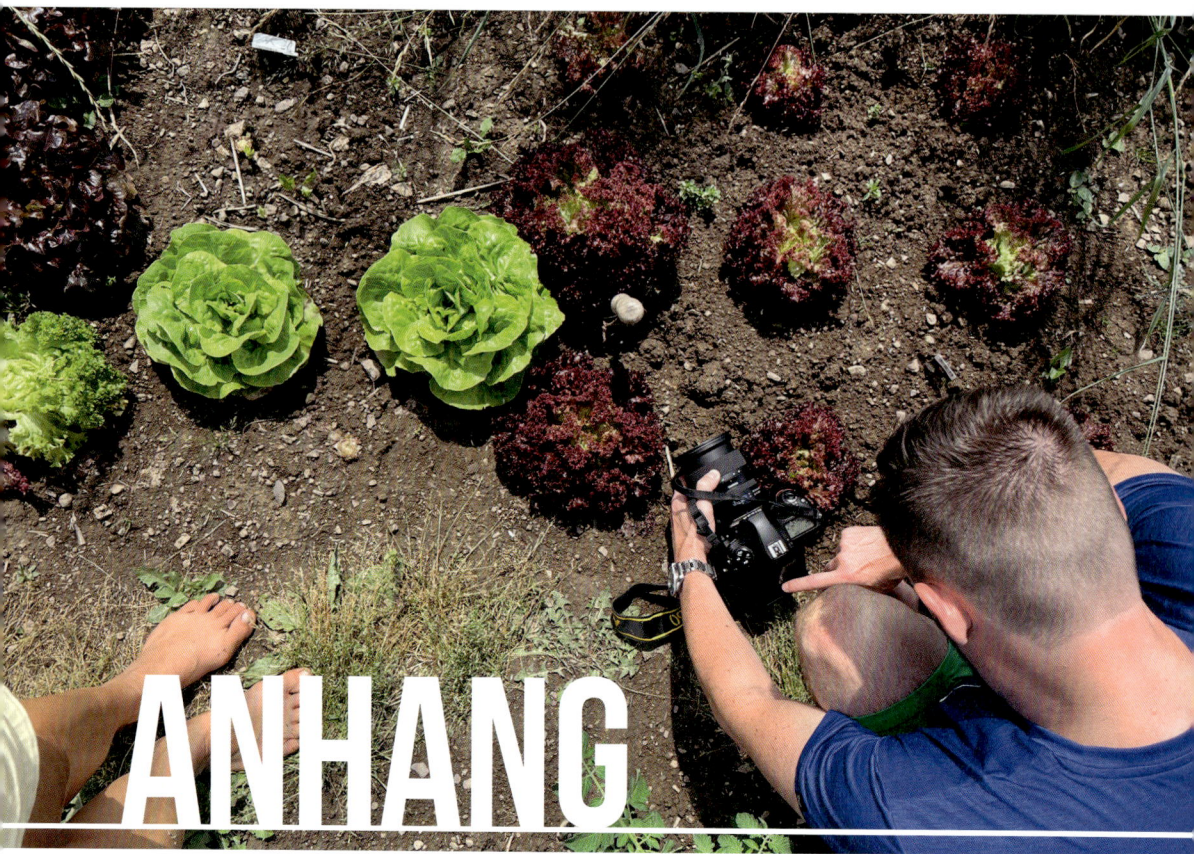

ANHANG

DANKSAGUNGEN

Ich habe viel Zeit und viele Nerven in dieses Projekt gesteckt – ein Herzensprojekt, denn ich möchte, dass alle Menschen wissen, was sie kaufen und essen. Und was sie tun können, um möglichst lange gesund und leistungsfähig zu sein. Als Journalistin sehe ich mich in der Pflicht, Wissen, das ich mir Tag für Tag aneigne, weiterzugeben und das kritische Hinterfragen wieder zu fördern.

Für die Unterstützung, Geduld und Nackenmassagen nach einem langen Schreibtag danke ich vor allem meinem Mann – und unserem kleinen Sohn danke ich für die wunderbare Auflockerung von stressigen Tagen und Knuddeleinheiten zwischen den vielen geschriebenen Zeilen ebenso wie unseren beiden Hundedamen Rookie und Eve. Ohne euch alle wäre dieses Buch nicht entstanden.

Ich danke meinen Eltern und meinen Freunden, dass sie es mir – hoffentlich – nicht nachhaltig übelgenommen haben, wie wenig Zeit ich während der Arbeiten am Buch und zum Online-Coaching hatte. Ich danke meinem Verlag und dem gesamten Team in Layout, Lektorat und Marketing und allen, die am Buch beteiligt waren: meinem Fotografen Jörg, Kreativkopf Ece, meinem Webdesigner und Admin Tilman, Lisa und Jonas für die Bereitstellung ihrer Küche zum Fotografieren, Saskia für das tolle Geschirr sowie Petra, Jola und Steffi fürs Korrekturlesen.

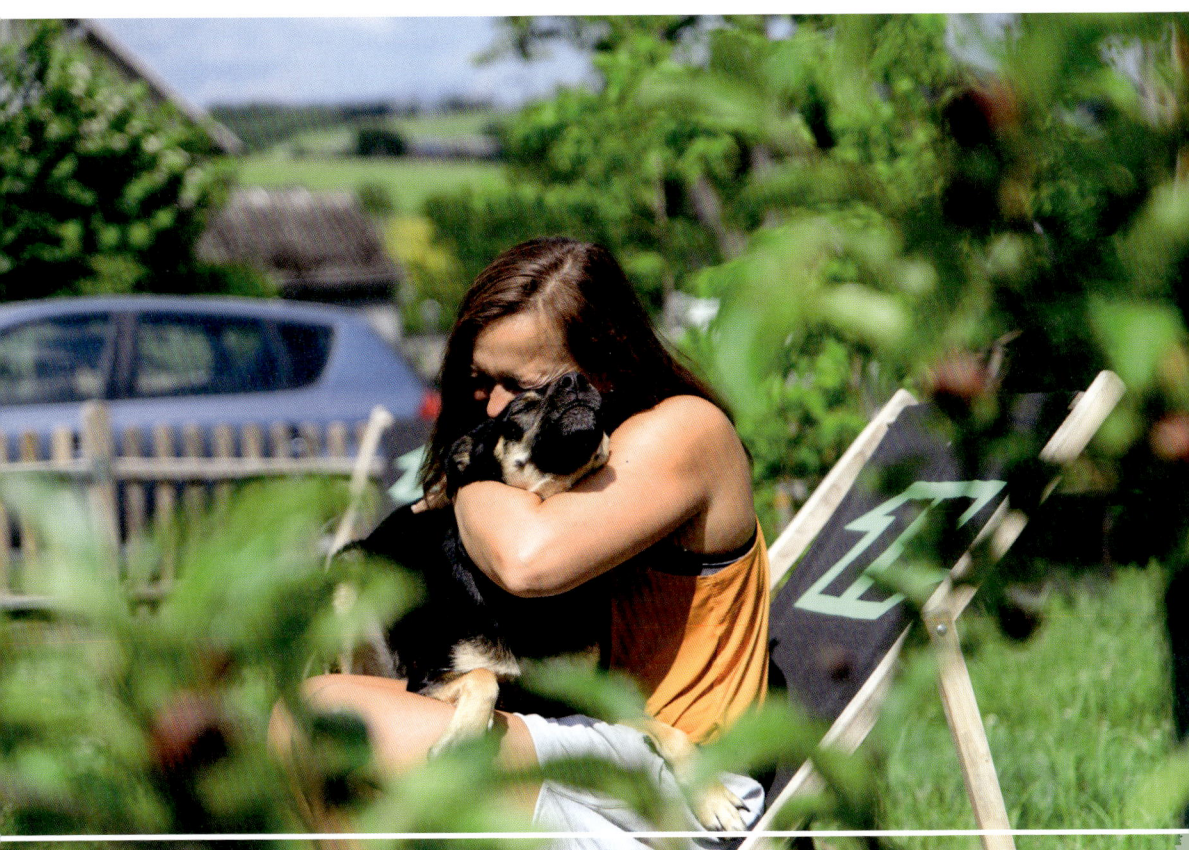

Vielen herzlichen Dank an all meine Gesprächs- und Interviewpartner, Luise Molling, Eva Bechthold, Anna-Lena Klapp, Uwe Spiekermann, Franz-Theo Gottwald, Thilo Bode, Hans Hauner und Stefan Eschke. Danke an mein Team beim *WDR* für die offenen Ohren, den Einsatz und alles, was noch kommt.

Danke allen Wissenschaftlern und Autoren da draußen, die das Thema tagtäglich zu einem spannenden Unterfangen und es schwarz auf weiß lesbar machen.

Dann natürlich: Danke, Welt – für all diese wunderbaren Köstlichkeiten, hunderte Obstsorten, verschiedene Gemüse, Formen, Farben, Düfte, Geschmäcker und Geschmackserlebnisse. Ohne das alles wäre unser Leben ziemlich fad.

Und zu guter Letzt ein riesiges Dankeschön an dich! Dass du dich für dieses Buch entschieden hast und dass ich dich ein Stück auf dem Weg zu mehr Gesundheit und Leistungsfähigkeit begleiten durfte und darf. Denke immer dran: Essen ist ein Privileg und unser Kraftstoff. Deshalb: Is(s) gut jetzt!

IS(S) GUT JETZT!

QUELLENVERZEICHNIS NACH KAPITELN

Alle Quellen sind auch online auf ahornzeit.de abrufbar und anklickbar: alle Quellen wurden am 18.01.2024 letztmalig abgerufen.

QUELLEN KAPITEL 1

1 https://www.zusatzstoffmuseum.de/lexikon-der-zusatzstoffe/kaliumphosphatemonoaliumphosphatdikaliumphosphattrikaliumphosphate.html
2 https://www.lebensmittelklarheit.de/fragen-antworten/was-ist-modifizierte-staerke
3 https://www.lebensmittelklarheit.de/fragen-antworten/gouda-mit-mikrobiellem-lab
4 https://www.verbraucherzentrale-bayern.de/wissen/haetten-sies-gewusst/wie-viel-inulin-ist-gesund-69065
5 https://www.un.org/en/global-issues/population; https://www.berlin-institut.org/was-wir-tun/aktuelles/weltbevoelkerung-erreicht-8-milliarden
6 https://www.chocolatescorecard.com; https://www.kaffeeverband.de/de/kaffeewissen; https://www.fluter.de/kaffeeanbau-arbeitsbedingungen
7 https://uwe-spiekermann.com/publikationen/veroeffentlichungen/
8 https://uwe-spiekermann.com/2020/02/06/mock-food-eine-kurze-historische-horizonterweiterung; https://www.gbv.de/dms/hbz/toc/ht010078820.pdf
9 https://www.verbraucherforschung.nrw/sites/default/files/migration_files/media248846A.pdf; https://www.vr-elibrary.de/doi/book/10.13109/9783666317194
10 https://www.mri.bund.de/de/ueber-das-mri/max-rubner/lebensmittelfaelschung-aus-sicht-max-rubners/
11 https://uwe-spiekermann.com/2019/09/28/die-einfuehrung-der-selbstbedienung-im-einzelhandel-der-ddr-1951-1960/
12 https://www.spiegel.de/geschichte/deutschlands-erster-supermarkt-wurde-1957-in-koeln-eroeffnet-a-1169061.html; https://www.duden.de/rechtschreibung/Supermarkt; https://www.dwds.de/wb/Supermarkt; https://www.lebensmittelzeitung.net/service/wirueberuns/; https://www.lebensmittelzeitung.net/galerien/100-Jahre-Supermarkt---eine-Zeitreise-831; https://www.worldsoffood.de/specials/was-isst-deutschland/item/2777-was-bedeuten-namen-von-supermarktketten.html; https://www.handelsjournal.de/einfach-und-billig.html; https://www.handelsjournal.de/im-supermarkt-bin-ich-allein.html; https://www.planet-wissen.de/gesellschaft/wirtschaft/konsum/index.html; https://www.planet-wissen.de/gesellschaft/wirtschaft/konsum/geschichte-des-supermarkts-100.html; https://www.24rhein.de/leben-im-westen/shopping/rewe-frueher-gruendung-bilder-fotos-alt-1927-deutschland-markt-supermarkt-filiale-koeln-91436476.html; https://www.verbraucherzentrale.de/wissen/lebensmittel/auswaehlen-zubereiten-aufbewahren/convenience-food-bequem-aber-auch-gesund-30403
13 https://uwespiekermann.files.wordpress.com/2020/06/spiekermann_2005_edeka.pdf
14 https://www.sueddeutsche.de/wirtschaft/100-jahre-edeka-die-genossen-feiern-sich-selbst-1.325275
15 https://www.dge.de/blog/2022/hochverarbeitete-lebensmittel/; https://www.bzfe.de/service/news/aktuelle-meldungen/news-archiv/meldungen-2022/september/hoch-verarbeitete-lebensmittel; https://uwe-spiekermann.com/2020/02/06/mock-food-eine-kurze-historische-horizonterweiterung/
16 https://uwe-spiekermann.com/2020/02/06/mock-food-eine-kurze-historische-horizonterweiterung, Spiekermann, U. (2018). *Künstliche Kost. Ernährung in Deutschland, 1840 bis heute.* Göttingen: Vandenhoeck & Ruprecht GmbH & Co. KG.
17 https://de.statista.com/outlook/cmo/lebensmittel/deutschland; www.handelsdaten.de/branchen/supermärkte; https://de.statista.com/statistik/daten/studie/153723/umfrage/groesste-unternehmen-im-lebensmitteleinzelhandel-nach-gesamtumsatz-in-deutschland/

ANHANG

18 https://www.mri.bund.de/fileadmin/MRI/Veroeffentlichungen/S2020.pdf
19 Online-Interview am 27.04.2023
20 https://www.dge.de/blog/2022/05/12/hochverarbeitete-lebensmittel/; https://www.thelancet.com/journals/langas/article/PIIS2468-1253(22)00169-8/fulltext; https://www.cambridge.org/core/journals/public-health-nutrition/article/household-availability-of-ultraprocessed-foods-and-obesity-in-nineteen-european-countries/D63EF7095E8EFE72BD825AFC2F331149; https://onlinelibrary.wiley.com/doi/10.1111/obr.13366
21 https://www.rki.de/DE/Content/Gesundheitsmonitoring/Gesundheitsberichterstattung/GBEDownloadsJ/JoHM_01_2020_Ernaehrungsverhalten.pdf?_blob=publicationFile
22 https://www.fao.org/3/ca5644en/ca5644en.pdf
23 https://www.news-medical.net/health/What-are-the-Health-Effects-of-Ultra-Processed-Vegan-Foods.aspx
24 https://www.medicalnewstoday.com/articles/not-all-plant-based-diets-are-the-same-junk-veggie-food-and-its-impact-on-health
25 https://gfieurope.org/de/blog/deutscher-markt-fur-pflanzenbasierte-alternativprodukte-wachst-2022;
https://gfieurope.org/de/pflanzenbasierte-lebensmittel;
https://gfieurope.org/de/blog/2023-im-rueckblick-highlights-von-gfi-europe;
https://gfieurope.org/wp-content/uploads/2023/03/Marktentwicklung-Plantbased-in-Deutschland-2020-2020-DE.pdf
26 https://www.tagesschau.de/inland/ernaehrung-fleisch-vegetarier-100.html;
https://www.bmel.de/SharedDocs/Downloads/DE/Broschueren/ernaehrungsreport-2023.pdf?__blob=publicationFile&v=4
27 https://www.boell.de/de/2017/01/10/lebensmittelhersteller-marken-maerkte-manipulationen;
https://www.boell.de/sites/default/files/konzernatlas2017_iii_web.pdf (S.28-31);
https://www.weltexporte.de/nahrungsmittelkonzerne/;
https://utopia.de/groesste-lebensmittelkonzerne-114604/;
https://de.statista.com/statistik/daten/studie/258495/umfrage/umsatz-der-weltweit-fuehrenden-lebensmittelkonzerne; https://www.handelsblatt.com/unternehmen/handel-konsumgueter/getraenkeunternehmen-hinter-diesen-produkten-steckt-coca-cola/26297996.html
28 https://www.handelsblatt.com/unternehmen/handel-konsumgueter/lebensmittel-hersteller-sparen-an-innovationen-im-supermarkt/28983162.html
29 https://www.supermarkt-inside.de/hinter-den-regalen-die-acht-groessten-supermarktketten-deutschlands-in-zahlen/;https://www.stern.de/wirtschaft/news/supermarkt--der-kampf-ums-regal---so-mischen-start-ups-den-handel-auf-8622054.html, Bode, T. (2023). *Der Supermarktkompass. Informiert einkaufen, was wir essen.* Frankfurt am Main: S.Fischer Verlag GmbH.
30 https://www.myenso.de/content/tanteenso/standorte-in-planung
31 https://www.rnd.de/wirtschaft/7-eleven-in-deutschland-warum-es-die-supermarkt-kette-schwer-haben-duerfte-F4A5FOVL6VBCBHT6KG6T5IAIOQ.html; https://www.lebensmittelzeitung.net/handel/nachrichten/expansion-7-eleven-draengt-in-den-deutschen-markt-170580
32 https://www.bmel.de/SharedDocs/Downloads/DE/Broschueren/Lebensmittelsicherheit-verstehen.pdf
33 https://www.tagesschau.de/inland/glyphosat-zulassung-schmidt-101.html
34 https://www.ble-medienservice.de/0409/essen-aber-sicher (Ausgabe 0409/2021, S.2)
35 https://www.bmel.de/SharedDocs/Downloads/DE/Broschueren/Lebensmittelsicherheit-verstehen.pdf?_blob=publicationFile&v=7 (S.5)
36 https://bvlk.de/news/neue-eu-kontrollverordnung-nachfolgeregelung-der-vo-eg-nr-882-2004-im-eu-amtsblatt-veroeffentlicht.html
37 https://www.bmel.de/SharedDocs/Downloads/DE/Broschueren/GesundeErnaehrungSichereProdukte.pdf?_blob=publicationFile&v=3 (S.3)

38 https://www.bmel.de/SharedDocs/Downloads/DE/Broschueren/Lebensmittelsicherheit-verstehen.pdf?_blob=publicationFile&v=7
39 https://www.ble-medienservice.de/0409-8-essen-aber-sicher.html (S. 3)
40 https://eur-lex.europa.eu/DE/legal-content/glossary/precautionary-principle.html
41 https://www.euractiv.de/section/gesundheit-und-verbraucherschutz/news/lebensmittelskandale-verbraucher-schuetzer-kritisieren-luecken-im-eu-recht
42 https://www.euractiv.de/section/gesundheit-und-verbraucherschutz/news/lebensmittelskandale-verbraucher-schuetzer-kritisieren-luecken-im-eu-recht/
43 https://www.bund.net/umweltgifte/glyphosat/; https://www.oekotest.de/freizeit-technik/Sechs-Dinge-die-Sie-gegen-Glyphosat-tun-koennen_10681_1.html; https://umweltinstitut.org/landwirtschaft/glyphosat/; https://www.umweltbundesamt.de/daten/land-forstwirtschaft/pflanzenschutzmittelverwendung-in-der#absatz-von-pflanzenschutzmitteln
44 https://www.deutschlandfunk.de/efsa-entscheidung-zu-glyphosat-endloser-streit-um-100.html
45 https://www.umweltbundesamt.de/daten/land-forstwirtschaft/pflanzenschutzmittelverwendung-in-der#absatz-von-pflanzenschutzmitteln; https://www.boell.de/de/2022/01/12/pestizideinsatz-deutschland-wenig-vielfalt-wenig-fortschritt
46 https://www.iarc.who.int/featured-news/media-centre-iarc-news-glyphosate/; https://www.iarc.who.int/wp-content/uploads/2018/11/QA_Glyphosate.pdf
47 https://www.eu-umweltbuero.at/inhalt/glyphosat-eu-behoerde-efsa-unter-kritik?ref=
48 https://www.bund.net/fileadmin/user_upload_bund/publikationen/umweltgifte/glyphosat_urin_hintergrund.pdf
49 https://www.umweltbundesamt.de/themen/chemikalien/pflanzenschutzmittel/glyphosat; https://www.umweltbundesamt.de/sites/default/files/medien/377/publikationen/uba-positionspapier_5-punkte-programm_nachhaltigkeit_pflanzenschutz_web.pdf
50 https://www.bund.net/service/presse/pressemitteilungen/detail/news/glyphosat-im-urin-von-grossstaedtern-aus-18-europaeischen-staaten-nachgewiesen-70-prozent-aller-proben-in-deutschland-belastet/
51 https://www.oekotest.de/gesundheit-medikamente/Studie-Glyphosat-auch-in-Hunde-und-Katzenfutter-nachweisbar-_600717_1.html; https://news.cornell.edu/stories/2018/10/study-finds-glyphosate-cat-and-dog-food
52 https://www.bundestag.de/resource/blob/827002/d206810bd04711b46b00498d8a9072ef/WD-4-008-21-pdf-data.pdf; https://www.aurelia-stiftung.de/2021/03/25/studie-zur-pestizid-abgabe
53 Online-Interview am 04.05.2023
54 https://www.bmuv.de/themen/bodenschutz/faq-plan-zum-glyphosat-ausstieg; https://www.efsa.europa.eu/de/topics/topic/glyphosate
55 https://www.tagesschau.de/wirtschaft/glyphosat-eukommission-100.html; https://food.ec.europa.eu/plants/pesticides/approval-active-substances/renewal-approval/glyphosate_de; https://www.efsa.europa.eu/en/news/glyphosate-no-critical-areas-concern-data-gaps-identified; https://www.tagesschau.de/wirtschaft/technologie/eu-behoerde-efs-schaetzt-glyphosat-als-unkritisch-ein-100.html; https://www.efsa.europa.eu/sites/default/files/2023-07/glyphosate_factsheet.pdf; https://www.agrarheute.com/pflanze/getreide/glyphosat-2033-oezdemir-haengepartie-endgueltig-beenden-613231; https://umweltinstitut.org/landwirtschaft/glyphosat
56 https://www.ewg.org/foodnews/dirty-dozen.php
57 https://www.oekotest.de/freizeit-technik/Sechs-Dinge-die-Sie-gegen-Glyphosat-tun-koennen_10681_1.html
58 https://www.bfr.bund.de/cm/343/faq-titandioxid-gibt-es-gesundheitliche-risiken.pdf
59 https://www.bvl.bund.de/SharedDocs/Pressemitteilungen/01_lebensmittel/2022/2022_PM_Titandioxid.html

60 https://germany.representation.ec.europa.eu/news/titandioxid-lebensmitteln-ab-sommer-2022-verboten-2022-01-14_de
61 https://www.test.de/Titandioxid-Wie-sicher-ist-der-Einsatz-in-Lebensmitteln-und-Kosmetika-5794973-0/
62 https://www.bundestag.de/resource/blob/557696/9acba3e4bf8752b1507fae62ae6f2c5f/wd-9---021-18-pdf-data.pdf
63 https://medwatch.de/arzneimittel/titandioxid-sicherheit/
64 https://www.oekotest.de/gesundheit-medikamente/Nach-Verbot-in-Lebensmitteln-Bleibt-Titandioxid-in-Medikamenten-_13160_1.html
65 https://www.swrfernsehen.de/marktcheck/artikel-umstrittener-weissmacher-titandioxid-krebsrisiko-100.html
66 https://medwatch.de/arzneimittel/titandioxid-sicherheit/
67 https://nanopartikel.info/wissen/materialien/siliziumdioxid/#materialinfo
68 https://www.bfr.bund.de/de/gesundheitliche_bewertung_von_nanomaterialien-30413.html
69 https://www.lebensmittelklarheit.de/informationen/nanotechnologie-lebensmitteln-vorkommen-und-kennzeichnung
70 https://cordis.europa.eu/article/id/30485-the-pros-and-cons-of-nanofoods/de (abgerufen am 08.05.2023)
71 https://www.bund.net/fileadmin/user_upload_bund/publikationen/chemie/nanotechnologie_nano_in_lebensmitteln_faltblatt.pdf
72 https://www.nature.com/articles/s41538-018-0030-8
73 https://idw-online.de/de/news709344
74 https://www.umweltbundesamt.de/themen/chemikalien/nanotechnik/wissenswertes-ueber-nanomaterialien#definition-von-nanomaterialien
https://eur-lex.europa.eu/legal-content/DE/TXT/PDF/?uri=CELEX:32022H0614(01)
75 https://www.bfr.bund.de/cm/343/fragen-und-antworten-zu-nanomaterialien.pdf; https://eur-lex.europa.eu/LexUriServ/LexUriServ.do?uri=OJ:L:2011:275:0038:0040:de:PDF
76 https://www.klartext-nahrungsergaenzung.de/faq/projekt-klartext-nem/kennzeichnung-nanopartikel-23054
https://www.bund.net/themen/chemie/nanotechnologie/nanoprodukte-im-alltag/nano-im-haushalt/
77 https://www.bfr.bund.de/cm/343/fragen-und-antworten-zu-nanomaterialien.pdf (S.4)
78 https://idw-online.de/de/news709344
79 https://www.zusatzstoffmuseum.de/lexikon-der-zusatzstoffe/aspartam.html
80 https://www.test.de/E-Nummern-Nutzen-und-Risiken-der-Zusatzstoffe-im-Essen-5204185-0/#id5369245;
https://suessstoff-verband.info/suessstoff-wissen/suessstoffe-ueberblick/aspartam
81 https://www.efsa.europa.eu/de/topics/topic/aspartame
82 https://www.efsa.europa.eu/sites/default/files/corporate_publications/files/factsheetaspartame-de.pdf
83 https://www.tagesschau.de/wissen/gesundheit/aspartam-krebs-who-100.html;
https://www.mdr.de/wissen/aspartam-suessstoff-moeglicherweise-krebserregend-experten-beruhigen-100.html;
https://www.who.int/news/item/14-07-2023-aspartame-hazard-and-risk-assessment-results-released);
https://eur-lex.europa.eu/legal-content/DE/TXT/PDF/?uri=CELEX:02008R1333-20201223&rid=1 (S.264)
84 https://www.ndr.de/ratgeber/gesundheit/Zuckerersatz-So-wirken-Aspartam-und-Sucralose-auf-die-Darmflora,suessstoffe102.html; https://www.sciencedirect.com/science/article/abs/pii/S0092867422009199
https://www.mdpi.com/1422-0067/22/10/5228
85 https://cvscience.aviesan.fr/cv/448/mathilde-touvier; https://science.orf.at/stories/3212179/;
https://journals.plos.org/plosmedicine/article?id=10.1371/journal.pmed.1003950
86 https://www.test.de/E-Nummern-Nutzen-und-Risiken-der-Zusatzstoffe-im-Essen-5204185-0/#id5369245;
https://www.pharmazeutische-zeitung.de/leicht-erhoehtes-krebsrisiko-bei-hohem-suessstoffkonsum-132186/
87 https://www.zusatzstoffmuseum.de/lexikon-der-zusatzstoffe/aspartam.html, Pollmer, U. (2017) Zusatzstoffe von A-Z. Was Etiketten verschweigen. S.114-115. Hamburg: Deutsches Zusatzstoffmuseum.

88 https://www.bfr.bund.de/cm/343/hohe_gehalte_an_zitronensaeure_erhoehen_das_risiko_fuer_zahnschaeden.pdf (S.3-5)
89 https://www.foodwatch.org/de/citronensaeure-gesund-oder-gefaehrlich; https://www.zusatzstoffmuseum.de/lexikon-der-zusatzstoffe/citronensaeure.html
90 https://www.bfr.bund.de/cm/343/hohe_gehalte_an_zitronensaeure_erhoehen_das_risiko_fuer_zahnschaeden.pdf (S.2)
91 https://www.bfr.bund.de/cm/343/hohe_gehalte_an_zitronensaeure_erhoehen_das_risiko_fuer_zahnschaeden.pdf
92 https://www.ugb.de/exklusiv/fragen-service/ist-zitronensaeure-als-zusatzstoff-schaedlich/?zusatzstoffe-zitronensaeure
93 https://www.bfr.bund.de/cm/343/hohe_gehalte_an_zitronensaeure_erhoehen_das_risiko_fuer_zahnschaeden.pdf (S.3)
94 https://food-detektiv.de/lexikon/?lex_search=Zitronens%C3%A4ure; https://www.komnet.nrw.de/_sitetools/dialog/11300; https://www.ikw.org/haushaltspflege/wissen/chemikalienrechtliche-kennzeichnung-von-waschmitteln-pflegemitteln-und-reinigungsmitteln
95 https://www.bmel.de/DE/themen/tiere/tiergesundheit/tierseuchen/bse.html
96 https://www.bvl.bund.de/SharedDocs/ExterneLinks/01_Lebensmittel/Rechtsgrundlagen/02_eu/vo_eg_178_2002_basis_verordnung.html
97 https://www.bmel.de/DE/themen/verbraucherschutz/lebensmittelsicherheit/kontrolle-und-risikomanagement/lebensmittelkontrolle-in-deutschland.html
98 https://eur-lex.europa.eu/LexUriServ/LexUriServ.do?uri=CONSLEG:2002R0178:20080325:de:PDF S.12
99 https://www.gesetze-im-internet.de/lfgb/__5.html
100 https://www.bfr.bund.de/de/die_europaeische_behoerde_fuer_lebensmittelsicherheit__european_food_safety_authority__efsa_-10736.html
101 https://www.chemie.de/lexikon/Wissenschaftlicher_Lebensmittelausschuss.html
102 https://efsa.onlinelibrary.wiley.com/journal/18314732?journalRedirectCheck=true
103 https://eur-lex.europa.eu/legal-content/DE/TXT/PDF/?uri=CELEX:32002R0178
104 https://www.efsa.europa.eu/de/about/about-efsa; https://www.efsa.europa.eu/de/topics/topic/qualified-presumption-safety-qps
105 https://www.efsa.europa.eu/de/topics/topic/nutrition
106 https://www.meisterernst.com/pdf-file/pub/2021/ZLR0321_2.pdf; https://www.lobbycontrol.de/lobbyismus-in-der-eu/efsa-stellt-lebensmittellobbyistin-als-kommunikationschefin-ein-25041/; https://www.testbiotech.org/sites/default/files/PM_Ein%20offener%20Brief%20an%20EFSA.pdf; https://www.testbiotech.org/sites/default/files/Unabh%C3%A4ngigkeit%20der%20EFSA%20sichern.pdf; https://www.testbiotech.org/node/1665; https://www.eu-umweltbuero.at/inhalt/kritik-an-europaeischer-lebensmittelagentur-efsa https://www.stuttgarter-zeitung.de/inhalt.kritik-an-der-efsa-interessenkonflikt-im-amt.5e4d0ffa-f5de-41bc-83e2-3b94a7366cfb.html; https://www.gen-ethisches-netzwerk.de/wer-kontrolliert-die-efsa; https://www.euwid-verpackung.de/news/markt/bundesinstitut-fuer-risikobewertung-uebt-kritik-an-neubewertung-von-bpa-durch-die-efsa-050822/
107 https://www.careelite.de/euphemismus-bei-tierprodukten/
108 https://www.inhaltsangabe.de/wissen/stilmittel/euphemismus/
109 https://www.verbraucherzentrale-bawue.de/bildung-bw/marktversagen-aufgrund-von-informationsasymmetrie-18277
110 https://www.bzfe.de/lebensmittel/vom-acker-bis-zum-teller/aepfel/aepfel-einkauf-und-kennzeichnung/
111 https://eur-lex.europa.eu/legal-content/DE/TXT/PDF/?uri=CELEX:32011R1169 (S.61, Anhang8, Teil B)

112 https://www.dge.de/presse/meldungen/pressearchiv-2011-2018/empfehlung-zur-maximalen-zuckerzufuhr-in-deutschland/
113 https://www.who.int/news/item/04-03-2015-who-calls-on-countries-to-reduce-sugars-intake-among-adults-and-children
114 https://www.forum-ernaehrung.at/fileadmin/user_upload/gda-folder.pdf
115 https://eur-lex.europa.eu/legal-content/DE/TXT/PDF/?uri=CELEX:52018XC0608(01) (S.11)
116 https://www.foodwatch.org/de/gfk-studie-belegt-naehrwert-ampel-funktioniert-industrie-kennzeichnung-fuehrt-in-die-irre; https://www.lebensmittelverband.de/de/lebensmittel/kennzeichnung/naehrwert; https://www.eufic.org/de/gesund-leben/artikel/zur-bedeutung-von-guideline-daily-amounts/; https://www.yumpu.com/de/document/read/10451268/gda-stellungnahme-dge
117 https://www.efsa.europa.eu/de/topics/topic/dietary-reference-values
118 https://eur-lex.europa.eu/LexUriServ/LexUriServ.do?uri=CONSLEG:1990L0496:20081211:de:PDF
119 https://eur-lex.europa.eu/legal-content/DE/TXT/PDF/?uri=CELEX:32008R1137
120 https://www.dge.de/wissenschaft/referenzwerte/?L=0
121 https://www.iwkoeln.de/studien/bio-eier-sind-vertrauensgueter.html
122 https://hartmutwalz.de/vertrauensgueter-sind-keine-schimmligen-broetchen/
123 https://www.land.nrw/pressemitteilung/minister-remmel-nrw-staerkt-die-stellung-von-verbraucherinnen-und-verbrauchern-land
124 https://www.foodwatch.org/at/news/pressemitteilungen/foodwatch-zum-weltverbraucherinnentag-irrefuehrung-von-konsumentinnen-im-lebensmittelbereich-zu-oft-ohne-konsequenzen/
125 https://www.foodwatch.org/de/informieren/goldener-windbeutel/
126 https://www.hygiene-netzwerk.de/erfolgen-zu-wenig-lebensmittelkontrollen-in-deutschland-hygieneschulung-hygiene-netzwerk; https://www.faz.net/aktuell/rhein-main/frankfurt/zu-wenig-personal-fuer-ausreichende-lebensmittelkontrollen-16664583.html
127 https://www.foodwatch.org/de/informieren/schadstoffe-lebensmittelsicherheit/?gclid=EAIaIQobChMI-18aJ2N7s_gIVhgCLCh2DWgMqEAAYAyAAEgKNSPD_BwE
128 https://gesund.bund.de/unerwuenschte-inhaltsstoffe-in-lebensmitteln#auf-einen-blick
129 https://www.efsa.europa.eu/de/topics/topic/pesticides
130 https://gesund.bund.de/unerwuenschte-inhaltsstoffe-in-lebensmitteln#einleitung
131 https://www.bmel.de/SharedDocs/Downloads/DE/Broschueren/Pflanzenschutzmittel-Rueckstaende.pdf; Broschüre: Bundesministerium für Ernährung und Landwirtschaft (2022). Rückstände von Pflanzenschutzmitteln. Gesundheit geht vor. S.9. Bonn: Bundesministerium für Ernährung und Landwirtschaft (BMEL)
132 https://food.ec.europa.eu/plants/pesticides/authorisation-plant-protection-products_en; https://www.efsa.europa.eu/de/topics/topic/pesticides
133 https://www.bvl.bund.de/DE/Arbeitsbereiche/04_Pflanzenschutzmittel/01_Aufgaben/07_RueckstaendeHoechstgehalte/psm_RueckstaendeHoechstgehalte_node.html
134 https://www.boell.de/de/2022/01/12/pestizide-lebensmitteln-pestizidrueckstaende-drauf-und-dran
135 https://www.cvuas.de/pub/beitrag.asp?subid=1&Thema_ID=5&ID=2519&Pdf=No&lang=DE
136 https://www.bmel.de/SharedDocs/Downloads/DE/Broschueren/Pflanzenschutzmittel-Rueckstaende.pdf?; Broschüre: Bundesministerium für Ernährung und Landwirtschaft (2022). Rückstände von Pflanzenschutzmitteln. Gesundheit geht vor. S.4-5. Bonn: Bundesministerium für Ernährung und Landwirtschaft (BMEL)
137 https://www.umweltbundesamt.de/daten/land-forstwirtschaft/pflanzenschutzmittelverwendung-in-der#zulassung-von-pflanzenschutzmitteln
138 https://www.nabu.de/imperia/md/content/nabude/landwirtschaft/pestizidpolitik/nabu-broschuere_pestizide_einfuehrung.pdf S.8

139 https://www.nabu.de/imperia/md/content/nabude/landwirtschaft/pestizidpolitik/nabu-broschuere_pestizide_einfuehrung.pdf S.11
140 https://interaktiv.br.de/pestizide-im-apfel-anbau/
141 https://www.boell.de/de/pestizidatlas (S.19);
https://www.boell.de/de/media/soundcloud/pestizidatlas-pestizide-der-landwirtschaft-13
142 https://www.boell.de/sites/default/files/2024-01/bodenatlas_2024.pdf
143 https://www.umweltbundesamt.de/themen/landwirtschaft/umweltbelastungen-der-landwirtschaft/pflanzenschutzmittel-in-der-landwirtschaft
144 https://gesund.bund.de/lebensmittelhygiene#hygieneregeln
https://www.boell.de/sites/default/files/2022-01/Boell-Pestizidatlas-2022.pdf; https://www.bvl.bund.de/SharedDocs/Pressemitteilungen/01_lebensmittel/2022/2022_PM_JPK_Fertigsalate.html
145 https://www.umweltbundesamt.de/umweltwirkungen-von-tierarzneimitteln#Tierarzneimittel%20in%20der%20Umwelt
146 https://www.bfr.bund.de/de/fragen_und_antworten_zu_phthalat_weichmachern-186796.html (abgerufen 03.05.2023)
147 https://gesund.bund.de/unerwuenschte-inhaltsstoffe-in-lebensmitteln#auf-einen-blick; https://www.bvl.bund.de/DE/Arbeitsbereiche/01_Lebensmittel/02_UnerwuenschteStoffeOrganismen/04_Acrylamid/01_WasIstAcrylamid/lm_WasIstAcrylamid_node.html
148 https://www.bvl.bund.de/DE/Arbeitsbereiche/01_Lebensmittel/02_UnerwuenschteStoffeOrganismen/07_Schwermetalle/lm_schwermetalle_node.html; https://www.umweltbundesamt.de/daten/luft/schwermetalldepositionen#messungen-des-luftmessnetzes-des-umweltbundesamtes
149 https://www.verbraucherzentrale.de/wissen/lebensmittel/nahrungsergaenzungsmittel/schwer-gefaehrlich-giftige-schwermetalle-13363
150 https://www.lebensmittelverband.de/de/aktuell/20210901-neue-grenzwerte-fuer-blei-und-cadmium-in-lebensmitteln
151 https://www.bmel.de/DE/themen/verbraucherschutz/lebensmittelsicherheit/rueckstaende-und-kontaminaten/rueckstaende-und-kontaminaten_node.html
152 https://www.bmuv.de/themen/gesundheit/lebensmittelsicherheit/verbraucherschutz/schwermetalle/blei-in-lebensmitteln-hintergrundinformationen
153 https://www.bvl.bund.de/DE/Arbeitsbereiche/01_Lebensmittel/02_UnerwuenschteStoffeOrganismen/07_Schwermetalle/lm_schwermetalle_node.html
154 https://www.bvl.bund.de/DE/Aufgaben/07_Lebensmittelwarnungen/LMwarnungen_node.html
155 https://www.verbraucherzentrale.de/wissen/lebensmittel/lebensmittelproduktion/lebensmittelrueckruf-wie-das-funktioniert-und-welche-rechte-sie-haben-77874
156 https://www.verbraucherzentrale.de/wissen/lebensmittel/lebensmittelproduktion/lebensmittelrueckruf-wie-das-funktioniert-und-welche-rechte-sie-haben-77874
157 https://www.bvl.bund.de/DE/Aufgaben/07_Lebensmittelwarnungen/LMwarnungen_node.html
158 https://www.bvl.bund.de/SharedDocs/Pressemitteilungen/01_lebensmittel/2024/02_LMWarnungen.html; https://www.bvl.bund.de/SharedDocs/Downloads/01_Lebensmittel/LMWarnungen-Statistiken/Statistik-LMWarnungen.pdf?__blob=publicationFile&v=38
159 https://www.bvl.bund.de/DE/Aufgaben/07_Lebensmittelwarnungen/LMwarnungen_node.html
160 https://www.lebensmittelwarnung.de/bvl-lmw-de/liste/alle/deutschlandweit/10/0
161 https://www.lebensmittelwarnung.de/bvl-lmw-de/liste/lebensmittel/deutschlandweit/10/0
162 https://www.bfr.bund.de/de/a-z_index/glycidol__glycidyl__fettsaeureester-28929.html

ANHANG

163 https://www.laves.niedersachsen.de/startseite/lebensmittel/ruckstande_verunreinigungen/mcpd-und-glycidyl-fettsaeureester-in-lebensmitteln-160946.html

164 https://www.lebensmittelwarnung.de/bvl-lmw-de/opensaga/attachment/82260056-5596-4aa3-b19a-0acc1dfd7fb2/H%E4agen+Dazs+Fav.+Selection+Verbraucherinformation.pdf; https://bvlk.de/news/warnmeldungen-aufgrund-ethylenoxid-und-2-chlorethanol.html https://www.chemie.de/lexikon/2-Chlorethanol.html

165 https://www.produktwarnung.eu/2022/09/10/rueckruf-metallische-fremdkoerper-lactalis-ruft-deutschlandweit-verschiedene-ziegenkaeseprodukte-zurueck/27041

166 https://www.produktwarnung.eu/2022/09/13/rueckruf-metallfremdkoerper-edeka-ruft-gutguenstig-frischeiwaffeln-zurueck/27092

167 https://www.produktwarnung.eu/2022/09/08/rueckruf-benzoapyren-und-polyzyklische-kohlenwasserstoffe-in-matcha-teepulver-via-tk-maxx/27022

168 https://www.bvl.bund.de/DE/Arbeitsbereiche/01_Lebensmittel/03_Verbraucher/17_FAQ/FAQ_PAK/FAQ_PAK_node.html

169 https://www.umweltbundesamt.de/themen/luft/luftschadstoffe-im-ueberblick/benzoapyren-im-feinstaub#gesundheitsrisiken

170 https://www.baes.gv.at/kontrolle/futtermittel/rasff; https://www.bvl.bund.de/DE/Arbeitsbereiche/01_Lebensmittel/01_Aufgaben/04_Warn_und_Informationssysteme/lm_Warn_und_Informationssysteme_node.html; https://www.oecd.org/about/impact/global-recalls-portal.htm, https://globalrecalls.oecd.org

171 https://www.oekotest.de/essen-trinken/Haferflocken-im-Test-Labor-stoesst-auf-Schimmelpilzgifte-und-Glyphosat_13109_1.html

172 https://www.oekotest.de/essen-trinken/Tiefkuehlkraeuter-Labor-stoesst-auf-krebserregende-Pflanzengifte_13409_1.html

173 https://www.oekotest.de/essen-trinken/Radioaktiv-belastet-Paranuesse-sind-mit-Vorsicht-zu-geniessen_13447_1.html; https://www.oekotest.de/essen-trinken/Bedenkliche-Inhaltsstoffe-Alnatura-Paranusskerne-im-Test-ungenuegend-_13602_1.html

174 https://www.efsa.europa.eu/de/topics/topic/mineral-oil-hydrocarbons

175 https://www.chemie.de/lexikon/Barium.html#Isotope_und_radioaktive_Eigenschaften

176 https://www.oekotest.de/essen-trinken/Bedenkliche-Inhaltsstoffe-Alnatura-Paranusskerne-im-Test-ungenuegend-_13602_1.html

177 https://www.bfr-meal-studie.de/

178 https://www.bfr.bund.de/de/presseinformation/2023/02/das_steckt_in_unserem_essen__ergebnisse_der_meal_ernaehrungsstudie_des_bundesinstituts_fuer_risikobewertung_nun_frei_zugaenglich-310055.html

179 https://www.bvl.bund.de/SharedDocs/Pressemitteilungen/01_lebensmittel/2019/2019_11_26_HI_neue_EU-Kontroll-Verordnung.html

180 https://www.fei-bonn.de/gefoerderte-projekte/projekte-des-monats/pdm-2022-02; https://www.din.de/de/din-und-seine-partner/presse/mitteilungen/pangasius-statt-seezunge-333696

181 https://www.foodwatch.org/fr/actualites/2023/fraude-au-miel-transparence-et-etiquetage-ce-qui-doit-changer-faux-miel-etiquettes?mtm_campaign=fraude-miel&mtm_medium=newsletter&mtm_source=email

182 https://www.mri.bund.de/de/nrz/nrz-authent/

183 https://www.bvl.bund.de/SharedDocs/Videos/BVL-Erklaerfilm-Lebensmittelfaelscher.html;jsessionid=8EB07A57858267276407021BC1C5056C.internet972?nn=11028272

184 Ernährungsumschau 6/2023 M367 Special Digitaler Lebensmitteleinkauf.

185 Bode, T. (2010). Die Essensfälscher. Was uns die Lebensmittelkonzerne auf die Teller lügen. S.33. Frankfurt am Main: S. Fischer Verlag GmbH.

186 https://www.boell.de/sites/default/files/konzernatlas2017_iii_web.pdf (S.6)

187 https://www.bmel.de/DE/themen/ernaehrung/gesunde-ernaehrung/kita-und-schule/lebensmittelwerbung-kinder.html
188 https://www.oekotest.de/kinder-familie/Zucker-in-Lebensmitteln-fuer-Kinder-Die-fiesen-Tricks-der-Industrie_13567_1.html
189 https://www.foodwatch.org/fileadmin/-DE/Themen/Kinderernaehrung/Dokumente/Offener_Brief_Werbeschranken_fuer_Ungesundes.pdf
190 https://www.bvkj.de/politik-und-presse/nachrichten/270-2022-09-19-gemeinsame-pressemitteilung-foodwatch-and-bvkj-appell-mehr-als-300-kinder-und-jugendaerzt-innen-fordern-umfassende-regulierung-von-junk-food-werbung
191 https://www.owm.de/themen/werbefreiheit-verantwortung/selbstregulierungsinitiativen/eu-pledge https://eu-pledge.eu
192 https://www.diabetesde.org/system/files/documents/150817_position_dag_ddg_dde_zum_eu_pledge_final.pdf
193 https://www.foodwatch.org/de/informieren/essen-gesundheit/kinderernaehrung/gescheiterte-selbstverpflichtung
194 https://www.bwl.uni-hamburg.de/irdw/dokumente/kindermarketing2021effertzunihh.pdf (S.7, abgerufen am 12.05.2023)
195 https://www.diabetesde.org/system/files/documents/150817_position_dag_ddg_dde_zum_eu_pledge_final.pdf
196 https://institut-fuer-welternaehrung.org/politik-muss-schulverpflegung-zur-chefsache-machen-interview-mit-ernaehrungswissenschaftler-prof-volker-peinelt
197 https://zaw.de/fakten-lebensmittelwerbung/
198 https://dserver.bundestag.de/btd/20/049/2004970.pdf (S.59)
199 https://www.bmel.de/DE/themen/ernaehrung/gesunde-ernaehrung/kita-und-schule/lebensmittelwerbung-kinder.html
200 lhttps://www.bundestag.de/resource/blob/972334/a2dcfb5b74aaa26605a46ce097ea15fb/WD-3-098-23-pdf-data.pdf
201 https://zaw.de/positionen/lebensmittel/
202 https://www.absatzwirtschaft.de/kinder-und-werbeverbote-heikles-terrain-231972/; https://www.foodwatch.org/fileadmin/-DE/Themen/Kinderernaehrung/Influencer/Webversion_Junkfluencer_Report_2021.pdf (abgerufen am 12.05.2023); https://www.zm-online.de/news/detail/wir-sind-sehr-stolz-dass-norwegen-als-erstes-land-diese-art-von-kinder-werbung-verbietet,
203 https://idw-online.de/de/news?print=1&id=763283
204 https://www.foodwatch.org/de/lidl-macht-schluss-mit-kindermarketing-fuer-ungesundes
205 https://www.foodwatch.org/fileadmin/-DE/Themen/Kinderernaehrung/Influencer/Webversion_Junkfluencer_Report_2021.pdf (S.9/10)
206 https://de.statista.com/statistik/daten/studie/75719/umfrage/ausgaben-fuer-nahrungsmittel-in-deutschland-seit-1900;
https://de.statista.com/statistik/daten/studie/150566/umfrage/private-und-staatliche-konsumausgaben-2009/;
https://de.statista.com/statistik/daten/studie/1235780/umfrage/veraenderung-der-konsumausgaben-der-privaten-haushalte-in-der-eu-zum-vorjahresquartal
207 https://www.destatis.de/DE/Presse/Pressemitteilungen/2023/03/PD23_106_811.html
208 https://www.destatis.de/DE/Themen/Gesellschaft-Umwelt/Einkommen-Konsum-Lebensbedingungen/Konsumausgaben-Lebenshaltungskosten/Tabellen/privater-konsum-d-lwr.html
209 https://www.rki.de/DE/Content/Gesundheitsmonitoring/Themen/Uebergewicht_Adipositas/Uebergewicht_Adipositas_node.html https://www.oecd-ilibrary.org/docserver/33663583-de.pdf?expires=1683881892&id=id&accname=guest&checksum=FFDB5D5882D102056265775AB0A6BBED (S.3)

210 https://in-form.de/wissen/ernaehrung/von-adipositas-bis-zoeliakie-wie-ernaehrung-krankheiten-beeinflusst
211 https://www.who.int/teams/health-promotion/physical-activity/global-status-report-on-physical-activity-2022
212 https://www.boell.de/de/2021/11/29/ueberleben-im-ueberfluss; https://www.ptaheute.de/aktuelles/2020/09/17/mangel-im-ueberfluss-fehlernaehrung-bei-kindern; https://www.bpb.de/themen/globalisierung/welternaehrung/178484/hunger-und-fehlernaehrung/

Kapitel 2

213 https://www.mri.bund.de/de/ueber-das-mri/max-rubner/lebensmittelfaelschung-aus-sicht-max-rubners/
214 Rubner, M. (1903) Lehrbuch der Hygiene. Systematische Darstellung der Hygiene und ihrer wichtigsten Untersuchungs-Methoden. S. 485. Leipzig und Wien: Franz Deuticke, Verlags-Nr.822.
215 https://ncrc.appstate.edu/directory/dr-david-c-nieman-drph-facsm
216 https://www.sport1.de/news/fitness-ernaehrung/2022/01/hamilton-djokovic-und-williams-setzen-auf-vegane-ernahrung-geht-das-im-leistungssport
217 https://www.ekfz.tum.de/
218 https://www.mri.tum.de/sites/default/files/seiten/osteoporose_ernaehrungsempfehlung.pdf
219 https://www.bfr.bund.de/de/coplant-studie.html;
https://ifpe-giessen.de/coplant-cohort-study-on-plant-based-diets/
220 https://www.bluezones.com/about/history/#
221 https://www.bluezones.com/1-blue-zones-life-why-what-where-who-how/#
222 https://www.bluezones.com/2-blue-zones-life-challenge-rules/#
223 https://yougov.de/topics/consumer/articles-reports/2022/06/23/fleischlose-ernahrung-ist-gesunder-deutsche-japane
224 https://www.dkfz.de/de/epidemiologie-krebserkrankungen/arbeitsgr/ernaerepi/EPIC_P05_Ergebnisse.html; https://www.dge.de/fileadmin/public/doc/pm/2015/js2015/Abstract-DGE-JS2015-Leben-Veganer-gesuender-Praevention-Therapie-Keller.pdf; https://www.dge.de/presse/meldungen/2020/vegan-vegetarisch-mischkost-nur-geringe-unterschiede; https://www.dge.de/blog/2021/vechi-youth-studie-untersucht-ernaehrungsweisen-von-heranwachsenden-und-zeigt-forschungsbedarf-auf; https://www.rki.de/DE/Content/Gesundheitsmonitoring/Gesundheitsberichterstattung/GBEDownloadsJ/Focus/JoHM_2016_02_ernaehrung1a.pdf?__blob=publicationFile; https://www.cambridge.org/core/journals/proceedings-of-the-nutrition-society/article/plantbased-diets-and-longterm-health-findings-from-the-epicoxford-study/771ED5439481A68AD92BF40E8B1EF7E6
225 https://epic.iarc.fr/
226 https://www.ceu.ox.ac.uk/research/epic-oxford; https://www.dife.de/forschung/kooperationen/epic-studie/
227 https://pubmed.ncbi.nlm.nih.gov/12639222/
228 https://www.ceu.ox.ac.uk/research/epic-oxford
229 https://www.wcrf.org/wp-content/uploads/2021/02/TER-German-translation.pdf (S.7-9); http://preventology.euoh.org/assets/krebs_diabetes_und_ernaehrung_ergebnisse_epic-studie_teil_22.pdf (S.4-5)
230 https://www.dkfz.de/de/epidemiologie-krebserkrankungen/arbeitsgr/ernaerepi/EPIC_P05_Ergebnisse.html
231 http://preventology.euoh.org/assets/krebs_diabetes_und_ernaehrung_ergebnisse_epic-studie_teil_22.pdf (S.3)
232 http://preventology.euoh.org/assets/krebs_diabetes_und_ernaehrung_ergebnisse_epic-studie_teil_22.pdf (S.3)
233 http://preventology.euoh.org/assets/krebs_diabetes_und_ernaehrung_ergebnisse_epic-studie_teil_22.pdf (S.4)
234 http://preventology.euoh.org/assets/krebs_diabetes_und_ernaehrung_ergebnisse_epic-studie_teil_22.pdf (S.4)
235 https://www.cambridge.org/core/journals/proceedings-of-the-nutrition-society/article/plantbased-diets-and-longterm-health-findings-from-the-epicoxford-study/771ED5439481A68AD92BF40E8B1EF7E6; https://pubmed.ncbi.nlm.nih.gov/35934687/ https://pubmed.ncbi.nlm.nih.gov/12833118/

IS(S) GUT JETZT!

236 https://www.ncbi.nlm.nih.gov/pmc/articles/PMC526387/; https://www.wcrf.org/wp-content/uploads/2021/02/Summary-of-Third-Expert-Report-2018.pdf (S.15); https://www.iarc.who.int/wp-content/uploads/2018/07/WorldCancerReport.pdf (S.58-62)

237 https://adventisthealthstudy.org/; https://adventisthealthstudy.org/studies/AHS-2/findings-lifestyle-diet-disease (abgerufen am 19.05.2023)

238 https://apd.media/news/archiv/15077.html

239 https://www.rki.de/DE/Content/Gesundheitsmonitoring/Gesundheitsberichterstattung/GBEDownloadsJ/JoHM_2016_02_ernaehrung.pdf?__blob=publicationFile (S.4); https://www.aerzteblatt.de/archiv/61696/Ursachen-und-fruehzeitige-Diagnostik-von-Vitamin-B12-Mangel

240 https://apps.who.int/iris/bitstream/handle/10665/349086/WHO-EURO-2021-4007-43766-61591-eng.pdf?sequence=1&isAllowed=y (S.3); https://pubmed.ncbi.nlm.nih.gov/33341313/

241 https://www.dge.de/gesunde-ernaehrung/faq/faqs-vegane-ernaerung; https://www.ernaehrungs-umschau.de/fileadmin/Ernaehrungs-Umschau/pdfs/pdf_2018/09_18/EU09_2018_WuF_Vollmer_Englisch.pdf; https://www.verbraucherzentrale.de/wissen/projekt-klartext-nem/vegane-ernaehrung-welche-nahrungsergaenzung-ist-sinnvoll-13323; https://apps.who.int/iris/bitstream/handle/10665/202539/WHO_BS_05.2025_eng.pdf?sequence=1&isAllowed=y

242 https://www.mdpi.com/2072-6643/15/8/1847; https://apps.who.int/iris/bitstream/handle/10665/349086/WHO-EURO-2021-4007-43766-61591-eng.pdf?sequence=1&isAllowed=y (S.4)

243 https://www.uni-kiel.de/medinfo/lehre/seminare/methodik/Dtsch%20Arztebl%2001Kritisches%20Lesen%20wissenschaftlicher%20Artikel.pdf

244 https://www.dge.de/gesunde-ernaehrung/diaeten-und-fasten

245 https://www.ernaehrungs-umschau.de/print-artikel/14-09-2022-ketogene-ernaehrung-als-trenddiaet/; https://www.ernaehrungs-umschau.de/print-artikel/12-10-2022-ketogene-ernaehrung-als-trenddiaet-teil-2

246 https://www.sciencedirect.com/science/article/pii/S002231662210430X?via%3Dihub

247 https://www.medicalnewstoday.com/articles/7381

248 https://www.ncbi.nlm.nih.gov/pmc/articles/PMC6164197/pdf/nutrients-10-01266.pdf; https://www.health.harvard.edu/staying-healthy/clean-eating-the-good-and-the-bad; https://www.hsph.harvard.edu/nutritionsource/clean-eating/

249 https://gdi.ch/food-trends-ernaehrungstrends

250 https://www.welthungerhilfe.de/aktuelles/blog/duerre-in-aethiopien; https://www.welthungerhilfe.de/spenden-aethiopien/aethiopien-duerre-und-drohende-hungersnot; https://www.aktion-deutschland-hilft.de/de/fachthemen/afrika/aethiopien/; https://www.aktiongegendenhunger.de/hunger?utm_source=grants&utm_medium=cpc&utm_campaign=10594607913&utm_term=hunger%20weltweit&gad=1&gclid=EAIaIQobChMI_6vRsseI_wIVTiwGAB2ApgUoEAAYAiAAEgK6XvD_BwE

251 https://www.welthungerhilfe.de/hunger/welthunger-index

252 https://www.dge.de/gesunde-ernaehrung/dge-ernaehrungsempfehlungen/dge-ernaehrungskreis/fleisch-wurst-fisch-und-eier/

253 https://www.lebensmittelzeitung.net/politik/nachrichten/nachhaltigkeit-ernaehrungsstrategie-nimmt-form-an-171348?crefresh=1;
https://www.bundestag.de/parlament/buergerraete/buergerrat_th1

254 https://www.dge.de/wissenschaft/fbdg/ueberarbeitung-methodik-wissenschaftliche-grundlagen-fbdg; https://www.dge.de/wissenschaft/fbdg; https://www.bmel.de/DE/themen/ernaehrung/ernaehrungsstrategie.html; https://www.bmel.de/SharedDocs/Downloads/DE/_Ernaehrung/ernaehrungsstrategie-kabinett.pdf; https://www.slowfood.de/aktuelles/2024/ernaehrungsstrategie-fuer-deutschland; https://www.duh.de/presse/pressemitteilungen/pressemitteilung/deutsche-umwelthilfe-zur-ernaehrungsstrategie-bundesregierung-legt-scheinloesungen-vor-wirksame-mass; https://www.buergerrat.de/aktuelles/buergerrat-zu-ernaehrung-beendet-seine-arbeit; https://www.bundestag.de/parlament/buergerraete/buergerrat_th1

255 https://www.presseportal.de/pm/81399/5400512; https://proveg.com/de/wp-content/uploads/sites/5/2023/01/Ernaehrungsrichtlinien_Laenderranking_WeltEU.pdf
256 https://pubmed.ncbi.nlm.nih.gov/36467286/; https://academic.oup.com/cdn/article/6/11/nzac144/6706851
257 https://www.dge.de/gesunde-ernaehrung/faq/faqs-vegane-ernaerung/#c3378
258 https://www.ernaehrungs-umschau.de/fileadmin/Ernaehrungs-Umschau/pdfs/pdf_2016/04_16/EU04_2016_M220-M230.pdf
259 https://proveg.com/de/pflanzlicher-lebensstil/interviews/ernaehrungsrichtlinien-anna-lena-klapp/
260 https://dgvn.de/meldung/eine-zukunftssichere-ernaehrung-ist-pflanzenbasiert
261 https://www.ble.de/DE/Themen/Ernaehrung-Lebensmittel/Nationaler-Dialog/Themenfeld-5/Pflanzenbasierte-Ernaehrung.html
262 https://www.pik-potsdam.de/de/aktuelles/nachrichten/fuer-ernaehrungssicherheit-trotz-klimakrise-und-krieg; https://www.iamo.de/presse/aktuelles/artikel/politikempfehlungen-fuer-ernaehrungssicherheit-und-eine-lebenswerte-zukunft-im-neuen-policy-brief; https://zenodo.org/record/7038961#.YxWtBLTP23A
263 https://www.slowfood.de/aktuelles/2022/fuer-eine-ganzheitliche-ernaehrungspolitik;https://www.slowfood.de/was-wir-tun/zum-nachlesen/publikationen/essen-ist-politisch-30-jahre-ernaehrungsexpertise/202206_sfd_magazin-essen-ist-politisch_30-jahre-ernaehrungsexpertise.pdf (S.27)
264 https://www.bzfe.de/nachhaltiger-konsum/lagern-kochen-essen-teilen/planetary-health-diet/
265 https://www.pik-potsdam.de/de/aktuelles/nachrichten/eat-lancet-2-0-gestartet
266 https://eatforum.org/lancet-commission/eatinghealthyandsustainable/; https://www.verbraucherzentrale-bayern.de/wissen/lebensmittel/die-planetary-health-diet-speiseplan-der-zukunft-76609; https://www.who.int/news-room/fact-sheets/detail/healthy-diet
267 https://www.ernaehrungs-umschau.de/print-news/13-02-2019-eat-lancet-report-planetary-health-diet/; https://www.bzfe.de/nachhaltiger-konsum/lagern-kochen-essen-teilen/planetary-health-diet/
268 https://www.bpb.de/kurz-knapp/taegliche-dosis-politik/520679/earth-overshoot-day/; https://www.overshootday.org/; https://www.footprintnetwork.org/our-work/earth-overshoot-day/
269 https://www.bmel.de/SharedDocs/Downloads/DE/_Ministerium/Beiraete/agrarpolitik/wbae-gutachten-nachhaltige-ernaehrung.pdf?__blob=publicationFile&v=3 (S.13)
270 https://www.bmel.de/SharedDocs/Downloads/DE/_Ministerium/Beiraete/agrarpolitik/wbae-gutachten-nachhaltige-ernaehrung.pdf?__blob=publicationFile&v=3 (S.614-615)
271 https://www.ble.de/SharedDocs/Pressemitteilungen/DE/2023/230403_Fleischverzehr.html
272 https://www.destatis.de/DE/Presse/Pressemitteilungen/2023/08/PD23_313_413.html
273 https://de.statista.com/outlook/cmo/lebensmittel/deutschland
274 https://www.boell.de/de/2021/01/06/fleischkonsum-weltweit-alltagsessen-und-luxusgut
275 https://de.statista.com/statistik/daten/studie/1195964/umfrage/prognose-zum-anstieg-des-globalen-fleischkonsums/
276 https://www.uni-bonn.de/de/neues/082-2022
277 https://www.verbraucherzentrale.de/wissen/lebensmittel/auswaehlen-zubereiten-aufbewahren/insekten-essen-eine-alternative-zu-herkoemmlichem-fleisch-33101; https://www.bzfe.de/lebensmittel/trendlebensmittel/insekten/
278 https://www.cluster-bayern-ernaehrung.de/infografik-die-herstellung-von-kultiviertem-fleisch/ https://www.mdpi.com/2304-8158/9/9/1152
279 https://www.cellgs.com/blog/cellular-agriculture-starts-up.html https://www.worldsoffood.de/specials/was-isst-deutschland/item/1540-bioprinting-essen-aus-dem-drucker.html und; https://www.gesundheitsforschung-bmbf.de/de/gut-ernahrt-im-alter-essen-aus-dem-3d-drucker-8476.php
280 https://www.fao.org/publications/card/fr/c/5c610337-bc47-5612-96ad-81db8b926cb3; https://www.fao.org/3/i3264de/i3264de.pdf; https://www.fao.org/edible-insects/en/; https://www.fao.org/3/cb4094en/cb4094en.pdf

IS(S) GUT JETZT!

281 https://www.mdpi.com/2304-8158/9/9/1152
282 https://www.digitalfoodlab.com/foodtech-europe-2023/
283 https://www.ju.st; https://www.neggst.co/pages/our-mission; https://www.m-foodgroup.de/de/service/aktuelles/beitrag/no-pokpok-macht-die-vegane-eierrolle/
284 https://www.handelszeitung.ch/unternehmen/wie-food-hacker-unsere-ernaehrung-verbessern-1340485
285 http://ernaehrungsdenkwerkstatt.de/keller/kartei/digital-food.html; https://best-swiss.ch/digital-food
286 http://www.efood-blog.com/; https://www.zukunftsinstitut.de/artikel/food/e-food-leitet-strukturwandel-ein/
287 https://www.food-code.de/
288 https://www.wbg-wissenverbindet.de/shop/30427/future-food-die-zukunft-der-welternaehrung
289 https://schweisfurth-stiftung.de/oeko-ethik/ernaehrungssouveraenitaet-versus-ernaehrungssicherung/; https://ethik-heute.org/lebensmittel-sind-moralische-produkte/
290 https://www.zukunftsinstitut.de/artikel/food/algen-als-rohstoff-der-zukunft/ (S.69-73)
291 https://eit.europa.eu/news-events/news/eit-food-algae-promising-ingredient-eco-friendly-diet-future
292 https://ec.europa.eu/commission/presscorner/detail/en/ip_22_6899
293 https://www.bzfe.de/lebensmittel/trendlebensmittel/algen/
294 https://pubmed.ncbi.nlm.nih.gov/18589030
295 https://www.medicalnewstoday.com/articles/best-food-forward-are-algae-the-future-of-sustainable-nutrition#What-makes-algae-nutritious?
296 https://www.medicalnewstoday.com/articles/best-food-forward-are-algae-the-future-of-sustainable-nutrition#What-are-algae?
297 https://www.fraunhofer.de/en/research/current-research/our-diet-is-about-to-go-green.html https://www.tandfonline.com/doi/full/10.1080/10408398.2018.1496319
298 https://www.bzfe.de/lebensmittel/trendlebensmittel/algen/; https://pubmed.ncbi.nlm.nih.gov/16294830/; https://www.bvl.bund.de/SharedDocs/Pressemitteilungen/01_lebensmittel/2020/2020_05_28_PI_Sushi-Blaetter.html
299 https://www.projekt-gutenberg.org/ebertc/fleischl/fleischl.html und Ebert, C. (1927) Die Küche der Zukunft – auf fleischloser Grundlage. S. 8-9. Dresden: Verlag für angewandte Lebenspflege.
300 https://www.verbraucherzentrale.de/wissen/lebensmittel/nahrungsergaenzungsmittel/schwer-gefaehrlich-giftige-schwermetalle-13363
301 https://www.blf-gruppe.de/news/lebensmittel-nahrungsmittel
302 https://en.wikipedia.org/wiki/Werner_Kollath; https://cpr.uni-rostock.de/resolve/id/cpr_person_00001815
303 https://agrarbetrieb.com/lebensmittel-vs-nahrungsmittel-wo-liegen-die-unterschiede/
304 https://eatsmarter.de/ernaehrung/ernaehrungsarten/vollwertkost
305 https://www.dge.de/gesunde-ernaehrung/dge-ernaehrungsempfehlungen/10-regeln/
306 https://wirtschaftslexikon.gabler.de/definition/ernaehrung-123132
307 https://www.juraforum.de/lexikon/lebensmittel#lebensmittelrecht
308 https://www.efsa.europa.eu/de/topics/topic/dietary-reference-values
309 https://multimedia.efsa.europa.eu/drvs/index.htm
310 https://www.lebensmittellexikon.de/e0001030.php
311 https://www.bmz.de/de/themen/menschenrecht-gesundheit; https://leitbegriffe.bzga.de/alphabetisches-verzeichnis/gesundheit
312 https://www.bundesgesundheitsministerium.de/themen/internationale-gesundheitspolitik/global/who.html
313 https://www.ihk.de/nordwestfalen/recht/rechtsthemen/lebensmittelrecht-5861136
314 https://www.juraforum.de/lexikon/lebensmittel https://www.lmr.uni-bayreuth.de/de/index.html
315 https://www.bfr.bund.de/de/neuartige_lebensmittel__novel_food_-215.html; https://www.bvl.bund.de/SharedDocs/Berichte/08_Stoffliste_Bund_Bundeslaender/Vorwort_Stofflisten_2_Aufl_2020.pdf?__blob=publicationFile&v=11

316 https://www.bvl.bund.de/DE/Arbeitsbereiche/01_Lebensmittel/04_AntragstellerUnternehmen/05_Novel-Food/lm_novelFood_node.html
317 https://eur-lex.europa.eu/legal-content/DE/TXT/?uri=CELEX:32015R2283
318 https://www.lebensmittelverband.de/de/lebensmittel/novel-food; https://eur-lex.europa.eu/legal-content/DE/TXT/?uri=CELEX%3A32018R0456
319 https://www.verbraucherzentrale.de/wissen/lebensmittel/gesund-ernaehren/novel-food-antworten-auf-haeufige-fragen-zu-den-neuartigen-lebensmitteln-52016
320 https://www.bvl.bund.de/DE/Arbeitsbereiche/01_Lebensmittel/04_AntragstellerUnternehmen/05_Novel-Food/lm_novelFood_node.html)
321 https://eur-lex.europa.eu/legal-content/DE/TXT/?uri=CELEX:32017R2470
322 https://www.verbraucherzentrale.de/wissen/lebensmittel/gesund-ernaehren/uvbehandlung-kann-fuer-mehr-vitamin-d-in-lebensmitteln-sorgen-52009
323 https://www.verbraucherzentrale.de/wissen/lebensmittel/auswaehlen-zubereiten-aufbewahren/insekten-essen-eine-alternative-zu-herkoemmlichem-fleisch-33101
324 https://www.fao.org/publications/card/fr/c/5c610337-bc47-5612-96ad-81db8b926cb3
325 https://www.bundesregierung.de/breg-de/suche/insekten-in-nahrungsmitteln-2162992
326 https://eur-lex.europa.eu/legal-content/DE/TXT/PDF/?uri=CELEX:32015R2283&from=DA (S. 21 Artikel 35 Abs.2)
327 https://www.naturland.de/de/naturland/wofuer-wir-stehen/qualitaet/qs-richtlinien/rili-insekten.html; https://www.verbraucherzentrale.de/wissen/lebensmittel/auswaehlen-zubereiten-aufbewahren/insekten-essen-eine-alternative-zu-herkoemmlichem-fleisch-33101
328 https://www.verbraucherzentrale.de/wissen/lebensmittel/nahrungsergaenzungsmittel/chiasamen-wie-gesund-ist-das-angebliche-superfood-wirklich-11792
329 https://www.agrarheute.com/pflanze/superfood-erste-deutsche-chia-sorte-geschuetzt-581341
330 https://www.bmel.de/DE/themen/ernaehrung/lebensmittel-kennzeichnung/deutsche-lebensmittelbuch-kommission/hinweise-leitsaetze-lebensmittelbuch.html
331 https://www.deutsche-lebensmittelbuch-kommission.de/; https://www.gesetze-im-internet.de/lfgb/_16.html
332 https://www.bmel.de/DE/themen/ernaehrung/lebensmittel-kennzeichnung/deutsche-lebensmittelbuch-kommission/fachausschuesse-leitsaetze-lebensmittelbuch.html
333 https://www.bundestag.de/webarchiv/textarchiv/2016/kw02-ak-lebensmittelbezeichnung-401078
334 https://www.foodwatch.org/de/umstrittene-lebensmittelbuch-kommission-auf-dem-pruefstand; https://www.verbaende.com/news/pressemitteilung/die-deutsche-lebensmittelbuch-kommission-ist-kein-geheimbund-95280/
335 https://www.vzbv.de/sites/default/files/dlmbk-go_langfassunganalyse_final_02.08.pdf
336 https://proveg.com/de/blog/leitsaetze-veggie-produkte/
337 Bode, T. (2023). Der Supermarktkompass. Informiert einkaufen, was wir essen. S. 34. Frankfurt am Main: S. Fischer Verlag GmbH.
338 Bode, T. (2023). Der Supermarktkompass. Informiert einkaufen, was wir essen. S. 289-290. Frankfurt am Main: S. Fischer Verlag GmbH.
339 Bode, T. (2023). Der Supermarktkompass. Informiert einkaufen, was wir essen. S. 22-24. Frankfurt am Main: S. Fischer Verlag GmbH.
340 https://www.bmel.de/DE/themen/ernaehrung/lebensmittel-kennzeichnung/deutsche-lebensmittelbuch-kommission/hinweise-leitsaetze-lebensmittelbuch.html
341 https://www.deutsche-lebensmittelbuch-kommission.de/fileadmin/Dokumente/leitsaetze_brot_und_kleingebaeck_oktober_2022.pdf (S.4)
342 https://www.deutsche-lebensmittelbuch-kommission.de/fileadmin/Dokumente/leitsaetze_brot_und_kleingebaeck_oktober_2022.pdf (S.11)

343 https://www.deutsche-lebensmittelbuch-kommission.de/fileadmin/Dokumente/neufassung_der_leitsaetze_fuer_feinkostsalate.pdf (S.4)

344 https://www.lebensmittelverband.de/de/aktuell/20200731-tag-der-lebensmittelvielfalt; https://www.bve-online.de/presse/infothek/publikationen-jahresbericht/bve-jahresbericht-ernaehrungsindustrie-2022 (Jahresbericht 2022 S.8)

345 https://www.foodnewsgermany.de/idee/

346 www.handelsdaten.de/branchen/supermärkte

347 https://www.bmel.de/DE/themen/ernaehrung/lebensmittel-kennzeichnung/deutsche-lebensmittelbuch-kommission/deutsches-lebensmittelbuch.html

348 https://www.oekotest.de/essen-trinken/Vegane-Wurst-im-Test-12-von-18-rasseln-durch_12574_1.html

349 https://twicky-sticky.de/

350 https://upsters.de/collections/alle-produkte/products/wintersun-1

351 https://www.bve-online.de/presse/infothek/publikationen-jahresbericht/bve-statistikbroschuere2022

352 https://www.bundessortenamt.de/bsa/aktuell/internationales-jahr-fuer-obst-und-gemuese-2021-1

353 https://www.fao.org/3/y5609e/y5609e02.htm

354 https://www.slowfood.de/aktuelles/2022/fuer-eine-ganzheitliche-ernaehrungspolitik

355 https://www.duden.de/rechtschreibung/Gemuese

356 https://www.duden.de/sprachwissen/sprachratgeber/Herkunft-Obst

357 https://de.statista.com/themen/4242/obstkonsum-in-deutschland/; https://ourworldindata.org/grapher/fruit-consumption-per-capita

358 https://www.gesundheit.de/wissen/haetten-sie-es-gewusst/ernaehrung/wieviele-obstsorten-gibt-es-auf-der-welt

359 https://www.bundessortenamt.de/bsa/sorten/datenbanken/gesamtliste-obst (abgerufen am 30.05.2023); https://www.deutsche-genbank-obst.de/recherche/anz-obstarten

360 https://www.exoticfruitscambridge.com/blog/how-many-different-fruits-are-there-on-planet-earth

361 https://ourworldindata.org/grapher/average-per-capita-vegetable-intake-vs-minimum-recommended-guidelines

362 https://de.statista.com/statistik/daten/studie/206617/umfrage/importmenge-von-obst-und-gemuese-nach-deutschland/

363 https://www.bmel-statistik.de/ernaehrung-fischerei/versorgungsbilanzen/obst-gemuese-zitrusfruechte-schalen-und-trockenobst

364 https://www.freshplaza.de/article/9300634/deutsche-importe-von-frischem-obst-und-gemuse-nehmen-weiter-zu/ https://de.statista.com/themen/4242/obstkonsum-in-deutschland/

365 https://www.bauernverband.de/themendossiers/obst-und-gemuese/themendossier/obst-gemuese-daten-zahlen-fakten

366 https://www.landwirtschaft.de/landwirtschaftliche-produkte/wie-werden-unsere-lebensmittel-erzeugt/pflanzliche-produkte/aepfel

367 https://www.destatis.de/DE/Themen/Branchen-Unternehmen/Landwirtschaft-Forstwirtschaft-Fischerei/Obst-Gemuese-Gartenbau/Tabellen/flaechen-erntemengen-marktobstanbau.html; https://de.statista.com/statistik/daten/studie/247425/umfrage/die-beliebtesten-obstsorten-der-deutschen (abgerufen am 30.05.2023); https://www.topagrar.com/panorama/news/so-viel-obst-wurde-2022-in-deutschland-angebaut-13215760.html; https://www.bzfe.de/lebensmittel/lebensmittelkunde/obst/

368 https://www.bzfe.de/lebensmittel/vom-acker-bis-zum-teller/aepfel/aepfel-einkauf-und-kennzeichnung/;https://www.planet-wissen.de/gesellschaft/lebensmittel/aepfel_vom_paradies_in_jede_obstschale/pwieapfelsorten100.html; https://www.plantopedia.de/wie-viele-apfelsorten-gibt-es/; https://www.mdr.de/mdr-garten/was-macht-das-bundessortenamt-wurzen-100.html, Interview mit Stefan Eschke vom Bundessortenamt (15.06.2023)

369 https://www.bzfe.de/lebensmittel/vom-acker-bis-zum-teller/aepfel/

370 https://www.bmel.de/SharedDocs/Downloads/DE/Broschueren/GesundeErnaehrungSichereProdukte.pdf?_blob=publicationFile&v=3 (S.8)

371 https://www.bmel.de/DE/themen/ernaehrung/lebensmittel-kennzeichnung/pflichtangaben/lebensmittelkennzeichnung-wichtigsten-vorgaben-lmiv.html#doc17578bodyText3

372 https://utopia.de/ratgeber/lebensmittel-zusatzstoffe-e-nummern-liste/

373 https://www.bmel.de/SharedDocs/Downloads/DE/Broschueren/GesundeErnaehrungSichereProdukte.pdf?_blob=publicationFile&v=3 (S.4); https://www.bmel.de/DE/themen/verbraucherschutz/lebensmittelsicherheit/spezielle-lebensmittel/lebensmittelzusatzstoffe.html; https://www.bfr.bund.de/de/bewertung_von_lebensmittelzusatzstoffen-2274.html

374 https://www.bmel.de/DE/themen/ernaehrung/lebensmittel-kennzeichnung/lebensmittel-kennzeichnung_node.html

375 https://www.lebensmittelklarheit.de/lexikon/verarbeitungshilfsstoff; https://www.zenk.com/wp-content/uploads/2018/02/ZLR_2017-01_Schulz.pdf

376 https://www.lebensmittelklarheit.de/fragen-antworten/technische-hilfsstoffe

377 https://www.bav-institut.de/de/news/Zusatzstoff-oder-Verarbeitungshilfsstoff-Das-ist-hier-die-Frage; https://mobil.bfr.bund.de/cm/343/transglutaminase-in-fleischerzeugnissen.pdf; https://www.biotech-enzymes.com/lebensmittelenzym-transglutaminase-verwendung-in-der-lebensmittelverarbeitung

378 https://www.zusatzstoffmuseum.de/lexikon-der-zusatzstoffe/transglutaminasen.html

379 https://www.laves.niedersachsen.de/startseite/lebensmittel/kennzeichnung/etikett-alles-unklar-110019.html

380 https://www.zusatzstoffmuseum.de/lexikon-der-zusatzstoffe/dimethylpolysiloxan.html; https://world-de.openfoodfacts.org/zutat/Schaumverh%C3%BCter; https://www.c-schliessmann.de/media/silicon-entschaeumer_e_900_04_2021.pdf; https://www.lebensmittellexikon.de/sch00810.php; https://lebensmittel-warenkunde.de/lebensmittelzusatzstoffe/stabilisatoren/e900-polydimethylpolysiloxan.html

381 https://www.chemie.de/lexikon/Lebensmittelzusatzstoff.html

382 https://www.zusatzstoffmuseum.de/lexikon-der-zusatzstoffe/enzyme.html

383 https://food-detektiv.de/lexikon/?lex_search=Verarbeitungshilfsstoffe

384 https://www.bvl.bund.de/DE/Arbeitsbereiche/01_Lebensmittel/03_Verbraucher/05_Zusatzstoffe/lm_zusatzst_node.html

385 https://www.bvl.bund.de/DE/Arbeitsbereiche/01_Lebensmittel/03_Verbraucher/05_Zusatzstoffe/lm_zusatzst_node.html

386 https://www.bvl.bund.de/DE/Arbeitsbereiche/01_Lebensmittel/04_AntragstellerUnternehmen/04_Zusatzstoffe/lm_zusatzstoffe_Zulassung_node.html

387 https://bvlk.de/news/bio-lebensmittel-welche-zusatzstoffe-sind-erlaubt.html; https://www.oekolandbau.de/bio-im-alltag/bio-wissen/bio-lebensmittel/welche-zusatzstoffe-sind-in-bio-lebensmitteln-erlaubt/

388 https://www.euleev.de/images/Beitraege/Zusatzstoffe_von_A_bis_Z_2014.pdf

389 https://www.zusatzstoffmuseum.de/lexikon-der-zusatzstoffe/chlor.html

390 https://www.zusatzstoffmuseum.de/lexikon-der-zusatzstoffe.html

391 https://www.test.de/E-Nummern-Nutzen-und-Risiken-der-Zusatzstoffe-im-Essen-5204185-0/#id5369245; https://www.lebensmittelverband.de/de/lebensmittel/inhaltsstoffe/zusatzstoffe/liste-lebensmittelzusatzstoffe-e-nummern

392 https://www.verbraucherzentrale.de/wissen/lebensmittel/ernaehrung-fuer-senioren/zusatzstoffe-wenn-weniger-mehr-ist-48872; Leitenberger, B. (2017) *Zusatzstoffe und E-Nummern. Alle Zusatzstoffe und E-Nummern sowie die gesetzlichen Grundlagen erklärt*. S.147-151. Norderstedt: Books on Demand.

393 https://www.test.de/E-Nummern-Nutzen-und-Risiken-der-Zusatzstoffe-im-Essen-5204185-0/#id5369245

394 https://www.lebensmittelklarheit.de/informationen/oft-rot-statt-frisch-fleisch-unter-schutzatmosphaere-verpackt

395 https://www.zusatzstoffmuseum.de/lexikon-der-zusatzstoffe/schwefeldioxid.html
396 https://www.zusatzstoffmuseum.de/lexikon-der-zusatzstoffe/eiseniigluconateisenglukonat.html
397 https://www.test.de/E-Nummern-Nutzen-und-Risiken-der-Zusatzstoffe-im-Essen-5204185-0/
398 https://food-detektiv.de/zusatzstoffe/?enummer=Calciumcarbonat
399 https://www.efsa.europa.eu/de/glossary/adi
400 https://www.bfr.bund.de/de/gesundheitliche_bewertung_von_lebensmittelzusatzstoffen-2274.html
401 https://www.verbraucherzentrale.de/wissen/lebensmittel/ernaehrung-fuer-senioren/zusatzstoffe-wenn-weniger-mehr-ist-48872; https://www.lebensmittellexikon.de/t0002110.php; https://www.lebensmittellexikon.de/a0002270.php
402 https://eur-lex.europa.eu/LexUriServ/LexUriServ.do?uri=OJ:L:2008:354:0016:0033:de:PDF
403 https://aromenverband.de/speiseeis-bis-mundwasser/
404 https://www.lebensmittelklarheit.de/informationen/aromastoffe-viel-geschmack-weniger-natuerliche-zutaten
405 https://www.verbraucherzentrale.de/wissen/lebensmittel/kennzeichnung-und-inhaltsstoffe/aromastoffe-woher-stammt-das-extra-an-geschmack-25860
406 https://www.verbraucherzentrale.de/wissen/lebensmittel/kennzeichnung-und-inhaltsstoffe/aromastoffe-woher-stammt-das-extra-an-geschmack-25860
407 https://aromenverband.de/geschichte-des-aromas/
408 https://aromenverband.de/aromenlexikon-aromastoffe/
409 https://aromenverband.de/geschichte-des-aromas/
410 https://eur-lex.europa.eu/LexUriServ/LexUriServ.do?uri=OJ:L:2008:354:0034:0050:de:PDF (Kapitel I, Artikel § (2a) S.5
411 https://aromenverband.de/sicherheit-fur-den-verbraucher/
412 https://www.uni-goettingen.de/de/document/download/692abc7281d9a107781c02b47f7e5878.pdf/Korrigierter%20Ergebnisbericht%20Verbraucherbefragung%20Zutatenkennzeichnung%20final%20zur%20PK.pdf (S.3)
413 https://www.lebensmittelklarheit.de/informationen/aromastoffe-viel-geschmack-weniger-natuerliche-zutaten
414 https://www.ndr.de/ratgeber/verbraucher/Aromastoffe-in-Lebensmitteln-was-in-unserem-Essen-steckt,aromen102.html; https://www.lebensmittelklarheit.de/informationen/aromastoffe-viel-geschmack-weniger-natuerliche-zutaten; https://www.transgen.de/datenbank/zutaten/2017.aroma.html
415 https://www.bvl.bund.de/SharedDocs/Fachmeldungen/01_lebensmittel/2013/2013_04_19_Fa_Aromastoffe.html
416 https://aromenverband.de/aromenverzehr-in-deutschland
417 https://www.bmel.de/DE/themen/landwirtschaft/oekologischer-landbau/aenderungen-oekoverordnung.html
418 https://schrotundkorn.de/essen/aromastoffe-strenge-regeln-fuer-bio
419 https://www.oekolandbau.de/verarbeitung/produktion/zusatz-und-hilfsstoffe/aromen/einsatz-von-konventionellen-aromen/;
https://www.eurofins.de/lebensmittel/food-news/food-testing-news/einsatz-von-aromen-in-bio-lebensmitteln/;
https://orgprints.org/id/eprint/39335/1/FiBL_Aromenleitfaden_final.pdf
420 https://www.lebensmittelklarheit.de/informationen/aromastoffe-viel-geschmack-weniger-natuerliche-zutaten
https://www.verbraucherzentrale.de/wissen/lebensmittel/kennzeichnung-und-inhaltsstoffe/aromastoffe-woher-stammt-das-extra-an-geschmack-25860
421 https://www.lebensmittellexikon.de/k0003870.php; https://www.vis.bayern.de/essen_trinken/kennzeichnung/farbstoffe_pflanzlich.htm;
https://www.zusatzstoffmuseum.de/lexikon-der-zusatzstoffe/kurkumin.html
422 https://www.zusatzstoffmuseum.de/lexikon-der-zusatzstoffe/echteskarmin.html;https://www.zusatzstoffmuseum.de/lexikon-der-zusatzstoffe/annattobixinnorbixin.html; https://www.lebensmittellexikon.de/c0001960.php

ANHANG

423 https://www.lebensmittellexikon.de/a0002320.php
424 https://www.lebensmittelverband.de/de/mythen/ohne-kennzeichnung-zusatzstoffe;https://www.vzhh.de/sites/default/files/medien/167/dokumente/10-11_vzniedersachsen_Flyer_Ohne_Zusatzstoffe.pdf
425 https://www.zusatzstoffmuseum.de/lexikon-der-zusatzstoffe/mikrokristallinecellulosecellulosepulver.html
426 https://food-detektiv.de/zusatzstoffe/?enummer=Mikrokristalline%20Cellulose,%20Cellulosepulver; https://www.zusatzstoffmuseum.de/lexikon-der-zusatzstoffe/mikrokristallinecellulosecellulosepulver.html
427 https://www.zusatzstoffmuseum.de/lexikon-der-zusatzstoffe/guarkernmehl.html
428 https://www.lebensmittelklarheit.de/fragen-antworten/was-ist-modifizierte-staerke
429 Zukunftsinstitut, Artikel „Von der Reklame zum Marketing" von 08/2015; https://www.absatzwirtschaft.de/werbung-und-nachhaltigkeit-das-spiel-mit-der-wahrheit-247756/
430 https://www.lebensmittelklarheit.de/informationen/garantiert-traditionelle-spezialitaet-gts
431 https://agriculture.ec.europa.eu/farming/geographical-indications-and-quality-schemes/geographical-indications-and-quality-schemes-explained_de
432 https://www.lebensmittelklarheit.de/informationen/geschuetzte-geografische-angabe-gga
433 https://www.bmel.de/DE/themen/landwirtschaft/agrarmaerkte/geschuetzte-bezeichnungen.html
434 https://www.lebensmittelklarheit.de/informationen/geschuetzte-ursprungsbezeichnung-g-u
435 https://www.verbraucherzentrale-bawue.de/pressemeldungen/presse-bw/werbung-mit-regionalitaet-entspricht-oft-nicht-verbrauchererwartung-83130
436 https://www.bfr.bund.de/de/health_claims-9196.html; https://www.bvl.bund.de/DE/Arbeitsbereiche/01_Lebensmittel/04_AntragstellerUnternehmen/01_HealthClaims/lm_healthClaims_node.html
437 https://www.lebensmittelklarheit.de/informationen/gesundheitsbezogene-werbung-werbeversprechen-unter-kontrolle; https://www.it-recht-kanzlei.de/Thema/health-claims-verordnung.html
438 https://www.lebensmittelklarheit.de/produktmeldungen/hohes-c-energy-water-orange-maracuja; https://www.hohesc.de/functional-water
439 https://www.alpro.com/de/
440 https://www.rnd.de/wirtschaft/lebensmittel-warum-klimaneutral-nicht-gleich-klimafreundlich-ist-YUTU6JP2YVB7TOVFYMF7ODJKUU.html; https://www.foodwatch.org/fileadmin/-DE/Themen/Klimaluegen/Report_Klima_Claims/Klima_Report_2022.pdf; https://www.foodwatch.org/at/greenwashing-wie-lebensmittel-sich-klimafreundlich-rechnen-koennen; https://eeb.org/new-eu-law-empowers-consumers-against-corporate-greenwashing; https://www.duh.de/presse/pressemitteilungen/pressemitteilung/verbot-irrefuehrender-werbeaussagen-zu-klimaneutralitaet-deutsche-umwelthilfe-begruesst-neue-empowerin; https://www.tagesschau.de/ausland/europa/eu-greenwashing-werbung-100.html
441 https://www.ifeu.de/fileadmin/uploads/Reinhardt-Gaertner-Wagner-2020-Oekologische-Fu%C3%9Fabdruecke-von-Lebensmitteln-und-Gerichten-in-Deutschland-ifeu-2020.pdf
442 https://www.lebensmittelzeitung.net/politik/nachrichten/nachhaltigkeit-verbraucherschuetzer-fordern-verbot-von-klimaneutral-reklame-170253?crefresh=1
443 https://www.duh.de/presse/pressemitteilungen/pressemitteilung/klagen-der-deutschen-umwelthilfe-wegen-falscher-werbeversprechen-zu-klimaneutralitaet-wirken-immer/
444 https://www.lebensmittelverband.de/de/lebensmittel/werbung/clean-labels
445 https://www.verbraucherzentrale-bawue.de/sites/default/files/2021-04/AES_SauberesEtikettCleanLabel_Unterrichtsmaterial_E.pdf (S.2)
446 https://www.vzhh.de/sites/default/files/medien/167/dokumente/10-11_vzniedersachsen_Flyer_Ohne_Zusatzstoffe.pdf
447 https://www.zusatzstoffmuseum.de/lexikon-der-zusatzstoffe/hefeextrakt.html
448 https://www.worldsoffood.de/gesundes-und-bio/ratgeber-gesundheit/item/1483-hefeextrakt-und-andere-zusatzstoffe-%E2%80%93-alles-nur-tarnung.html

449 https://www.nabu.de/umwelt-und-ressourcen/ressourcenschonung/einzelhandel-und-umwelt/nachhaltigkeit/30684.html
450 https://www.umweltbundesamt.de/sites/default/files/medien/421/publikationen/einsatz_von_nanomaterialien_in_kunststoffverpackungen.pdf
451 https://www.ble-medienservice.de/0409-8-essen-aber-sicher.html S.12
452 https://www.verbraucherzentrale.de/wissen/lebensmittel/lebensmittelproduktion/papier-karton-und-pappe-7044
453 https://www.efsa.europa.eu/de/topics/topic/mineral-oil-hydrocarbons
454 https://www.lebensmittelklarheit.de/informationen/nanotechnologie-lebensmitteln-vorkommen-und-kennzeichnung; https://www.umweltbundesamt.de/sites/default/files/medien/421/publikationen/einsatz_von_nanomaterialien_in_kunststoffverpackungen.pdf
455 https://www.bfr.bund.de/de/fragen_und_antworten_zu_nanomaterialien-8552.html
456 https://www.ble-medienservice.de/0409-8-essen-aber-sicher.html
https://www.efsa.europa.eu/de/topics/topic/mineral-oil-hydrocarbons
457 https://www.mri.bund.de/de/institute/sicherheit-und-qualitaet-bei-obst-und-gemuese/forschungsprojekte/laser-labeling/
458 https://www.ivv.fraunhofer.de/de/verpackung.html
459 https://www.ernaehrungs-umschau.de/print-news/08-04-2020-4-stufen-system-fuer-lebensmittel-nach-dem-verarbeitungsgrad/; https://de.openfoodfacts.org/nova, https://www.fao.org/3/ca5644en/ca5644en.pdf
460 https://www.santepubliquefrance.fr/en/nutri-score
461 https://de.openfoodfacts.org/nutriscore?gclid=EAIaIQobChMI5eTt76z0_QIVxPZRCh2yWgf6EAAYASAAEgIuOfD_BwE
462 https://www.foodwatch.org/de/der-nutri-score-wird-gerechter; https://www.bmel.de/SharedDocs/Pressemitteilungen/DE/2023/045-nutri-score.html; https://www.bmel.de/DE/themen/ernaehrung/lebensmittel-kennzeichnung/freiwillige-angaben-und-label/nutri-score/nutri-score-coen-berichte.html; https://www.bmel.de/DE/themen/ernaehrung/lebensmittel-kennzeichnung/freiwillige-angaben-und-label/nutri-score/nutri-score_node.html
463 https://www.verbraucherzentrale.de/wissen/lebensmittel/kennzeichnung-und-inhaltsstoffe/nutriscore-das-bedeutet-die-kennzeichnung-76209
464 https://www.verbraucherzentrale.de/wissen/lebensmittel/kennzeichnung-und-inhaltsstoffe/nutriscore-das-bedeutet-die-kennzeichnung-76209; https://www.lebensmittel-forum.de/faq/forum-lebensmittel-und-ernaehrung/calciumgehalt-von-kaese-53879; https://www.bmel.de/SharedDocs/Downloads/DE/_Ernaehrung/Lebensmittel-Kennzeichnung/faq-nutri-score-markeninhaberin-dt-uebersetzung.pdf?__blob=publicationFile&v=5; https://www.bzfe.de/service/news/aktuelle-meldungen/news-archiv/meldungen-2021/april/kein-ausgemachter-kaese/
465 https://www.verbraucherzentrale.de/wissen/lebensmittel/kennzeichnung-und-inhaltsstoffe/nutriscore-das-bedeutet-die-kennzeichnung-76209
466 https://www.bmel.de/DE/themen/ernaehrung/lebensmittel-kennzeichnung/freiwillige-angaben-und-label/nutri-score/naehrwertkennzeichnung-hilfestellungen.html; https://www.oekotest.de/freizeit-technik/Naehrwert-Logo-Nutri-Score-bekommt-Ueberwachungsstelle-_13587_1.html; https://www.ral.de/der-kennzeichnungsexperte-ral-schreibt-ein-neues-kapitel-ral-wird-regulator-fuer-den-nutri-score-in-deutschland/
467 https://www.bmel.de/SharedDocs/Pressemitteilungen/DE/2023/021-nutriscore.html
468 https://www.verbraucherzentrale-bawue.de/pressemeldungen/presse-bw/nutriscore-bietet-orientierung-wird-aber-zu-selten-angegeben-79281; https://www.verbraucherzentrale.de/sites/default/files/2022-11/2022-12-01_verbraucherzentrale_bericht_marktcheck_nutri-score.pdf; https://bvlk.de/news/lebensmittelkontrolle-fehlanzeige-zu-wenig-personal-zu-wenig-geld.html; https://www.zdf.de/dokumentation/planet-e/planet-e-kontrollverlust-wer-prueft-unsere-lebensmittel-100.html
469 https://www.foodwatch.org/de/der-nutri-score-wird-gerechter

470 https://www.bmel.de/DE/themen/ernaehrung/lebensmittel-kennzeichnung/freiwillige-angaben-und-label/nutri-score/nutri-score-erklaert-verbraucherinfo.html
471 https://www.verbraucherzentrale-bawue.de/pressemeldungen/presse-bw/nutriscore-bietet-orientierung-wird-aber-zu-selten-angegeben-79281
472 https://www.verbraucherzentrale.de/sites/default/files/2022-11/2022-12-01_verbraucherzentrale_bericht_marktcheck_nutri-score.pdf
473 https://www.bmel.de/SharedDocs/Downloads/DE/Broschueren/ernaehrungsreport-2023.pdf (S.12-15)
474 https://www.verbraucherzentrale-bremen.de/aktuelle-meldungen/lebensmittel/gesund-ernaehren/marktcheck-proteine-wie-gut-sind-angereicherte-lebensmittel-50347

Kapitel 3

475 https://www.tagesspiegel.de/gesellschaft/essen-wird-als-waffe-eingesetzt-6863068.html
476 https://www.kfd-bundesverband.de/frau-und-mutter/archiv/archiv-2020/2020-ausgabe-5-foodamentalismus/; https://www.bzfe.de/ernaehrung/ernaehrungskommunikation/menschen-verstehen-und-staerken/essen-als-ideologie-oder-ersatzreligion; https://www.deutschlandfunk.de/essen-als-religion-das-neue-abendmahl-100.html
477 https://www.brotinstitut.de/brotinstitut/zahlen-und-fakten-zu-brot
478 https://de.statista.com/statistik/daten/studie/425365/umfrage/durchschnittliche-einkaufsmenge-brot-je-haushalt-in-deutschland/; https://www.baeckerhandwerk.de/baeckerhandwerk/zahlen-fakten/
479 https://www.wwf.de/themen-projekte/landwirtschaft/ernaehrung-konsum/lebensmittelverschwendung/unser-taeglich-brot
480 https://www.youtube.com/watch?v=2tCQ-s77u3o
481 https://utopia.de/ratgeber/woran-erkennt-man-wirklich-gutes-brot/
482 https://www.bmel.de/SharedDocs/Downloads/DE/_Ernaehrung/Lebensmittel-Kennzeichnung/LeitsaetzeBrot.html
483 https://www.thilobode.de/ver%C3%B6ffentlichungen/
484 https://www.aerzteblatt.de/archiv/9630/Essen-Serotonin-und-Psyche-Die-unbewusste-nutritive-Manipulation-von-Stimmungen-und-Gefuehlen; https://pubmed.ncbi.nlm.nih.gov/2903717
485 https://pubmed.ncbi.nlm.nih.gov/25911631/
486 https://www.chemie.de/lexikon/Glykogenspeicher.html; https://www.ssns.ch/wp-content/uploads/2020/12/HotTopic_Carboloading_2.4.pdf
487 https://www.chemie.de/lexikon/Gluconeogenese.html; https://jissn.biomedcentral.com/articles/10.1186/s12970-021-00459-9; https://www.ncbi.nlm.nih.gov/books/NBK554417/
488 Jaminet, P und Jaminet, S.-C. (2018) Perfect Health Diet. Die sicherste Art sich zu ernähren. S. 56. Stuttgart: Georg Thieme Verlag KG.
489 https://www.dge.de/presse/meldungen/2022/ballaststoffe-in-der-ernaehrung-senken-das-sterberisiko/
490 https://www.dge.de/gesunde-ernaehrung/faq/ausgewaehlte-fragen-und-antworten-zu-ballaststoffen/
491 https://www.hsph.harvard.edu/nutritionsource/carbohydrates/carbohydrates-and-blood-sugar/
492 https://www.ncbi.nlm.nih.gov/pmc/articles/PMC8500369/; https://www.aerzteblatt.de/nachrichten/55062/Wohlstandskrankheiten-gefaehrden-Weltgesundheit
493 https://medlineplus.gov/carbohydrates.html
494 https://www.sign-lang.uni-hamburg.de/hlex/konzepte/l4/l454.htm
495 https://landeszentrum-bw.de/,Lde/Startseite/wissen/kohlenhydrate; https://www.eufic.org/de/in-unserem-essen/artikel/die-funktionen-der-kohlenhydrate-im-korper
496 https://www.dge.de/gesunde-ernaehrung/faq/ausgewaehlte-fragen-und-antworten-zu-ballaststoffen; https://www.dge.de/presse/meldungen/2022/ballaststoffe-in-der-ernaehrung-senken-das-sterberisiko

497 https://www.dge.de/wissenschaft/referenzwerte/ballaststoffe/; https://www.zmescience.com/science/who-report-fibers-14012019/

498 https://www.diabetiker-nds.de/news/meldung/news/wie-fruktose-die-leber-verfettet; https://joe.bioscientifica.com/view/journals/joe/257/2/JOE-22-0270.xml?body=pdf-53935

499 https://www.ndr.de/ratgeber/gesundheit/Zu-viel-Fruchtzucker-ist-ungesund,fruchtzucker106.html; https://www.quarks.de/gesundheit/ernaehrung/fructose-nicht-besser-als-haushaltszucker

500 https://www.diabetiker-nds.de/news/meldung/news/wie-fruktose-die-leber-verfettet

501 https://www.dge.de/wissenschaft/stellungnahmen-und-fachinformationen/stellungnahmen/glykaemischer-index-und-glykaemische-last

502 https://www.hsph.harvard.edu/nutritionsource/carbohydrates/

503 https://www.dge.de/wissenschaft/referenzwerte/kohlenhydrate/

504 https://www.dge.de/wissenschaft/stellungnahmen-und-fachinformationen/positionen/richtwerte-fuer-die-energiezufuhr-aus-kohlenhydraten-und-fett/

505 https://www.dge.de/wissenschaft/referenzwerte/energie/

506 https://www.hsph.harvard.edu/nutritionsource/healthy-weight/diet-reviews/paleo-diet/; https://www.ncbi.nlm.nih.gov/pmc/articles/PMC8004139/pdf/nutrients-13-01019.pdf (S.2); https://www.dge.de/gesunde-ernaehrung/diaeten-und-fasten/paleo-1/

507 https://www.paleo360.de/gesunde-ernaehrung/wie-viele-kohlenhydrate-darf-ich-essen/; https://www.hsph.harvard.edu/nutritionsource/healthy-weight/diet-reviews/paleo-diet/

508 Jaminet, P und Jaminet, S.-C. (2018) Perfect Health Diet. Die sicherste Art sich zu ernähren. S. 55-58. Stuttgart: Georg Thieme Verlag KG.

509 https://projekte.uni-hohenheim.de/wwwin140/info/interaktives/energiebed.htm

510 Ernährungsumschau Juni 2023/Ausgabe 6, M337; https://www.mpg.de/20185165/0418-neur-hungrig-gehirn-sagt-der-leber-dass-sie-recyceln-soll-153735-x

511 https://cordis.europa.eu/article/id/422066-how-metabolic-flexibility-can-help-slow-ageing/de; https://pubmed.ncbi.nlm.nih.gov/28467922/

512 https://www.lebensmittellexikon.de/z0000210.php; https://www.botgarten.uni-mainz.de/zuckerrohr/

513 https://www.ble.de/DE/BZL/Daten-Berichte/Zucker/zucker_node.html;jsessionid=9C77B13A21A-00CE34199E7E328925527.internet001; https://de.statista.com/statistik/daten/studie/454453/umfrage/anbauflaeche-der-fuehrenden-anbaulaender-von-zuckerrueben-weltweit/

514 https://www.zuckerverbaende.de/wir-sind-zucker/verarbeitung-der-zuckerruebe/zuckergewinnung/

515 https://www.zuckerverbaende.de/zahlen-fakten/deutschland/

516 https://www.aerzteblatt.de/archiv/2295/Kohlenhydrate-in-der-Ernaehrungsmedizin-unter-besonderer-Beruecksichtigung-des-Zuckers

517 https://www.consumer.bz.it/de/brauner-zucker-rohrohrzucker-vollrohrzucker-was-ist-der-unterschied

518 https://utopia.de/ratgeber/ruebenzucker-rohrzucker-und-rohrohrzucker-das-sind-die-unterschiede/; https://www.ndr.de/ratgeber/verbraucher/Die-groessten-Irrtuemer-ueber-Zucker,zucker125.html

519 https://idw-online.de/de/news810186

520 https://www.stiftung-gesundheitswissen.de/gesundes-leben/ernaehrung-lebensweise/zucker-und-suessstoffe-wie-erkenne-ich-sie-lebensmitteln

521 https://www.verbraucherzentrale.de/wissen/lebensmittel/gesund-ernaehren/zucker-und-zuckerersatz-so-erkennen-sie-suessmacher-in-lebensmitteln-11552

522 https://www.bzfe.de/nachhaltiger-konsum/haltbares-aus-der-eigenen-kueche/zuckern

523 https://www.dge.de/fileadmin/dok/gesunde-ernaehrung/ernaehrungsempfehlung/10-regeln/Konsensuspapier_Zucker_DAG_DDG_DGE_2018.pdf (S.5)

524 https://www.vzbv.de/sites/default/files/downloads/Versteckte-Suessmacher-Marktcheck-Kurzfassung-Juli-2013.pdf
525 https://www.lebensmittelklarheit.de/informationen/zucker-hat-viele-namen
526 https://www.stiftung-gesundheitswissen.de/gesundes-leben/ernaehrung-lebensweise/zucker-und-suessstoffe-wie-erkenne-ich-sie-lebensmitteln
527 https://www.verbraucherzentrale-hessen.de/feature/versteckten-zucker-erkennen-36982
528 https://www.lebensmittelklarheit.de/fragen-antworten/werbung-weniger-suess
529 https://www.verbraucherzentrale.de/wissen/lebensmittel/gesund-ernaehren/zucker-und-zuckerersatz-so-erkennen-sie-suessmacher-in-lebensmitteln-11552
530 https://www.dge.de/wissenschaft/stellungnahmen-und-fachinformationen/stellungnahmen/quantitative-empfehlung-zur-zuckerzufuhr-in-deutschland/; www.dge.de/fileadmin/Dokumente/WISSENSCHAFT/Stellungnahmen/Konsenspapier_Zucker_DAG_DDG_DGE_2018.pdf; https://www.ddg.info/diabetes-zeitung/hoechstens-50-gramm-pro-tag
531 https://www.who.int/news-room/detail/04-03-2015-who-calls-on-countries-to-reduce-sugars-intake-among-adults-and-children
532 https://www.hsph.harvard.edu/nutritionsource/carbohydrates/added-sugar-in-the-diet/; https://www.dietaryguidelines.gov/sites/default/files/2020-12/Dietary_Guidelines_for_Americans_2020-2025.pdf#page=31; https://www.heart.org/en/healthy-living/healthy-eating/eat-smart/sugar/how-much-sugar-is-too-much
533 https://de.statista.com/statistik/daten/studie/175483/umfrage/pro-kopf-verbrauch-von-zucker-in-deutschland/
534 https://de.statista.com/themen/6617/zuckerindustrie-in-deutschland/#topicOverview
535 https://www.efsa.europa.eu/de/news/added-and-free-sugars-should-be-low-possible
536 https://www.tagesschau.de/ausland/europa/who-europa-gewicht-101.html; https://www.dzz-online.de/dzz/aktuelles/m_715; https://www.who.int/news/item/13-12-2022-who-calls-on-countries-to-tax-sugar-sweetened-beverages-to-save-lives; https://www.obesityevidencehub.org.au/collections/prevention/countries-that-have-implemented-taxes-on-sugar-sweetened-beverages-ssbs
537 https://www.zuckerverbaende.de/unsere-positionen/zuckersteuer-deutschland/
538 https://www.lebensmittelverband.de/de/lebensmittel/inhaltsstoffe/kohlenhydrate-und-zucker/fragen-und-antworten-zu-zucker
539 https://www.bzfe.de/lebensmittel/lebensmittelkunde/suessungsmittel/ https://suessstoff-verband.info/suessstoff-wissen/suessstoffe-ueberblick/
540 https://www.verbraucherzentrale.nrw/wissen/lebensmittel/kennzeichnung-und-inhaltsstoffe/suessungsmittel-was-sind-suessstoffe-und-zuckeraustauschstoffe-81624; https://www.lebensmittelklarheit.de/informationen/suesse-zusatzstoffe-zuckeraustauschstoffe-und-suessstoffe
541 https://konsument.at/essen-trinken/suessstoff-energiefrei; https://www.smarticular.net/was-esse-ich-eigentlich-zusatzstoffe-in-lebensmitteln/
542 https://suessstoff-verband.info/suessstoff-wissen/suessstoffe-ueberblick/sucralose/
543 https://www.vgms.de/staerkeindustrie/lebensmittel/maltodextrine
544 https://www.wissenschaft-aktuell.de/artikel/Suessstoffe_und_Kohlenhydrate_ndash_bedenkliche_Kombi1771015590789.html
545 https://jamanetwork.com/journals/jamanetworkopen/fullarticle/2784545; https://www.diabetiker-nds.de/news/meldung/news/abnehmen-mit-suessstoff-funktioniert-nicht
546 https://www.who.int/news/item/15-05-2023-who-advises-not-to-use-non-sugar-sweeteners-for-weight-control-in-newly-released-guideline; https://www.who.int/publications/i/item/9789240046429
547 https://www.ernaehrungs-umschau.de/print-news/15-05-2023-suessstoffe-koennen-das-mikrobiom-veraendern-und-blutzuckerspiegel-erhoehen/; https://www.aerzteblatt.de/archiv/203793/Zuckerersatz-und-Insulinresistenz-Suessstoffe-als-Stoffwechselrisiko; https://www.mdpi.com/1422-0067/22/10/5228
548 https://www.bzfe.de/ernaehrung/ernaehrungswissen/gesundheit/mikrobiom/

549 https://www.ernaehrungs-umschau.de/print-news/15-05-2023-suessstoffe-koennen-das-mikrobiom-veraendern-und-blutzuckerspiegel-erhoehen/; https://www.diabetiker-nds.de/news/meldung/news/suessstoffe-veraendern-darmflora-und-erhoehen-teilweise-blutzucker

550 https://www.diabetiker-nds.de/news/meldung/news/insulin-schon-beim-anblick-von-leckerem-essen-produziert

551 https://www.diabetiker-nds.de/news/meldung/news/was-suessstoffe-und-insulin-miteinander-zu-tun-haben; https://www.aerzteblatt.de/archiv/203793/Zuckerersatz-und-Insulinresistenz-Suessstoffe-als-Stoffwechselrisiko

552 https://www.verbraucherzentrale.nrw/wissen/lebensmittel/kennzeichnung-und-inhaltsstoffe/suessungsmittel-was-sind-suessstoffe-und-zuckeraustauschstoffe-81624

553 https://www.bfr.bund.de/cm/343/bewertung_von_suessstoffen.pdf

554 https://www.lebensmittelklarheit.de/informationen/suesse-zusatzstoffe-zuckeraustauschstoffe-und-suessstoffe

555 https://www.bfr.bund.de/cm/343/suessungsmittel-mehrheit-der-studien-bestaetigt-keine-gesundheitsbeeintraechtigung-allerdings-ist-die-studienlage-unzureichend.pdf

556 https://www.verbraucherzentrale.nrw/wissen/lebensmittel/kennzeichnung-und-inhaltsstoffe/suessungsmittel-was-sind-suessstoffe-und-zuckeraustauschstoffe-81624

557 https://www.spektrum.de/lexikon/biologie/proteine/54137

558 https://pubs.rsc.org/en/content/articlehtml/2016/fo/c5fo01530h

559 https://www.dge.de/fileadmin/dok/gesunde-ernaehrung/gezielte-ernaehrung/sportler-innen/EU07_2020_M406_M413_1.pdf

560 https://www.efsa.europa.eu/de/press/news/120209; https://apps.who.int/iris/handle/10665/43411

561 https://www.ncbi.nlm.nih.gov/pmc/articles/PMC6893534/;https://www.nmcd-journal.com/article/S0939-4753(21)00452-X/fulltext

562 https://pubmed.ncbi.nlm.nih.gov/36822394/; https://ifpe-giessen.de/neues-aus-der-wissenschaft-krafttraining/

563 https://www.quarks.de/gesundheit/ernaehrung/ist-tierisches-eiweiss-wirklich-besser/; https://www.acsm.org/docs/default-source/files-for-resource-library/protein-intake-for-optimalmuscle-maintenance.pdf?sfvrsn=688d8896_2

564 https://www.ernaehrungs-umschau.de/fileadmin/Ernaehrungs-Umschau/pdfs/pdf_2016/04_16/EU04_2016_M220-M230.pdf

565 https://www.pressetext.com/news/harvard-studie-tierisches-protein-erhoeht-die-sterblichkeit-pflanzliches-senkt-sie.html

566 https://pubmed.ncbi.nlm.nih.gov/28642676/

567 https://www.dge.de/fileadmin/dok/gesunde-ernaehrung/gezielte-ernaehrung/sportler-innen/EU07_2020_M406_M413_1.pdf (M411, 137)

568 https://www.dge.de/fileadmin/dok/gesunde-ernaehrung/gezielte-ernaehrung/sportler-innen/EU07_2020_M406_M413_1.pdf

569 https://www.lebensmittelklarheit.de/fragen-antworten/wann-darf-ein-produkt-als-protein-bezeichnet-werden; https://www.verbraucherzentrale.de/wissen/lebensmittel/kennzeichnung-und-inhaltsstoffe/werbung-mit-naehrwertangaben-klare-vorgaben-fuer-die-hersteller-10478; https://food.ec.europa.eu/safety/labelling-and-nutrition/nutrition-and-health-claims/nutrition-claims_en

570 https://www.agrarforschungschweiz.ch/wp-content/uploads/2019/12/2018_01_2352.pdf (abgerufen am 20.6.2023)

571 https://www.verbraucherzentrale-bremen.de/aktuelle-meldungen/lebensmittel/gesund-ernaehren/marktcheck-proteine-wie-gut-sind-angereicherte-lebensmittel-50347

572 https://www.verbraucherzentrale-sachsen.de/pressemeldungen/lebensmittel/highprotein-mehr-schein-als-sein-82188; https://www.verbraucherzentrale.de/wissen/lebensmittel/ernaehrung-fuer-senioren/proteine-und-proteinpraeparate-48676

573 https://www.efsa.europa.eu/de/press/news/120209; https://knowledge4policy.ec.europa.eu/health-promotion-knowledge-gateway/dietary-protein-overview-countries-6_en

574 https://pubs.rsc.org/en/content/articlehtml/2016/fo/c5fo01530h (6.1)

ANHANG

575 https://pubs.rsc.org/en/content/articlehtml/2016/fo/c5fo01530h „Chronic high protein intake (>2 g per kg BW per day for adults) may result in digestive, renal, and vascular abnormalities and should be avoided." (Abstract) + „Protein intake greater than its safe upper limits in different age groups can exceed the ability of the liver, intestine, and kidneys to detoxify ammonia and should be avoided." (8.1)

576 https://www.researchgate.net/publication/5924525_Hydration_and_Physical_Performance/link/5682a26408ae1e63f1eff05b/download

577 https://pressbooks-dev.oer.hawaii.edu/humannutrition/chapter/protein-digestion-and-absorption/; https://international.neb.com/applications/protein-analysis-and-tools/proteomics/protein-digestion

578 https://apps.who.int/iris/bitstream/handle/10665/43411/WHO_TRS_935_eng.pdf?sequence=1&isAllowed=y; https://ptaforum.pharmazeutische-zeitung.de/folgen-hoher-saeurelast/seite/alle/

579 https://www.verbraucherzentrale.de/wissen/lebensmittel/ernaehrung-fuer-senioren/proteine-und-proteinpraeparate-48676; https://academic.oup.com/chemse/article/31/8/747/364338

580 https://www.nejm.org/doi/full/10.1056/nejmoa035700; https://www.rheumaliga.ch/blog/2017/gicht-genetik-lifestyle

581 https://www.health.harvard.edu/staying-healthy/the-hidden-dangers-of-protein-powders

582 https://www.ncbi.nlm.nih.gov/pmc/articles/PMC8881173/ „The misconception that a product is safe simply because it is marketed over the counter became a severe health concern worldwide. There are health risks associated with the consumption of dietary supplements. The health benefits of these agents are unclear and there is no reliable data to support their widespread use."; https://pubmed.ncbi.nlm.nih.gov/32724616/

583 https://www.ncbi.nlm.nih.gov/pmc/articles/PMC8881173/ (abgerufen am 19.6.2023) Heilig-Geist-Universität (USEK)

584 https://www.ncbi.nlm.nih.gov/pmc/articles/PMC10252490/ (1. Introduction, abgerufen am 19.6.2023); https://www.mdpi.com/2072-6643/9/10/1093 (PDF S.2)

585 https://www.youtube.com/watch?v=s5PBkODCPjg

586 https://www.health.harvard.edu/staying-healthy/the-hidden-dangers-of-protein-powders

587 https://www.ble.de/DE/Projektfoerderung/Foerderungen-Auftraege/Eiweisspflanzenstrategie/eiweisspflanzenstrategie_node.html

588 https://www.ble.de/SharedDocs/Pressemitteilungen/DE/2022/220204_Huelsenfruechte.html

589 https://www.bzfe.de/service/news/aktuelle-meldungen/news-archiv/meldungen-2020/juni/brot-mit-mehr-proteinen-und-ballaststoffen; https://www.fibl.org/de/infothek/meldung/mehr-huelsenfruechte-ins-brot; https://www.wochenblatt.com/landleben/haus-haushalt/ackerbohnen-auf-den-speisezettel-11838425.html

590 https://www.zukunftsspeisen.com/post/buchweizen-nussiges-kn%C3%B6terichgew%C3%A4chs

591 https://pubs.acs.org/doi/10.1021/acs.jafc.0c02815; https://www.bzfe.de/service/news/aktuelle-meldungen/news-archiv/meldungen-2020/august/gluten-freispruch-fuer-modernen-weizen/

592 Jaminet, P und Jaminet, S.-C. (2018) Perfect Health Diet. Die sicherste Art sich zu ernähren. S. 281-292. Stuttgart: Georg Thieme Verlag KG.

593 https://utopia.de/ernaehrung-brot-nicht-vertragen-unvertraeglichkeit-85604/; https://pubs.acs.org/doi/10.1021/acs.jafc.0c02815; https://www.sciencedirect.com/science/article/abs/pii/S1756464616301463

594 https://www.welt.de/politik/deutschland/plus190797629/Ernaehrungswissenschaftler-Milch-ist-ein-hochbrisanter-Cocktail.html

595 https://www.sciencedirect.com/science/article/pii/S2161831322002058?via%3Dihub; https://www.ernaehrungs-umschau.de/print-artikel/15-02-2018-gesundheitliche-bewertung-von-milch-und-milchprodukten-und-ihren-inhaltsstoffen/

596 https://www.sciencedirect.com/science/article/pii/S2161831322002034?via%3Dihub; https://www.bfr.bund.de/cm/343/mikro-ribonukleinsaeure-in-milch-gesundheitliches-risiko-sehr-unwahrscheinlich.pdf

597 https://www.businessinsider.de/wissenschaft/ernaehrungsprofessor-erklaert-warum-er-nie-milch-trinkt-r/

IS(S) GUT JETZT!

598 https://www.spektrum.de/news/weder-lebenselixier-noch-gift-milch-in-massen-ist-gesund/1679110
599 https://milchland.de/hormone-in-kuhmilch-was-bedeutet-das-fuer-mich/; https://translational-medicine.biomedcentral.com/articles/10.1186/s12967-018-1760-8; https://www.bfr.bund.de/cm/343/fragen-und-antworten-zu-hormonen-in-fleisch.pdf
600 https://www.ble.de/SharedDocs/Pressemitteilungen/DE/2023/230414_Milchbilanz.html; https://www.ble.de/DE/BZL/Daten-Berichte/Milch-Milcherzeugnisse/milch-milcherzeugnisse_node.html
601 https://de.statista.com/themen/7826/milchersatzprodukte/#topicOverview
602 https://eur-lex.europa.eu/LexUriServ/LexUriServ.do?uri=OJ:L:2013:347:0671:0854:de:PDF
603 https://www.bzfe.de/lebensmittel/trendlebensmittel/vegane-lebensmittel/
604 https://www.lebensmittelklarheit.de/news/urteil-milchersatz-darf-nicht-pflanzenmilck-heissen
605 https://www.verbraucherzentrale.nrw/wissen/lebensmittel/kennzeichnung-und-inhaltsstoffe/hafer-kokos-mandel-reis-soja-milchersatzprodukte-unter-der-lupe-62593
606 https://www.verbraucherzentrale.nrw/wissen/lebensmittel/kennzeichnung-und-inhaltsstoffe/hafer-kokos-mandel-reis-soja-milchersatzprodukte-unter-der-lupe-62593; https://www.verbraucherzentrale.nrw/sites/default/files/2021-07/Milchersatzprodukte_Pflanzendrinks_Marktstichprobe_032021_VZNRW.pdf
607 https://uwe-spiekermann.com/2023/03/25/mandelmilch-anfange-eines-megatrends/
608 https://www.landwirtschaft.de/landwirtschaft-verstehen/haetten-sies-gewusst/landwirtschaft-in-zahlen/14-prozent-der-landwirtschaftlichen-betriebe-wirtschaften-oekologisch-1-1/; https://www.bmel-statistik.de/ernaehrung-fischerei/fischerei
609 https://de.statista.com/statistik/daten/studie/292994/umfrage/fischkonsum-weltweit-nach-regionen/
610 https://de.asc-aqua.org/presse/so-frueh-wie-noch-nie-heute-ist-fischerschoepfungstag/
611 https://www.ble.de/DE/Themen/Fischerei/fischerei_node.html;jsessionid=9A97121F5891B09D1CC14B8CBFBFAA2F.internet942
612 https://www.lebensmittelzeitung.net/handel/nachrichten/preissenkungen-tiefkuehlfisch-wird-billiger-171855
613 Spector, T. (2022). *Die Wahrheit über unser Essen. Warum fast alles, was man uns über Ernährung erzählt, falsch ist.* S. 146-147. Originaltitel: *Spoon-Fed. Why Almost Everything We've Been Told About Food Is Wrong.* Originalverlag: Jonathan Cape (2020). Köln: Dumont.
614 https://www.fei-bonn.de/gefoerderte-projekte/projektdatenbank/aif-21952-n.projekt; https://www.bvl.bund.de/SharedDocs/Pressemitteilungen/01_lebensmittel/2022/2022_PM_JPK_Betrug_Sushi.html
615 Spector, T. (2022). *Die Wahrheit über unser Essen. Warum fast alles, was man uns über Ernährung erzählt, falsch ist.* S. 141-142. Originaltitel: *Spoon-Fed. Why Almost Everything We've Been Told About Food Is Wrong.* Originalverlag: Jonathan Cape (2020). Köln: Dumont.
616 https://www.bmel.de/SharedDocs/Downloads/DE/_Ernaehrung/Lebensmittel-Kennzeichnung/LeitsaetzeFische.pdf?__blob=publicationFile&v=9 (Kapitel 2.3.9.1 ff, S.37-38)
617 https://www.verbraucherzentrale.de/wissen/lebensmittel/ernaehrung-fuer-senioren/fette-und-oele-in-der-kueche-welche-eignen-sich-fuer-was-48811; https://www.verbraucherzentrale.de/wissen/lebensmittel/gesund-ernaehren/speiseoele-welche-eignen-sich-fuer-was-38811
618 https://www.ernaehrungs-umschau.de/fileadmin/Ernaehrungs-Umschau/pdfs/pdf_2014/03_14/EU03_2014_M162_M170_fortbildung.pdf; http://www.dgfett.de/index.php; https://www.sge-ssn.ch/media/Merkblatt_Fette_und_Oele_in_der_Kueche_2016.pdf
619 https://www.dge.de/wissenschaft/fachinformationen/trans-fettsaeuren-und-die-gesundheit/
620 https://blsdb.de/bls?background, https://www.vitalarzt-marquardt.de/omega-3/omega-tabelle/ nach Bundeslebensmittelschlüssel 2021; https://www.plefa.com/article/S0952-3278(16)30002-3/fulltext,
621 https://www.bzfe.de/lebensmittel/lebensmittelkunde/speisefette-und-oele/;https://www.verbraucherzentrale.de/wissen/lebensmittel/gesund-ernaehren/speiseoele-welche-eignen-sich-fuer-was-38811; https://www.mri.bund.de/de/institute/sicherheit-und-qualitaet-bei-getreide/bereich-lipidforschung/faq-erhitzung-pflanzenoele/

622 https://www.verbraucherzentrale.de/wissen/lebensmittel/gesund-ernaehren/wie-viel-fett-am-tag-gehoert-zu-einer-gesunden-ernaehrung-40798

623 https://www.dge.de/fileadmin/dok/gesunde-ernaehrung/gezielte-ernaehrung/sportler-innen/EU09_2019_M538-M545.pdf

624 https://www.deutsche-apotheker-zeitung.de/daz-az/2001/daz-15-2001/uid-555

625 https://fet-ev.eu/fette-fettsaeuren/

626 https://www.sciencedirect.com/topics/earth-and-planetary-sciences/fatty-acids

627 https://www.chemie.uni-wuerzburg.de/fileadmin/08020000/user_upload/makula/Omega-3-6-Fettsaeuren.pdf.pdf

628 https://eur-lex.europa.eu/LexUriServ/LexUriServ.do?uri=OJ:L:2010:037:0016:0018:DE:PDF(S.18);https://pubmed.ncbi.nlm.nih.gov/18408140/; https://www.fao.org/3/i1953e/i1953e00.pdf

629 https://www.efsa.europa.eu/de/press/news/nda100326; https://www.efsa.europa.eu/de/press/news/120727

630 https://ods.od.nih.gov/factsheets/Omega3FattyAcids-HealthProfessional; https://landeszentrum-bw.de/,Lde/Startseite/wissen/fette-in-der-nahrung; https://lpi.oregonstate.edu/mic/other-nutrients/essential-fatty-acids

631 https://www.aerzteblatt.de/nachrichten/113176/Stiftung-Warentest-haelt-Mittel-mit-Omega-3-Fettsaeuren-fuer-ueberfluessig; https://www.test.de/Pillen-fuer-die-Schule-Leere-Versprechen-4494129-0/

632 https://www.mordorintelligence.com/de/industry-reports/europe-omega-3-products-market

633 https://www.klartext-nahrungsergaenzung.de/wissen/lebensmittel/nahrungsergaenzungsmittel/omega3fettsaeurekapseln-sinnvolle-nahrungsergaenzung-8585

634 https://www.grandviewresearch.com/industry-analysis/omega-3-supplement-market; https://www.databridgemarketresearch.com/reports/global-omega-3-supplement-market; https://www.bmj.com/content/348/bmj.g2272, https://www.mordorintelligence.com/de/industry-reports/omega-3-product-market; https://www.mordorintelligence.com/de/industry-reports/europe-omega-3-products-market

635 GfK Consumer Panel CP+ 2.0 FMCG

636 https://www.ernaehrungs-umschau.de/news/07-08-2015-deutsche-kennen-sich-mit-fetten-nicht-aus; https://www.dge.de/wissenschaft/dge-leitlinien/leitlinie-fett; https://www.bpb.de/shop/zeitschriften/apuz/262256/zum-ernaehrungsverhalten-in-deutschland/; https://www.aerzteblatt.de/archiv/196784/Omega-3-Fettsaeuren-Diaetfehler

637 https://www.bmel.de/DE/themen/ernaehrung/gesunde-ernaehrung/nationale-verzehrsstudie-zusammenfassung.html https://www.mri.bund.de/de/institute/ernaehrungsverhalten/forschungsprojekte/nvsii/

638 https://www.dge.de/wissenschaft/referenzwerte/energie/

639 https://www.ncbi.nlm.nih.gov/pmc/articles/PMC4035446; https://www.marathonfitness.de/wie-viel-kcal-sind-1-kg-koerperfett/; https://www.ncbi.nlm.nih.gov/pmc/articles/PMC4035446/

640 https://www.bfr.bund.de/de/a-z_index/mineralstoffe-5074.html; https://www.bfr.bund.de/cm/350/bfr-verbrauchermonitor-2021-spezial-vitamine-als-nahrungsergaenzungsmittel.pdf; https://www.bfr.bund.de/de/a-z_index/nahrungsergaenzungsmittel-4538.html

641 https://www.dge.de/gesunde-ernaehrung/faq/faqs-vegane-ernaerung/, https://ifpe-giessen.de/multiveg-studie

642 https://www.verbraucherzentrale.de/wissen/lebensmittel/nahrungsergaenzungsmittel/sekundaere-pflanzenstoffe-warum-sie-wichtig-sind-4946

643 https://www.klartext-nahrungsergaenzung.de/projekt-klartext-nem/infos-zum-nachhoeren-podcasts-zu-nahrungsergaenzungsmitteln-58304

644 https://www.bfr.bund.de/de/presseinformation/2022/05/pillen_und_pulver_rund_ein_drittel_der_bevoelkerung_nimmt_jede_woche_vitamine_ueber_nahrungsergaenzungsmittel_ein-291814.html

IS(S) GUT JETZT!

645 https://de.statista.com/prognosen/722012/umfrage-zum-konsum-von-nahrungsergaenzungsmitteln-in-deutschland
646 https://www.bundesregierung.de/breg-de/suche/nahrungsergaenzungsmittel-2026876
647 https://apps2.bvl.bund.de/nem/form/main.do

Kapitel 4

648 Ernährungsumschau 6/2023 M371 c/o Lachenmeier DW, Löbell-Behrends S, Böse W, Marx G: Does European Union food policy privilege the internt market? (...) Food Control 2013; 30: 705-13
649 https://www.aerzteblatt.de/pdf.asp?id=215078, https://ifpe-giessen.de,
650 https://www.bund.net/massentierhaltung/haltungskennzeichnung/bio-siegel/; https://www.buecher.de/shop/umweltpolitik/der-bio-bluff/grimm-hans-ulrich/products_products/detail/prod_id/28068441/; https://www.verbraucherzentrale-bayern.de/wissen/lebensmittel/lebensmittelproduktion/eubiologo-einheitliches-logo-fuer-verpackte-oekoprodukte-10717; https://www.oekolandbau.de/bio-im-alltag/bio-wissen/bio-lebensmittel/welche-zusatzstoffe-sind-in-bio-lebensmitteln-erlaubt; https://www.oekolandbau.de/bio-im-alltag/bio-wissen/zusatzstoffe-in-bio-lebensmitteln/; https://bvlk.de/news/bio-lebensmittel-welche-zusatzstoffe-sind-er-laubt.html
651 https://www.projekt-gutenberg.org/ebertc/fleischl/fleischl.html (Ebert, C. Die Küche der Zukunft – auf fleischloser Grundlage S. 16-17)
652 https://www.projekt-gutenberg.org/ebertc/fleischl/fleischl.html Ebert, C. (1927). *Die Küche der Zukunft – auf fleischloser Grundlage.* S. 8-9. Dresden: Verlag für angewandte Lebenspflege.

Kapitel 5

653 https://www.lebensmittelzeitung.net/industrie/nachrichten/getraenke-coca-cola-erhoeht-erneut-die-preise-172309; https://www.bzfe.de/nachhaltiger-konsum/grundlagen/true-cost-wahre-kosten/
654 https://ernaehrungsraete.org/2023/03/16/das-netzwerk-der-ernaehrungsraete-ist-gegruendet; https://www.verba-ende.com/news/pressemitteilung/lebensmittelverband-sieht-einsatz-eines-buergerrats-ernaehrung-kritisch-154242/; www.buergerrat.de/aktuelles/buergerrat-zu-ernaehrung-beendet-seine-arbeit; https://www.bundestag.de/parlament/buergerraete/buergerrat_th1

BILDNACHWEIS

Titelfoto: JORICS – Jörg Riese Creative Studio
Coverlayout: Isabella Frangenberg
Fotos Innenteil: JORICS – Jörg Riese Creative Studio, Tilman Schenk, Anita Horn
    Rezeptbilder und weitere Fotos: JORICS – Jörg Riese Creative Studio
    Füllbilder: Anita Horn und Tilman Schenk
Bearbeitung Grafiken: Isabella Frangenberg, Dafni Perrou
Innenlayout: Isabella Frangenberg
Satz: Anja Elsen, Endbearbeitung Isabella Frangenberg
Lektorat: Dr. Irmgard Jaeger, Satzfahne: Sonja Rose